病毒性肺炎
影像征象解析及病例荟萃

主 编　何　波　王昆华　吴　莉

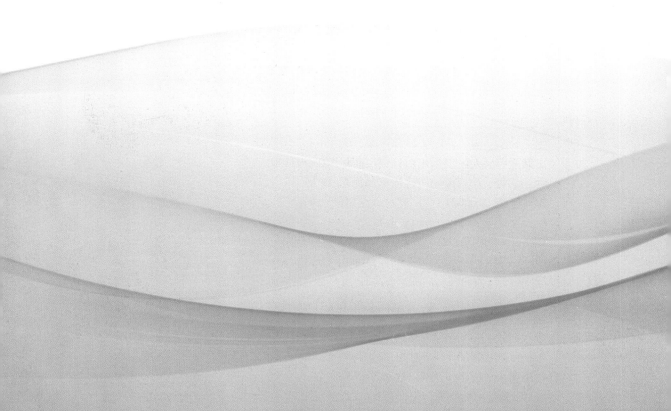

人民卫生出版社

·北京·

图书在版编目（CIP）数据

病毒性肺炎影像征象解析及病例荟萃/何波，王昆华，吴莉主编. —北京：人民卫生出版社，2020.12

ISBN 978-7-117-30876-2

Ⅰ.①病… Ⅱ.①何…②王…③吴… Ⅲ.①日冕形病毒-病毒病-肺炎-影像诊断②日冕形病毒-病毒病-肺炎-病案 Ⅳ.①R563.1

中国版本图书馆 CIP 数据核字（2020）第 225120 号

| 人卫智网 | www.ipmph.com | 医学教育、学术、考试、健康，购书智慧智能综合服务平台 |
| 人卫官网 | www.pmph.com | 人卫官方资讯发布平台 |

病毒性肺炎影像征象解析及病例荟萃

Bingduxing Feiyan Yingxiang Zhengxiang
Jiexi ji Bingli Huicui

主　　编：何　波　王昆华　吴　莉

出版发行：人民卫生出版社（中继线 010-59780011）

地　　址：北京市朝阳区潘家园南里 19 号

邮　　编：100021

E - mail：pmph @ pmph.com

购书热线：010-59787592　010-59787584　010-65264830

印　　刷：三河市宏达印刷有限公司（胜利）

经　　销：新华书店

开　　本：787×1092　1/16　印张：19

字　　数：474 千字

版　　次：2020 年 12 月第 1 版

印　　次：2020 年 12 月第 1 次印刷

标准书号：ISBN 978-7-117-30876-2

定　　价：79.00 元

打击盗版举报电话：010-59787491　E-mail：WQ @ pmph.com

质量问题联系电话：010-59787234　E-mail：zhiliang @ pmph.com

编 者 名 单

主　审　赵　卫　昆明医科大学第一附属医院
　　　　韩　丹　昆明医科大学第一附属医院

主　编　何　波　昆明医科大学第一附属医院
　　　　王昆华　昆明医科大学第一附属医院
　　　　吴　莉　昆明医科大学第一附属医院

副主编　朱　梅　昆明医科大学第一附属医院
　　　　杨云辉　西双版纳傣族自治州人民医院
　　　　张　靖　云南省玉溪市人民医院
　　　　李　翔　昆明市第三人民医院
　　　　李志鹏　云南省传染病医院

编　委（按姓氏笔画排序）

马寄耀	王　鹏	王丽斌	王昊雷	王昆华	王经天	王培宏	白文勇
白劲松	冯再辉	朱　梅	朱广坤	朱红丽	刘　敏	刘再强	刘劲华
刘顺国	刘朝海	汪安全	阮学龙	严　俊	苏　宇	李　治	李　俊
李　骏	李　梅	李　翔	李　鹍	李万力	李玉丹	李占峰	李志鹏
李启明	李育昌	李素林	李振辉	杨　开	杨　艳	杨云辉	杨正春
杨世强	杨兑明	杨欣平	杨俊涛	杨晓涛	杨铠文	杨继群	杨章聪
吴　莉	吴开明	吴玉春	吴纯才	何　波	何小波	何绍飞	沈立双
宋光毕	张　洪	张　浩	张　靖	张　兢	张万树	张文斌	张正华
张代琴	陈治宇	武　毅	范广涛	易文芳	罗忠正	罗保发	罗朝勇
周树林	周家龙	赵　卫	赵　伟	赵　雯	赵文俊	胡纯章	段　豪
段楚玮	俞贵林	姜雪飞	洪敏昌	袁　军	袁　欣	袁　峰	聂忠敏
徐　玉	高　茜	郭东全	唐艳隆	浦仕荞	陶得正	黄益龙	常　雯
梁隆辉	彭晓勇	蒋元明	韩　丹	韩永云	程　静	曾小敏	詹正义
谭代荣	樊建云	薛大春	薛开义	瞿　姣			

编写秘书　易文芳

专家指导委员会

主任委员

杨　洋　白　松　李　松　梁红敏　何　飞　韦　嘉　曾　勇　董兴齐
杜映荣

副主任委员（按姓氏笔画排序）

丁莹莹　吕　梁　向述天　吴昆华　宋　超　宋光义

委　员（按姓氏笔画排序）

马　坚　马存文　王　罡　王世平　石　浩　龙　艳　刘　慧　苏云杉
杜　伟　李　鹏　杨洪元　杨继群　何　敬　陈　静　罗　林　周　军
郑继坤　赵　雷　赵月娟　胡加耀　胡继红　秦占雄　梁正荣　彭　艳
普福顺　温勇坚　谢　颖　靳　勇

谨以此书献给

　　奋战在新冠肺炎一线的放射界同道！

前　言

2019 年 12 月，新型冠状病毒肺炎（2019 novel coronavirus disease，COVID-19）（下文简称"新冠肺炎"）在我国武汉首次暴发，数天遍布全国，3 个月席卷全球，是继严重急性呼吸综合征（SARS）、中东呼吸综合征（MERS）、甲型 H1N1 流感、禽流感全球暴发以来，感染人数及死亡人数均最多的致死性呼吸系统传染病，世界卫生组织（WHO）将其列为最高级别的"全球性大流行病（pandemic）"，是"全球关注紧急公共卫生事件"。

疫情仍在持续，随着新冠肺炎临床诊疗经验的不断积累，放射学检查的简便、快速、敏感度高，逐渐在新冠肺炎的筛查、诊疗中得到专家的认可。放射学检查，尤其是胸部 CT 检查，有助于早期检出新冠肺炎病灶、判断病变性质、评估疾病严重程度及转归、辅助临床进行疾病分型。然而，新冠肺炎影像学特点并非特异，其影像学征象与其他病毒性、非病毒性肺炎存在重叠。如何在疫情期间将放射学检查与疾病的流行病学特征、临床特点及实验室检查相结合，快速准确辨识上述肺炎及肺内其他疾病，是当前医务人员工作的重中之重。

本书通过收集云南省新冠肺炎及其他病毒性肺炎的病例资料各 170 余例，共涉及 71 家医疗机构，总结其基本病变和影像征象（大部分为 CT 图像，非 CT 图像已在图题处标注），探寻病毒性肺炎的影像学特点和规律；再附以典型病例荟萃，旨在协助临床医生和影像医生更加全面地认识病毒性肺炎的影像学表现，从而提高对病毒性肺炎诊断和病情评估的准确性，以更好地发挥放射学检查在肺炎诊断中的价值。

在本书完稿之际，对奋战在疫情一线、极力配合团队完成病例的收集和书籍撰写的 71 家医疗机构表示最诚挚的敬意及衷心的感谢！

由于编著时间较短，水平有限，书中所述不妥之处，恳请广大同道及读者谅解和指正，愿与大家一起分享和交流。

何波　王民华　吴莉

2020 年冬

目　录

第一章

病毒性肺炎总论

第一节　病毒性肺炎概述

病毒性肺炎是上呼吸道病毒感染(鼻、咽、喉)向下蔓延所致的气管、各级支气管以下及肺泡的炎症,是一种肺换气功能障碍的疾病。引起人类致病的病毒很多,但靶器官为肺的病毒少见,在非细菌性肺炎中,病毒性肺炎占25%～50%。一年四季均可发生,但大多见于冬、春季节,可暴发流行,亦可散在发生。其中以流行性感冒病毒为常见,其次为副流感病毒、巨细胞病毒、腺病毒、鼻病毒、冠状病毒和某些肠道病毒(柯萨奇病毒、埃可病毒)及单纯疱疹、水痘-带状疱疹、风疹、麻疹等病毒。婴幼儿还常因呼吸道合胞病毒感染而产生肺炎。临床主要表现无特异性。病毒性肺炎的发生与病毒的毒力、感染途径及宿主的年龄、免疫功能状态等有关。

一、病毒性肺炎的病原学

在急性呼吸道感染病例中,病毒是最常见的病原体,约占90%左右。大部分病毒感染的发病部位以上呼吸道为主,如普通感冒、咽炎、喉炎、气管-支气管炎、细支气管炎等。部分病毒可以感染至下呼吸道,引发病毒性肺炎,以流感病毒引发的肺炎较为常见。近年来,随着分子生物学的发展和多重逆转录聚合酶链反应(polymerase chain reaction,PCR)技术的不断发展,扩增多种病毒基因组的能力提高,人们发现了一些新的人类呼吸道病毒,如人偏肺病毒(human metapneumovirus pneumonia,HMPV)、人冠状病毒(human coronavirus,Hcov)、博卡病毒(bocavirus,BOV)、严重急性呼吸综合征(severe acute respiratory syndromes,SARS)冠状病毒和中东呼吸综合征(Middle East respiratory syndrome coronavirus,MERS)冠状病毒等。一些传染性极强的病毒,如2019年12月暴发的新冠病毒在内的新病毒均可引起严重的肺炎,且与区域性疫情有关。另外由于免疫抑制药物广泛应用于肿瘤、器官移植及艾滋病等免疫功能低下的患者逐年增多,单纯疱疹病毒、水痘-带状疱疹病毒、巨细胞病毒等部分病毒亦可引起严重的致死性肺炎,且越来越引起全球的广泛关注。

病毒性肺炎的常见呼吸道病原体,根据其核酸类型可分为RNA病毒及DNA病毒,但以RNA病毒为主(表1-1)。

二、病毒性肺炎发病机制

病毒多通过飞沫或直接接触传播,侵入气道及肺泡内繁殖。不同类型的病毒性肺炎感染途径不同,可以经呼吸道传染、粪口传染、血行播散等。病毒性肺炎可以导致多种形式的下呼吸道感染,包括气管支气管炎、细支气管炎、肺炎。不同病毒种类传染性也有差别,如鼻病毒传染性就不强。不同种类的病毒感染与宿主的年龄及免疫状态有关(表1-2),一般小儿发病率高于成人,老年、肥胖及有基础疾病的患者病情严重。

表 1-1　根据核酸类型引起病毒性肺炎的病毒分类

核酸类型	病毒科	病毒
RNA 病毒	正黏病毒科	甲、乙、丙型流感病毒
	副黏病毒科	人副流感病毒
		乳头状瘤病毒
		麻疹病毒
		腮腺炎病毒
	肺病毒科	呼吸道合胞病毒
		偏肺病毒
	疱疹病毒科	单纯疱疹病毒
		水痘-带状疱疹病毒
		巨细胞病毒
		EB 病毒
	微小核糖核酸病毒科	鼻病毒 A、B、C
	冠状病毒科	严重急性呼吸综合征冠状病毒
		中东呼吸综合征冠状病毒
		新冠病毒
	布尼亚病毒科	汉坦病毒
		严重发热伴血小板减少综合征病毒
DNA 病毒	腺病毒	腺病毒

表 1-2　不同种类的病毒感染与宿主的年龄及免疫状态关系

小儿		成人	
免疫功能正常	免疫功能减低/缺陷	免疫功能正常	免疫功能减低/缺陷
呼吸道合胞病毒	腺病毒	流感病毒	流感病毒
人副流感病毒	巨细胞病毒	人副流感病毒	呼吸道合胞病毒
流感病毒	EB 病毒	腺病毒	腺病毒
偏肺病毒	单纯疱疹病毒	呼吸道合胞病毒	鼻病毒
腺病毒	呼吸道合胞病毒	偏肺病毒	人副流感病毒
鼻病毒			偏肺病毒
腮腺炎病毒			冠状病毒
			巨细胞病毒
			单纯疱疹病毒
			水痘-带状疱疹病毒
			博卡病毒

病毒可通过胞溶作用直接杀伤细胞或通过抑制宿主细胞的 RNA、蛋白或 DNA 的合成来杀伤宿主细胞。流感病毒、腺病毒、疱疹病毒可特异性损伤宿主细胞,破坏宿主细胞核或形成细胞内病毒包涵体,可造成支气管、细支气管、肺泡上皮的损伤。感染严重时可造成呼吸道黏膜上皮广泛坏死、黏膜下间质慢性炎性改变,引起致死性、坏死性支气管、细支气管、肺泡炎伴出血。腺病毒主要累及终末细支气管,严重者引起上皮细胞坏死,导致坏死性支气管肺炎。流感病毒可通过血凝素结合呼吸道上皮细胞含有唾液酸受体的细胞表面启动感染,通过细胞内吞作用进入细胞,病毒基因组在细胞核内转录和复制。复制出大量子代病毒颗粒,通过呼吸道黏膜扩散并感染其他细胞。疱疹病毒科,包括单纯疱疹病毒、水痘-带状疱疹病毒、巨细胞病毒及 EB 病毒,可直接杀伤气道或肺泡上皮细胞。单纯疱疹病毒可在鼻咽上皮细胞中复制,扩散到肺部,导致气道及肺泡上皮坏死,并通过小气道向周围肺组织传播,引起广泛肺泡坏死,形成粟粒结节、散在大结节并伴有多中心出血,最终导致急性肺损伤伴间质水肿、淤血及炎症。水痘-带状疱疹病毒可引起小血管内皮细胞损伤伴出血性坏死、肺泡壁单核细胞浸润及肺泡内纤维蛋白渗出物聚集,病程好转后肺内可残留 1~2mm 的钙化结节。小鼠巨细胞病毒肺炎模型显示,间质纤维细胞、肺泡上皮细胞和内皮细胞是巨细胞病毒感染的靶细胞,表现为急性间质性肺炎,伴有弥漫性肺泡水肿和纤维蛋白渗出物,多灶性结节状浸润代表细胞质巨细胞病毒包涵体细胞的感染区。

最近发现的新冠肺炎与 SARS 和 MERS 冠状病毒肺炎的病理学特征非常相似。新冠肺炎患者的尸检及穿刺病理组织学检查显示,病变处弥漫性肺泡损伤、明显肺上皮细胞脱屑、细胞纤维黏液样渗出物,表明细胞出现病毒感染引起的细胞病理变化。肺泡内出现多核巨细胞、间质肺水肿,可见主要由淋巴细胞构成的单核炎性细胞浸润、肺泡上皮细胞脱落和透明膜形成,显示早期急性呼吸窘迫综合征病理特征,表明急性呼吸窘迫综合征的发生。

三、病毒性肺炎临床表现

病毒性肺炎是肺实质和/或肺间质部位的急性炎症,常引起机体不同程度的缺氧和感染症状。临床表现无特异性,病程多为 1~2 周,严重程度取决于宿主的免疫状态。一般症状较轻,起病缓慢,有头痛、乏力、发热、咳嗽、无痰或少痰等症状,查体可无明显阳性体征。成人病毒性肺炎可分为健康宿主(免疫功能正常)的不典型肺炎和免疫功能低下宿主的病毒性肺炎。免疫功能正常的患者常表现为自限性疾病,免疫功能低下的患者可表现为严重的肺炎,有持续性高热、心悸、气急、发绀、极度衰竭,可伴休克、心力衰竭和氮质血症。由于肺泡间质和肺泡内水肿,严重者可发生呼吸窘迫综合征,肺部查体可有湿性啰音。

四、病毒性肺炎的诊断

病毒性肺炎的诊断需根据流行病学史、临床症状及体征、实验室检查及胸部影像学综合判断,且需排除由其他病原体引起的肺炎。确诊则有赖于实验室检查的病毒分离培养、病毒抗原检测、血清学检查及核酸扩增技术。

(一)流行病学特征
病毒性肺炎老年人易感性高,有慢性基础性疾病者预后较差,也是儿童肺炎的重要病因,可危及患儿生命。流行病学调查显示呼吸道病毒在世界各地的传播情况不尽相同,具有地区差异和季节性变化等,从而影响了全球病毒性肺炎的患病率和发病率。

（二）临床症状及体征

病毒性肺炎临床症状和体征无特异性,具有一般肺炎的特点,如发热、乏力、咽痛、肌肉酸痛、腹泻等症状。重症患者可出现呼吸困难和/或低氧血症,严重者可进展为急性呼吸窘迫综合征、脓毒血症、难以纠正的代谢性酸中毒等。

（三）实验室检查

1. 一般实验室检查　早期外周血白细胞总数正常或减低,淋巴细胞计数减少。血沉通常在正常范围。

2. 病原学检查　病原学检查是病毒性肺炎诊断的金标准。检测的标本包括上呼吸道标本,如鼻咽拭子、痰液及下呼吸道标本,如支气管肺泡灌洗液,以及血液等。上呼吸道标本微生物复杂,假阳性、假阴性率较高,因此采用下呼吸道标本检测较准确。痰涂片检查很少检测到致病菌,仅发现散在细菌及大量有核细胞,若涂片找不到致病菌,则需考虑病毒性肺炎的可能。标本中病毒的分离培养较困难,因此培养不易常规开展。基于核酸的检测技术,如实时荧光聚合酶链式反应(polymerase chain reaction,PCR)或逆转录聚合酶链反应(reverse transcription,RT-PCR)扩增技术,快速、可操作性强,敏感性和特异性高,时效与临床的诊疗时间窗吻合,被广泛用于病毒性肺炎的诊断。联合测序还有助于发现新病毒及病毒变异株。标本质量控制是影响核酸检测结果的核心。

3. 血清学检查　急性期和恢复期的双份血清,补体结合试验、中和试验或血清抑制试验抗体滴度增高 4 倍或以上有确诊意义。IgM 抗体多在感染后 1~2 周后产生,持续 3~6 个月,IgG 抗体多在 2 周后产生,可持续多年。因此血清监测病毒的特异性 IgM 抗体,有助早期诊断。

（四）影像学表现

1. 胸部 X 线　可见肺纹理增多,小片状浸润或广泛浸润,病情严重者显示双肺弥漫性结节性浸润,但大叶实变及胸腔积液者均不多见。早期 X 线可为阴性,因此对早期病毒性肺炎的影像诊断主要依据高分辨率 CT(HRCT);X 线检查,尤其是床边胸片主要用于判断病情变化,为临床医师对患者病情评估提供较大帮助。

2. 胸部 HRCT　病毒性肺炎的 CT 表现主要受宿主的免疫状态和病毒病原体的病理生理学机制的影响,不同病原体之间 CT 特征存在极大的相似性,同一类患者肺内表现呈现出多样性、多变性的特点。早期病变多分布于胸膜下或支气管周围,典型征象为类圆形、楔形GGO,呈间质性改变,病灶进展迅速,治疗不及时可呈斑片状实变影,重症患者病灶常多发,除非合并细菌感染等情况,否则几乎不会形成空洞;一般无或有少量胸腔积液,若患者伴有中、大量胸腔积液,多为合并其他感染或疾病。此外病毒性肺炎常合并细菌感染,上述情况增加了鉴别诊断的难度。

五、影像学检查对于病毒性肺炎的意义

病毒性肺炎的影像表现与其发病机制有关,同一病毒科的病毒性肺炎发病机制上具有相似性,其影像学表现具有明显相似性及特征,因此根据某些特征性的影像学表现可识别病毒性肺炎病原体,但影像学征象并非特异,仅凭影像学表现仍无法确定病毒感染种类,且与非病毒性肺炎的影像征象存在重叠。因此,病毒性肺炎的诊断需结合临床血清学、血常规、炎性标志物检查确诊。

影像学检查的意义在于:①可以缩小鉴别诊断范围,一定程度上鉴别病毒或细菌感染,

减少抗生素使用及不必要的治疗;②可动态示踪肺炎病情变化,评估患者疗效及预后;③通过总结以往病毒学肺炎特征征象,推测新发生肺炎的病理生理学基础,有助于揭示疾病发病机制;④早诊断,早隔离,早治疗,从而减缓或限制疾病蔓延或可能的暴发流行。

1. 胸部 X 线 常规胸部 X 线检查由于密度分辨率低,对早期及小病变的检查敏感性差,因此对于病变的发现及检出作用较低。而当患者确诊后,由于其辐射剂量低,尤其是在使用方面床旁 X 线检查无需搬动患者,因此在一定程度上可作为病变演变动态观察、判断病变严重程度、治疗效果和评价预后的良好手段。

2. 胸部 HRCT 推荐采用 16 层以上的容积 CT 扫描,机架转速 0.5~0.8s,薄层重建1.0~1.5mm。胸部 CT 对于早期、小病变的检出明显优于 X 线,可根据病变细节特征及变化提示病原体种类。如常见的呼吸道感染病毒包括流感病毒、副流感病毒、呼吸道合胞病毒、鼻病毒、腺病毒有较典型的临床及 CT 表现。如呼吸道合胞病毒肺炎影像常表现为以支气管为中心的树芽征伴支气管壁的增厚;腺病毒肺炎主要表现为多发局灶的实变及磨玻璃影(GGO),腺病毒较其他病毒和细菌感染更容易出现 GGO。弥漫的空气支气管征提示合并细菌感染。血及血清学检测有助于鉴别是否合并细菌感染。

2019 年 12 月暴发了新冠肺炎疫情,病毒性肺炎日益引起人们重视。以下我们从病原学角度对病毒性肺炎的影像学表现进行综述,探讨病毒性肺炎与年龄、免疫状态、发病季节性变化和社区暴发期等相关的影像学表现。

第二节 常见病毒性肺炎

一、腺病毒科

(一) 人腺病毒肺炎(human adenovirus pneumonia,HADVP)

1. 流行病学特征及传播途径 腺病毒是一种无包膜线性双链 DNA 病毒,目前已报道过67 种型别,但仅 1/3 的型别与人类疾病有关。其中 3 型、7 型是引起 HADVP 流行的主要病原体,11 型、21 型次之。HADVP 主要发生于婴幼儿及儿童,占婴幼儿和儿童急性呼吸道感染的 5%~10%,但在成人的呼吸道感染中占比不超过 1%。

腺病毒感染全年均可见,好发于冬季和早春季节,可通过呼吸道飞沫、直接黏膜接触、粪-口途径等方式传播。腺病毒感染患者和隐性感染者是最主要的传染源。各年龄段人群均可感染,但婴幼儿、老年人及免疫功能低下者较易感染。环境改变、对疫情的自然条件不适应等因素可促使群体性疫情的发生和发展。

2. 临床及病理 腺病毒感染的潜伏期为 3~8 天,主要表现为隐性感染、腺病毒急性上呼吸道感染、HADVP,少数可发展为重症肺炎(伴发Ⅰ型呼吸衰竭)。急性上呼吸道感染是腺病毒感染的主要表现形式,多数以急性发热起病,同时伴咳嗽、咳痰,不同程度的咽痛、乏力、恶心,病程 1~14 天,呈自限性。20%~40% 的患者发展为 HADVP,多数患者持续高热,且在 38.5℃ 以上,咳嗽加重,咽部症状明显,同时可伴呼吸急促、胸闷,胸部 X 线片或 CT 检查发现肺部病变;肺部听诊基本无干湿啰音。血常规显示多数患者白细胞计数降低或正常,也有部分患者病初白细胞总数轻度升高,合并细菌感染时则明显升高。急性期患者咽拭子标本应用巢式实时定量 PCR 法检测腺病毒特异性核酸阳性。还可采用酶联免疫法(ELISA)、免疫荧光试验(immunofluorescence assay,IFA)和抗体中和试验检测血清的腺病毒特异性抗体。

腺病毒可引起呼吸道上皮细胞溶解并影响终末细支气管,进而引起咽炎、喉炎、细支气管炎、支气管肺炎。其在终末细支气管中的作用最大,可导致坏死性细支气管炎甚至支气管扩张。腺病毒感染后的长期后遗症为支气管扩张、闭塞性细支气管炎(bronchiolitis obliterans,BO)和单侧透明肺综合征(Swyer-James-Macleod),腺病毒是导致感染后 BO 最常见的病原体。BO 病理特征为细支气管及其周围炎症和纤维化导致管腔狭窄或闭塞,临床主要表现为急性感染后持续出现慢性咳嗽、喘息、呼吸困难、运动耐受性差,达数月或数年,对支气管扩张剂无反应。

3. **影像学表现** HADVP 影像表现为双肺多发斑片 GGO 伴周围部分实变,表现为叶或段分布时,即支气管肺炎,与细菌性肺炎鉴别困难(图 1-1)。腺病毒感染后损伤细支气管,故小气道改变常见,如肺充气不均匀、空气潴留征、马赛克灌注征、支气管壁增厚、支气管扩张等。重症 HADVP 以双肺多发大片实变影为主,密度较高,向心性分布,部分融合成大叶性实变,可见充气支气管征。感染后导致单侧透明肺综合征则以患侧肺或肺叶/段透亮度增加、肺容积缩小或正常,肺中央与外周动脉细小及呼气时空气潴留为特征。

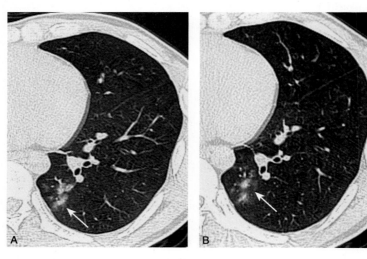

图 1-1 33 岁男患者,腺病毒肺炎
[图 A、B 肺窗示左肺下叶后基底段多发结节影,边缘模糊,见晕征(白箭)]

二、疱疹病毒科

(一)单纯疱疹病毒肺炎(herpes simplex virus pneumonia,HSVP)

1. **流行病学特征及传播途径** 单纯疱疹病毒(HSV)是一种双链 DNA 病毒,包括 1 型和 2 型。1 型通常感染口腔黏膜,2 型通常感染生殖器黏膜。HSV 可引起上呼吸道和下呼吸道感染,上呼吸道感染相对常见,发病率为 6%～12%,常引起唇疱疹、牙龈炎和咽炎,而下呼吸道 HSV 感染或 HSVP 罕见,通常是机会性感染。HSVP 主要由 HSV-1 型引起,很少由 HSV-2 型引起。HSV-1 在三叉神经和内脏神经神经节中存活,免疫功能低下的状态可能会引发再激活。HSV-1 型肺炎在健康人中罕见,几乎完全见于免疫功能低下和/或机械通气的患者,通常是多种微生物感染的组成部分,感染复发率及死亡率高。易感宿主因素包括严重烧伤、获得性免疫缺陷综合征(艾滋病)、恶性肿瘤、器官移植、插管创伤、雾化吸入和慢性吸烟等。

原发性 HSV 感染主要通过直接接触口腔或生殖器分泌物传播,下呼吸道受累有两种可能的途径:吸入上呼吸道感染的分泌物或败血症患者的血源性传播。

2. **临床及病理** HSVP 最常表现为咳嗽、呼吸困难,还常出现发热、呼吸暂停、顽固性喘息、胸痛、咯血等症状。HSV 感染可表现为三种形式的肺部病变:坏死性气管支气管炎、坏死性肺炎或间质性肺炎。HSV 感染初期主要累及肺终末细支气管、呼吸性细支气管,后期可累及整个小叶,特别是在老年人和免疫功能低下的患者中。肺表现为弥漫性肺泡损伤,包括间质淋巴细胞浸润、肺泡内出血、水肿和纤维蛋白渗出,2 型肺泡上皮细胞增生和透明膜形成。

3. **影像学表现** HSVP 的 CT 主要表现为双侧多灶性、随机分布的节段或亚节段 GGO,或是双侧不对称,分布在支气管周围或肺下部的实变影,或是前两种表现共同存在的混合型(图 1-2)。部分可见小叶间隔增厚及铺路石征,常伴双侧胸腔积液。HSV2 型肺炎除 GGO 及实变影,还可出现小叶中心结节、大结节。免疫功能正常和免疫功能低下患者的 CT 表现无明显差异。

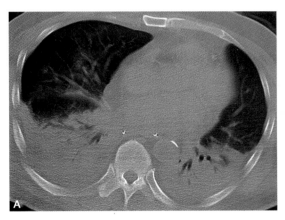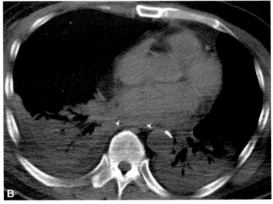

图 1-2 52 岁男患者,单纯疱疹病毒肺炎

(图 A 肺窗示双肺下叶大片状实变影,其内见空气支气管征,右肺中叶见多发小斑片磨玻璃影;图 B 纵隔窗示右侧少量胸腔积液)

(二)水痘-带状疱疹病毒肺炎(varicella-zoster virus pneumonia,VZVP)

1. **流行病学特征及传播途径** 水痘-带状疱疹病毒(VZV)是一种双链 DNA 病毒,VZV 感染(即水痘)通常是儿童的自限性良性疾病。水痘好发于冬春季节,潜伏期较长,起病较急,主要通过呼吸道和接触传播,传染性强,常发生于婴幼儿及学龄前儿童,无性别差异,具有一定自限性,一般愈后不留瘢痕。水痘性肺炎是水痘最常见和最严重的并发症之一,发病率约 4%,近年发病率有增高的趋势,主要发生于新生儿及成人免疫功能障碍者,吸烟者的发生率是不吸烟者的 15 倍。

2. **临床及病理** 水痘以皮肤黏膜上分批出现水疱且伴有轻度全身症状为特征。肺炎症状多发生于出疹后 2~6 天,亦可于出疹前或出疹后 10 天出现。水痘性肺炎患者几乎均有发热、皮疹症状,还可伴有咳嗽、咳痰、胸闷、气促、乏力、食欲缺乏,重症可出现高热、恶寒、胸痛、咯血、呼吸困难及青紫等。一般 1~2 周治愈,极少数可因肺功能衰竭而死亡。水痘感染的诊断通常可以根据临床发现(皮疹、肺部症状及与水痘患者的接触史)来确定,必要时可以进行水痘带状疱疹血清学评估以确诊。

水痘肺炎的病理改变主要为病毒侵犯肺间质引起广泛出血性坏死伴巨噬细胞、淋巴细胞及中性粒细胞浸润,血管内皮细胞肿胀,细支气管壁增厚,肺泡出血,肺泡及细支气管内充满纤维蛋白渗出物、红细胞及有包涵体的多核巨细胞,肺间质及细支气管周围有单核细胞浸润。肺泡内常有灶性坏死实变区和血管损伤性出血,胸膜受累产生结节状物,类似水痘皮疹,并产生胸腔积液,以双侧多见。肺和胸膜结节坏死灶随病变的吸收愈合而逐渐钙化。

3. 影像学表现　水痘肺炎影像多表现为间质性肺炎合并弥漫性结节改变,结节直径为5~10mm,边界清楚或不清,周围伴晕征或GGO。多个结节可融合,也可呈粟粒样分布。抗病毒治疗皮损改善后,肺结节通常在一周内消失,亦可能持续数周。结节可以钙化,且可持续存在。小钙化结节也可见于其他疾病,如肺结核或尘肺,但在水痘感染患者,这些钙化通常是微小的(2~3mm)、大量的、界限清晰、随机分布的,而不是沿中央小叶或正常肺的淋巴管周围分布,且无明确的纤维化改变或周围肺实质异常,可与结核等疾病相鉴别(图1-3)。纵隔淋巴结肿大和胸腔积液不常见。在活动性水痘患者中,易感因素和新的肺部浸润伴有小结节,应该考虑和排除水痘带状疱疹病毒肺炎的诊断。

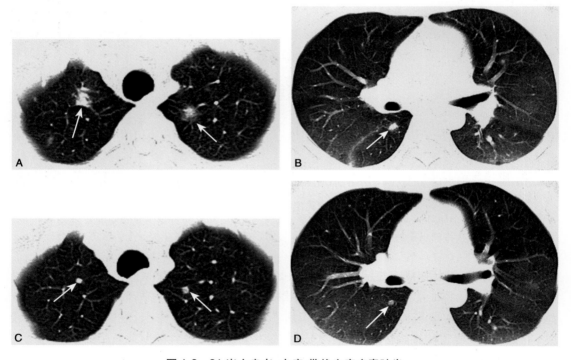

图1-3　31岁女患者,水痘-带状疱疹病毒肺炎

[图A、B发病早期,双肺散在分布多发结节,多伴晕征(白箭),以双肺下叶为主的磨玻璃影伴部分实变;图C、D治疗20天后,双肺多发结节明显吸收缩小,边缘晕征消失(白箭),双肺下叶磨玻璃影稍吸收,实变影明显吸收]

(三) 巨细胞病毒肺炎(cytomegalovirus pneumonia,CMVP)

1. 流行病学特征及传播途径　巨细胞病毒(CMV)为疱疹病毒科β属线性双链DNA病毒,亦称包涵体病毒,CMV感染广泛存在于自然界,人群普遍易感,可通过呼吸道、上消化道或泌尿生殖道的上皮进入人体。免疫功能正常的人群常无临床症状,称隐性CMV感染,成为病毒携带者,也是CMVP的重要传染源;当免疫功能低下/缺陷或免疫抑制治疗时可再次激活,引起机会性 CMV 感染,称巨细胞病毒病。CMVP 是造血干细胞移植、实体器官移植受体及人体免疫缺损病毒(HIV)感染等 T 细胞免疫功能缺陷患者的最常见的表现形式,其死亡率高,且有可能是严重联合免疫缺陷患者的首发疾病。免疫功能低下患者,如肾脏疾病、风湿性疾病、血液系统疾病并接受糖皮质激素或免疫抑制剂治疗的患者,易发生 CMVP。CMVP 常合并细菌、真菌等其他病原体感染,若合并革兰氏阳性球菌感染则病死率更高。

CMV 的传播途径主要有先天性感染(宫内感染),获得性感染(围生期感染),乳汁传播,接触排毒者的唾液、尿、眼泪等,输血或器官移植,性交传播,肺部感染往往继发于全身感染以后。研究显示 CMV 亦可通过呼吸道传播。

2. **临床及病理** CMVP 临床表现无特异性,症状与宿主免疫状态密切相关,发病初期为低热,随后体温可迅速上升到 $39 \sim 40\,^{\circ}\mathrm{C}$,干咳,少痰,呼吸急促,胸闷,血氧饱和度下降,严重患者出现发绀,甚至急性呼吸窘迫综合征。肺部体征通常出现较晚,与临床症状不相符。目前对于 CMV 的检测有 PCR、抗原检测、病毒培养等方法。外周血 CMV DNA 阳性不能作为诊断依据,阴性结果也不能除外 CMV 感染,但痰、肺泡灌洗液、脑脊液、玻璃体、房水中 CMV DNA 阳性者可作为诊断依据。抗 CMV-IgM 阳性一般在感染 $2 \sim 4$ 周后出现,CMV-IgM/IgG 阴性则可排除 CMV 感染。病毒培养及组织活检是诊断 CMV 病的金标准。

CMV 感染时,病毒可经过内源(血液)或外源(呼吸道)途径进入呼吸系统,肺泡上皮细胞、肺泡巨噬细胞及小叶间隔及中轴的间质细胞均为 CMV 的靶细胞。感染后,病毒在细胞内复制,形成"鹰眼"状病毒包涵体,通过感染的细胞之间的传播,CMVP 在全肺蔓延较快。组织学表现为弥漫性肺泡损害及 II 型肺泡细胞增生,透明膜形成,肺泡内渗出伴或不伴有机化,间质纤维细胞增生和淋巴细胞浸润,细支气管或细支气管周围巨噬细胞、红细胞和纤维蛋白聚集。CMVP 的组织学分布主要可分为四种:粟粒结节型、弥漫性间质性型、弥漫出血型、病毒包涵体型。

3. **影像学表现** CMVP 影像学表现以间质性肺炎为主,可见双肺弥漫分布或外周带分布为主、对称或不对称分布、边界不清 GGO、磨玻璃结节影或实变影,病变区可伴有或不伴有小叶间隔或小叶中心间质增厚。结节多位于小叶中心,部分结节可伴晕征(图 1-4)。病变亦可表现为大叶实变影,其内可见充气支气管征伴支气管管壁增厚。沿支气管血管束成簇分布的多发磨玻璃密度粟粒结节或小结节病变常见于造血干细胞移植患者;获得性免疫缺陷综合征(AIDS)患者并发的 CMVP 可出现散在分布、密度较高的 $1 \sim 3\mathrm{cm}$ 的结节或肿块样浸润。治疗病变好转后部分可完全吸收,但多数有病变残留表现,为原病变范围内残留浅淡 GGO 或少量实变影、小结节影,并可见纤维索条或间质纤维化病灶。

(四) EB 病毒肺炎(epstein-barr virus pneumonia,EBVP)

1. **流行病学特征及传播途径** EB 病毒(EBV)是一种嗜淋巴细胞的 DNA 病毒,也称为人类疱疹病毒 4 型(HHV-4)。一旦感染无法彻底清除而终身携带。EBV 在宿主体内长期处于潜伏状态,与传染性单核细胞增多症、慢性活动性感染等密切相关,一旦激活可成为淋巴瘤、鼻咽癌、胃癌等恶性肿瘤的危险因素。EBV 主要寄生于人类口咽部的上皮细胞和免疫细胞。由于特异性的免疫监视作用,对免疫功能正常的个体,EBV 并不会大量复制而致病。但细胞免疫功能受损后,EBV 复制可加速并致病。无论是在免疫能力强或免疫功能低下的人群,EBV 肺炎均罕见。EBV 通过易感个体和无症状 EBV 感染者之间的直接接触而传播,包括口腔分泌物、血液传播及器官移植等。

2. **临床及病理** 感染 EBV 后可累及全身各个系统,其临床表现和转归多种多样,其中

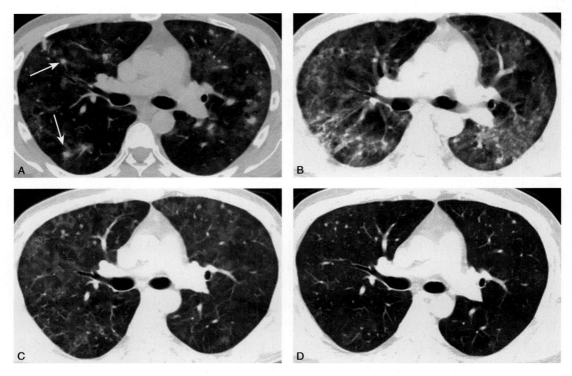

图 1-4　32 岁男患者,获得性免疫缺陷综合征伴巨细胞病毒肺炎

(图 A 发病早期,肺外带为主的磨玻璃影,伴弥漫分布结节,部分伴晕征(白箭);图 B 8 天后,双肺弥漫分布磨玻璃影部分伴实变,其内可见弥漫分布结节影及小叶间隔增厚;图 C 14 天后,双肺病变吸收呈磨玻璃影,边界不清,外带可见纤维索条影;图 D 治疗 1 个月后,病变明显吸收好转,残留浅淡磨玻璃影、磨玻璃结节影,并可见纤维索条)

典型原发性 EBV 感染多发生在青少年,表现为传染性单核细胞增多症,具有典型的三联症——发热、咽峡炎、淋巴结肿大,并常伴脾脏肿大。5%~10%的传染性单核细胞增多症患者表现为轻度、无症状的肺炎,通常表现为发热,咳嗽,淋巴结肿大等上呼吸道感染症状。EBV 相关性肺炎的组织病理学特征为成熟淋巴细胞肿大或非典型的单核细胞沿肺泡内间隔、支气管周围和血管周围区域的间质浸润,这些单核细胞也存在于肺泡渗出液中。

　　3. **影像学表现**　EBV 肺炎的影像表现主要为间质性肺炎、肺门和/或纵隔淋巴结肿大、胸腔积液,CT 表现为双肺多发不规则网状渗出影,或可见弥漫性、局灶性实质渗出表现为大叶性肺炎或支气管肺炎等(图 1-5,图 1-6)。

三、细小病毒科

人类博卡病毒肺炎(human Bocavirus pneumonia,HBoVP)

　　1. **流行病学特征及传播途径**　人类博卡病毒(HboV)属线性单链 DNA 病毒,是 2005 年瑞典学者 Allander 从下呼吸道感染儿童呼吸道分泌物中发现并命名的一种新型人类细小病毒。目前 HBoV 分 4 型,1~4 型在胃肠道标本中均有检出,而 1~3 型除在胃肠道标本中检出外,在呼吸道分泌物中也都有检出。最近对住院儿童的一项研究表明,HBoV 是第四大最常被检测到的病毒,发病率为 9.9%,其他依次是呼吸道合胞病毒(39.8%)、鼻病毒(30.6%)和

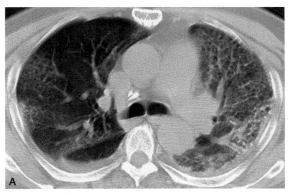
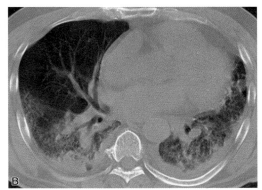
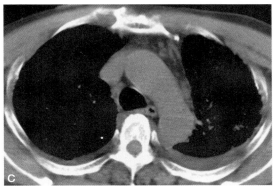

图1-5　61岁男患者,EB病毒肺炎

(图A、B肺窗示双肺多发网格状渗出影,左肺为著,伴双肺下叶背侧部分实变;图C纵隔窗示双侧少量胸腔积液)

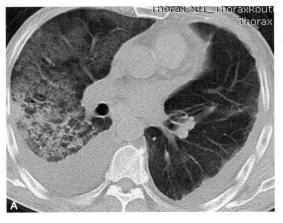
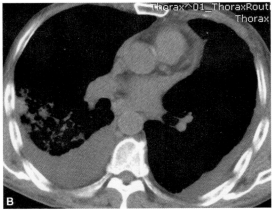

图1-6　74岁男患者,EB病毒肺炎

(图A肺窗示右肺多发磨玻璃影及网格状渗出影伴部分实变,左肺外周带少许磨玻璃影;图B纵隔窗示双侧胸腔积液,右侧较多)

腺病毒（15%）；HBoV 感染中有 75% 与其他病毒并发感染。在患有轻度呼吸道症状的成年人中也经常检测到该病毒，且会导致免疫功能低下的成年人出现严重的肺炎。

　　HBoV 感染全年可发病，各地区发病率存在地域性和季节性差别，但多数集中在冬春季节，可以感染不同年龄组人群，儿童为主要感染人群。主要通过呼吸道传播，亦不能排除粪-口传播及血液传播的可能性。

　　2. 临床及病理　　HBoV 可引起上、下呼吸道感染，其中以支气管肺炎最常见，但无特征性临床表现，主要是发热、咳嗽、喘息、气促、腹泻、呕吐等。重症肺炎时表现为缺氧、呼吸窘迫，可并发气胸、纵隔气肿、皮下气肿和急性呼吸衰竭，甚至危及生命。PCR 法是目前临床检测 HBoV 感染最常用的方法，具有快速、敏感等优点，常规 PCR 可对病毒 DNA 进行定性，定量 PCR 可以检测病毒载量。HBoV 感染早期血清中出现的 IgM 抗体 2~3 天便可消失，不利于早期诊断，而随后出现的 IgG 抗体在血清中存在时间较长，因此多根据 IgG 抗体滴度的变化来诊断是否存在既往 HBoV 感染。

　　3. 影像学表现　　HBoVP 的影像学表现较多样、缺乏特异性，主要表现为双侧多灶性斑片状实变影和/或 GGO，在肺的中央及外带无明显的分布差异，而气道炎症表现如支气管壁增厚、小叶中心结节、小叶间及小叶内间隔增厚较少见。部分可见肺门及纵隔淋巴结肿大，胸腔积液较常见。免疫能力正常和低下患者 CT 表现无明显差异。

四、副黏病毒科

（一）人副流感病毒肺炎（human parainfluenza virus pneumonia，HPIVP）

　　1. 流行病学特征及传播途径　　人副流感病毒（HPIV）是一种负性单链 RNA 病毒，为常见的社区获得性呼吸道感染病原。根据遗传学和血清学特征，HPIV 可分为 4 型——HPIV1~HPIV4，其中 HPIV4 又分为 A 和 B 两种亚型。HPIV 广泛存在于自然界，可引起各年龄阶段儿童发病，以婴幼儿易感，可引起小儿轻重不等的上、下呼吸道感染，如感冒、中耳炎、重症喉气管支气管炎、毛细支气管炎和肺炎，其中 HPIV1 和 HPIV3 是引起婴幼儿、免疫缺陷或慢性疾病患者及老年人下呼吸道感染的主要病原体。

　　HPIV 存在于呼吸道分泌物内，主要通过人-人直接接触和经呼吸道飞沫传播，吸入带病毒的飞沫或污染物接触眼睛、口腔、鼻黏膜均可被感染。营养不良、维生素 A 缺乏、非母乳喂养、吸烟和有毒环境等是易感因素。HPIV 流行病学特征与亚型有密切关系。总体说来，HPIV 以春夏季多见，其中 HPIV1、HPIV2 隔年流行 1 次，HPIV3 几乎常年均可检出，但春夏季为发病高峰期，其流行持续时间较 HPIV1、HPIV2 长，HPIV1、HPIV3 是引起呼吸道感染暴发流行的主要原因之一，HPIV4 通常被认为仅散发存在，引起的呼吸道疾病症状轻微。

　　2. 临床及病理　　不同的 HPIV 亚型引发疾病的特点不同。急性喉气管支气管炎中 HPIV1 为主要亚型，而 HPIV3 也可引起成人严重的喉气管支气管炎。4 型 HPIV 均可引起毛细支气管炎，但以 HPIV1、HPIV3 最常见，其中 HPIV3 尤为多见，仅次于呼吸道合胞病毒。HPIV3 与肺炎的关系比其他亚型更加密切，住院率高于 HPIV1、HPIV2。HPIV 感染可诱发哮喘急性发作。

　　5 岁以下婴幼儿，病毒常侵犯气管、支气管黏膜上皮细胞，引起细胞变性、坏死、增生和黏膜糜烂，故常致急性阻塞性喉气管支气管炎、毛细支气管炎和肺炎等下呼吸道感染。在成人，HPIV 主要侵犯呼吸道黏膜表层组织，在上皮细胞内增殖，引起的病变轻，故一般表现为上呼吸道感染。

3. **影像学表现**　HPIVP 的影像表现多样,包括支气管周围多发小结节、GGO 和实变影,CT 表现为多发斑片状实变伴 GGO 时,与细菌感染鉴别困难,约 25% 的患者存在小叶中心结节及支气管壁增厚。

(二)　人乳头状瘤病毒肺炎(human papilloma virus pneumonia,HPVP)

1. **流行病学特征及传播途径**　人乳头状瘤病毒(HPV)是一种双链 DNA 病毒,具有严格的嗜上皮特性,广泛感染人类上皮细胞,包括肛门生殖器道、尿道、皮肤、喉、气管支气管以及口腔黏膜的上皮细胞,其整个生活周期都局限在上皮层,并引起相应部位上皮组织的增生性病变。HPV 在女性人群中感染率极高,并且高危型 HPV 的持续性感染与宫颈上皮内瘤样病变及宫颈癌的发生密切相关。目前研究已鉴定的 HPV 有 150 多种亚型,复发性呼吸道乳头状瘤病常与 HPV 6 型和 11 型有关。乳头状瘤可多发(气管支气管乳头状瘤病),累及肺实质。

HPV 传播途径为性传播、密切接触传播、间接接触感染者的衣物或生活用品传播、医源性感染及母婴传播。

2. **临床及病理**　HPV 不同型别侵犯不同的组织部位,可引起不同的临床表现,常见的包括寻常疣、扁平疣、跖疣、尖锐湿疣、外阴癌、阴茎癌、肛门癌、前列腺癌、膀胱癌等。侵犯呼吸道时主要表现为喉乳头状瘤病、下呼吸道乳头状瘤病,根据乳头状瘤的部位和程度,可能出现声音嘶哑、喉喘鸣、呼气-吸气性呼吸困难、失声、复发性肺炎、复发性喉炎或慢性咳嗽。

3. **影像学表现**　HPV 累及下呼吸道及肺实质时 CT 主要表现为双侧多发薄壁囊肿和结节,囊肿呈圆形或不规则形,直径通常小于 5cm,伴光滑但不对称的囊壁(2~3mm);乳头状瘤,无论是结节还是肿块,通常有小叶边缘,直径小于 3cm。

(三)　麻疹病毒肺炎(measles pneumonia)

1. **流行病学特征及传播途径**　麻疹病毒属副黏病毒科,是一种单链 RNA 病毒。麻疹是由麻疹病毒引起的急性呼吸道传染病,具有高度传染性,是全世界三大传染病之一,每年造成大约 150 万儿童死亡。麻疹肺炎是麻疹最常见的并发症,也是麻疹患儿死亡的主要原因,以婴幼儿多见,尤其是佝偻病或营养不良者更易并发肺炎。肺炎可发生在麻疹的各个时期,以出疹后 1 周内最常见。发疹期合并肺炎最多见,约占 65.6%,疹后期降至 34.0%。由麻疹病毒本身引起的肺炎较少见,多由病毒或细菌继发感染所引起,特别是腺病毒流行时较多见。

麻疹病毒主要由飞沫传播,直接接触污染的呼吸道分泌物或皮疹也可感染,传染性强,为国家乙类管理传染病。

2. **临床及病理**　麻疹病毒感染在近 2 周的潜伏期之后,可出现发热、咳嗽、鼻炎等前驱症状,几天后继而出现广泛性的黄斑皮疹,常合并结膜炎。轻度的肺部感染往往发生在健康成人,重症肺炎多发生在免疫低下和衰弱的患者,且往往是长期和致命的过程。

麻疹病毒由上呼吸道侵入,沿气管、支气管及肺泡蔓延,引起气道黏膜卡他性炎症。病理改变为间质性肺炎,主要累及支气管和血管周围,形成以单核细胞为主的中轴间质炎症,并逐渐蔓延至小叶间隔、肺泡间隔和肺泡壁,最后累及肺泡上皮使炎症扩展至肺实质。早期肺泡腔内无明显炎性渗出物或仅有少量浆液渗出,细支气管及肺泡上皮细胞增生肿胀,形成多核巨细胞,其中可见病毒包涵体。如果病情没有得到有效控制,进一步损伤肺泡上皮,并促使肺泡巨噬细胞和炎性反应链激活,导致肺内炎性反应,病理学表现为肺弥漫性肺泡损伤。

3. **影像学表现**　麻疹肺炎随病程不同影像表现有下列改变:①前驱期及出疹早期(约疹前 2 天及出疹 1~2 天),两肺纹理增粗,两肺透亮度明显增高,胸廓较饱满,系由于毛细支气管内炎性分泌物的不完全阻塞,导致广泛性阻塞性肺气肿;②出疹期及疹后期(约出疹 2~

7天），肺纹理明显增多，两肺网状阴影多见，以中下肺更明显，肺野透亮度可降低。由于炎性分泌物增多，导致肺泡性不张，在网织状影内可见斑点、结节状较高密度影。随病情的发展，点片影增多，表现为直径<1cm的均匀密度影，淡而模糊，较少融合，为肺泡内炎性渗出物充填，以肺泡或肺腺泡为单位的实变影（图1-7）。

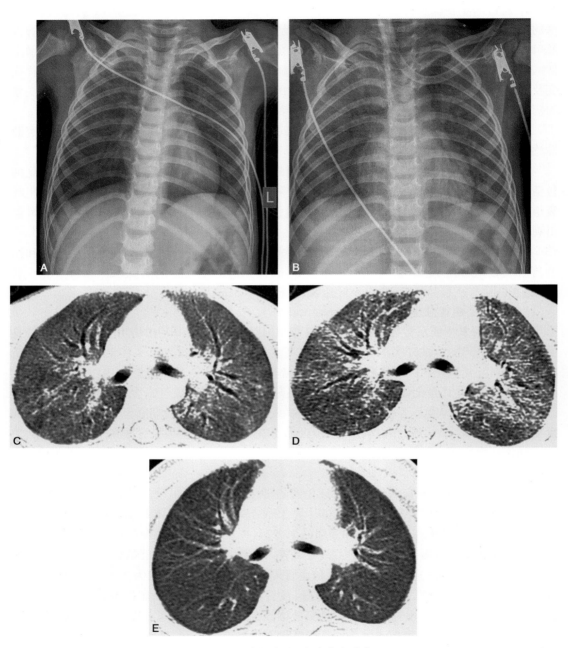

图1-7　4岁男患儿，麻疹病毒肺炎

（图A发病早期，床旁X线示双肺透亮度增高，肺纹理增多、增粗；图B 2天后，床旁X线示双肺纹理明显增粗、模糊，肺透亮度减低，肺门影浓密；图C 7天后双肺弥漫分布磨玻璃影部分伴实变，支气管血管周围间质、小叶间隔增厚；图D 10天后，双肺内沿支气管血管束分布实变影增多、部分融合；图E治疗1个月后，双肺磨玻璃影及实变影基本吸收消散）

麻疹肺炎为肺间质炎性改变,胸部 X 线常表现为早期肺门影增大、肺纹理增多、增粗、模糊,肺野中外带可出现网状阴影,后期呈小叶性肺炎改变,表现为沿肺纹理分布的点片状模糊影;HRCT 则可更清晰显示肺内细微结构改变,以肺间质损害多见,如支气管血管周围间质、小叶间隔及小叶内间质增厚,呈网格状和 GGO;肺实质病变表现为多灶性、节段性的片絮影、实变影,广泛的肺实质病变多出现在免疫力低下、继发细菌或多重感染的重症肺炎中;小气道病变主要表现为细支气管壁增厚,另外马赛克灌注征、小叶中心结节影或树芽征亦为常见征象。肺门淋巴结肿大和胸腔积液常见。

五、肺病毒科

(一) 呼吸道合胞病毒肺炎(respiratory syncytial virus pneumonia,RSVP)

1. 流行病学特征及传播途径　呼吸道合胞病毒(RSV)是一种普遍存在的呼吸道感染病原体,是引起婴幼儿下呼吸道感染最常见的病毒,全球每年约有 16 万例婴幼儿死于 RSV 相关的下呼吸道感染,5 岁以下儿童比年龄较大的儿童更容易感染。RSV 分布广泛,可导致各个年龄组患者发生毛细支气管炎、肺炎或哮喘,呈季节性发生,在中国大多数地区,RSV 相关疾病流行高峰均在 1、2 月。病毒主要通过气溶胶或接触传播,可致婴幼儿和免疫功能低下者发生严重的呼吸道感染或呼吸衰竭,儿童严重 RSV 感染的主要危险因素是早产、先天性心脏病、慢性肺部疾病、免疫功能低下等。此外,RSVP 是危及造血干细胞移植受者和血液系统恶性肿瘤患者生命的已知病因。

2. 临床及病理　RSV 主要在气道上皮复制,播散至肺内引起小气道上皮细胞脱落并诱发细支气管炎,可引起坏死性细支气管炎,其组织学特征是细支气管管腔内渗出物、细支气管壁炎性细胞浸润、细支气管周围慢性炎症和肺泡内渗出物。免疫能力较强的成年人 RSV 感染通常表现为流涕、咽痛、咳嗽、支气管炎、头痛、疲劳和发热等,而婴幼儿和老年人(尤其是患有慢性心肺疾病者)则可表现为重症肺炎并可进展为呼吸衰竭。

3. 影像学表现　CT 可为 RSVP 的诊断提供线索,RSVP 在 CT 上常表现以沿气道为中心分布的多灶性 GGO、小叶中心结节或实变灶,双肺非对称性分布,常伴有树芽征和支气管壁增厚,与腺病毒肺炎鉴别困难。造血干细胞移植后的 RSVP 患者 CT 阳性征象主要为:小叶中心结节(50%)、实变灶(35%)、GGO(30%)和支气管壁增厚(30%)。

(二) 人偏肺病毒肺炎(human metapneumovirus pneumonia,HMPVP)

1. 流行病学特征及传播途径　人偏肺病毒(HMPV)是一种新发现的单股负链 RNA 病毒,属副黏病毒科肺病毒亚科,于 2001 年首次在荷兰呼吸道感染儿童的鼻咽分泌物中分离出来,其结构与 RSV 相似。HMPV 感染好发于婴幼儿,全年均可发病,流行季节多在晚冬、春季和夏季早期。病毒主要通过直接或密切接触、呼吸道飞沫或气溶胶传播,引起急性呼吸道感染(包括上气道疾病、支气管炎、毛细支气管炎和肺炎)。流行病学研究显示,在免疫功能较强的成年人中,HMPVP 占社区获得性肺炎的 4%,此外,HMPVP 占血液系统恶性肿瘤患者急性呼吸道感染的 9%。免疫能力较强的患者通常在没有死亡风险的情况下康复,而造血干细胞移植受者 HMPV 感染发生率为 5%,引起的重症肺炎患者死亡率为 10%～40%,约 60%的造血干细胞移植受者 HMPV 感染后进展为肺炎,其危险因素是全身大剂量糖皮质激素的使用和低淋巴细胞计数。

2. 临床及病理　儿童感染 HMPV 典型表现为流涕,发热(体温>38℃)、干咳、进行性呼吸困难、低氧血症等。HMPV 可感染肺上皮,通过细胞因子的上调导致血管周围和支气管周围浸润,诱发炎性级联反应。目前,检测 HMPV 感染的方法有 3 种:血清学检测、病毒分离和 PCR 检测,其中最敏感、最常用的诊断方法是呼吸道分泌物 PCR 检测,主要是 RT-PCR。

3. 影像学表现　HMPVP 的影像表现常为多叶浸润,免疫功能正常的 HMPVP 患者的 CT 表现报道鲜见,而血液系统恶性肿瘤 HMPVP 患者,CT 上可表现为双侧多灶性边界不清的小叶中心结节、分支小叶中心结节或双肺沿支气管血管束分布的片状 GGO、实变灶,亦可导致肺间质性改变或纤维化,胸腔积液少见。

六、布尼亚病毒科

迄今为止,布尼亚病毒科(Bunyaviridae)是 RNA 病毒中最大的一类,但被汉坦病毒科(Hantaviridae)和白纤病毒科(Phenuiviridae)取代。汉坦病毒通过啮齿动物媒介传播,而布尼亚病毒科的其他病毒则通过节肢动物媒介传播。许多类型的布尼亚病毒可以引起人类的发热性感染,包括出血热和脑炎。

(一)严重发热伴血小板减少综合征病毒肺炎(severe fever with thrombocytopenia syndrome virus pneumonia,SFTSVP)

1. 流行病学特征及传播途径　严重发热伴血小板减少综合征病毒(SFTSV)是一种新发现的由蜱虫叮咬传播的出血热病毒,属于 RNA 病毒,既往被归类于布尼亚病毒科白蛉病毒属,2016 年国际病毒分类委员会建议将其重新划分为布尼亚病毒目中白纤病毒科班阳病毒属。该病毒最早于 2010 年首次在中国湖北省和河南省分离出来,此后韩国和日本都有报道,病毒感染多在春季和夏季以散发病例的形式出现。农民和田间作业人员是主要的高危人群,户外活动如徒步旅行和露营也有蜱虫暴露的潜在风险,直接接触被 SFTSV 感染的血液也可引起感染。研究显示,50 岁以上的 SFTSVP 患者病死率高(约 79.0%),表明免疫力低下的人易感染 SFTSV,年龄可能是影响治疗效果甚至引起死亡的风险因素。

2. 临床及病理　SFTSVP 病情严重程度不一,从无症状的隐性感染到多脏器功能衰竭和死亡,主要表现为发热、胃肠道症状和体征、白细胞计数和血小板计数减少等。重症患者可表现为中枢神经系统症状(包括淡漠、嗜睡、昏迷、意识障碍等)、出血症状(皮肤瘀点、肺出血、柏油样便、弥散性血管内凝血、颅内出血、消化道出血等)以及肺部症状(呼吸困难、呼吸衰竭、重症肺部感染等),少数重症患者可出现横纹肌溶解、血压下降、体温达 39℃以上。SFTS 的临床过程分为相互重叠的 3 个阶段:发热期、多器官功能不全期、恢复期。发热期为起病最初的 1 周,多器官功能不全期为发病的第 7~13 天,发病 2 周后开始进入恢复期,症状逐渐好转,检测指标逐渐恢复。病毒感染后可导致细胞因子上调,致使内皮细胞通透性增加。

3. 影像学表现　病变早期患者的 X 线胸片可为阴性,但数天后,双肺肺水肿表现提示疾病进展,可伴纵隔淋巴结肿大,胸腔积液较为常见。

(二)汉坦病毒肺炎(Hantavirus pneumonia)

1. 流行病学特征及传播途径　汉坦病毒是一种单股负链 RNA 病毒,属布尼亚病毒科,已知的汉坦病毒超过 40 种,其中超过 20 种被认为是人类的致病性病毒,其成员病毒的宿主通常是啮齿动物、食虫动物和蝙蝠。1993 年春季,一种新出现的通过啮齿动物传播的人畜共患疾病发生在美国西南部的健康成年人中,其特点是严重的急性呼吸衰竭,临床进展迅速,病死率高,命名为汉坦病毒肺综合征(Hantavirus pulmonary syndrome,HPS)。全球每年报告的汉坦病毒感染病例超过 20 000 例,其中绝大部分发生在亚洲,近年来美洲和欧洲的感染病例有上升趋势。病毒主要通过气溶胶传播,人类可通过吸入隐藏在被感染动物排泄物、唾液或尿液中的病毒所污染的空气而感染汉坦病毒。

2. **临床及病理**　HPS 的临床症状包括发烧、肌肉酸痛、不适、寒战、厌食和头痛等。致病性汉坦病毒是为数不多的靶向为全身内皮细胞的病毒病原体之一,病毒直接导致血管内皮通透性增加,引起大量血浆渗入肺间质和肺泡内,引起血小板减少、低血压甚至休克。可出现两种不同的临床表现,与肾脏(肾综合征出血热)或肺(HPS)有关,肾综合征出血热的发病率为 1%~15%,而 HPS 发病率为 40%~50%,致死性更强。HPS 特征性累及肺,表现为非心源性水肿引起的呼吸窘迫。组织学上,汉坦病毒肺炎以渗出性、增殖性改变为特征,包括局限性透明膜形成,广泛的肺泡内水肿,纤维蛋白、多种炎性细胞浸润以及修复性 II 型肺泡上皮细胞增殖、肺泡间隔纤维细胞增厚、肺结构扭曲、弥漫性肺泡损伤等。

3. **影像学表现**　汉坦病毒肺炎起病初期的影像学表现可为阴性或仅表现为肺间质水肿,X 线检查可出现肺底水肿和 Kerley B 线、肺门模糊等表现,随疾病进展则表现为严重的肺水肿,进展迅速,可迅速发展双肺含气实变影,CT 表现为广泛的双肺 GGO、小叶间隔增厚、边界不清的小结节、支气管壁增厚及胸腔积液。

七、正黏病毒科

甲、乙、丙型流感病毒肺炎(influenza vrius pneumonia)

1. **流行病学特征及传播途径**　流感病毒是引起季节性上呼吸道感染的重要病原体,感染通常在每年冬季爆发,可引起周期性、地方性传播和大流行性。流感病毒为单链 RNA 病毒,根据内膜和核蛋白抗原可分为三型(甲、乙、丙),主要由甲型病毒引发肺炎,成年人感染通常轻微且仅限于上呼吸道,但对于慢性病患者、老年人和婴幼儿,可能引起甲型流感病毒的严重并发症,包括出血性支气管炎或暴发性肺炎(原发性病毒或继发性细菌)。病毒在呼吸道上皮细胞中复制,接种到鼻咽后约 48h 达复制高峰,主要通过气溶胶或呼吸道飞沫传播。根据甲型流感病毒的两种表面蛋白,即血凝素和神经氨酸酶(H 和 N)不同,可将病毒分为 16 个 H 亚型和 9 个 N 亚型。禽流感可由 H5N1、H7N9、H7N2、H7N7 等亚型引起,大多数人是在与被病毒感染的禽类密切接触后发生感染。2009 年 6 月 11 日,WHO 宣布 21 世纪第 1 次由猪源型流感病毒 A(H1N1)引起的大流行,到目前为止,甲型流感病毒引起的猪流感包括 H1N1、H1N2、H2N1、H3N1、H3N2 和 H2N3 亚型。

2. **临床及病理**　流感病毒肺炎的临床表现主要为发热(体温达 38~39℃),伴有肌肉酸痛、头痛、嗜睡、腹泻和呼吸道症状,如干咳、气促、流涕及咽痛等。组织学上,病毒通常引起上皮弥漫性损伤,疾病早期常表现为气管支气管炎和中性粒细胞性支气管肺炎,气道壁充血,可见单核细胞浸润和上皮细胞变性,严重时导致坏死性支气管炎和/或毛细支气管炎和弥漫性肺泡损伤,流感病毒扩散浸润呼吸道上皮,其组织学特征是气道上皮坏死伴黏膜下慢性炎症,致命性流感肺炎表现为坏死性细支气管炎并弥漫性肺泡损伤。

3. **影像学表现**　流感病毒肺炎的影像学表现为单侧或双侧沿支气管血管束分布的多灶性 GGO,伴或不伴局灶性实变,病变通常位于下叶,常迅速融合,提示弥漫性肺泡损伤或双重感染,常于 3 周内吸收消散(图 1-8,图 1-9,图 1-10)。潜在血液系统恶性肿瘤的流

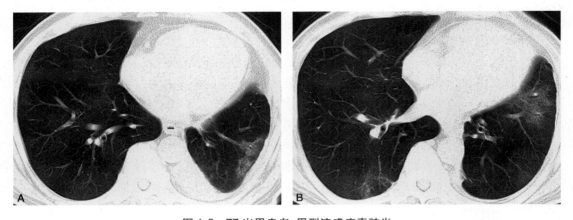

图 1-8 77 岁男患者,甲型流感病毒肺炎

(图 A 发病初期,左肺下叶外基底段胸膜下磨玻璃影,病变沿支气管周围分布;图 B 进展期表现为双肺新增多发斑片状磨玻璃影)

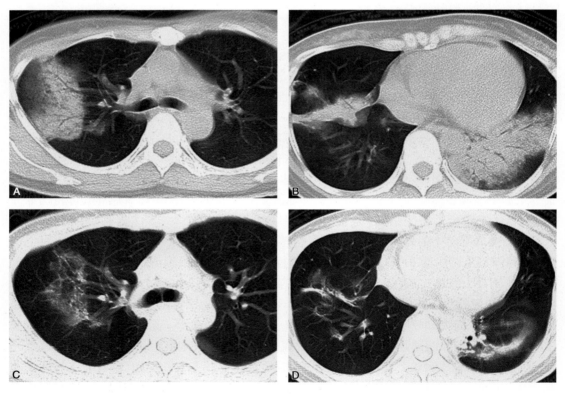

图 1-9 50 岁女患者,甲型流感病毒肺炎

(图 A、B 发病初期,双肺沿血管支气管束走行多发大片状实变影;图 C、D 治疗 10 天后,双肺病变明显吸收减少)

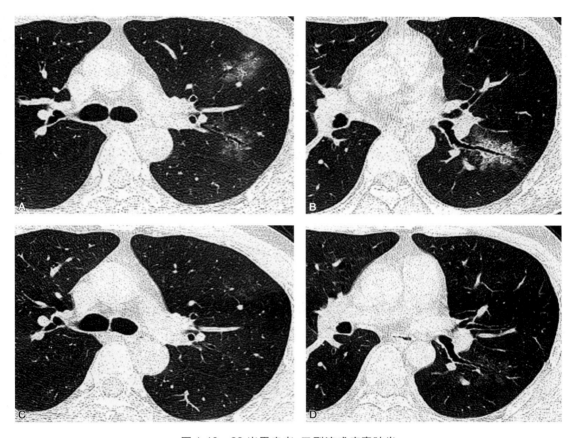

图 1-10 39 岁男患者,乙型流感病毒肺炎

（图 A、B 示左肺上叶前段、尖后段及下叶背段多发沿支气管分布的磨玻璃影;图 C、D 抗病毒治疗后,左肺病灶明显吸收减少）

感肺炎患者,影像表现可为双侧斑片状实变、界限不清的小结节和与实变区域对应的斑片状 GGO,常伴支气管壁增厚而胸腔积液少见。可伴继发性细菌性肺炎,尤其是与肺炎链球菌感染具有重要的相互作用,患者在退热一段时间后出现二次发热、白细胞计数增加和放射学异常改变时,可怀疑合并细菌感染,影像学发现肺叶实变对合并细菌感染的诊断尤其有帮助,革兰氏染色、痰培养或支气管肺泡灌洗也是确诊合并细菌感染的有效方法。

甲型 H5N1 流感肺炎最常见的影像学征象为双肺多灶性实变或弥漫性 GGO,范围广,肺实质和肺间质受累同时存在,可伴假性空洞、肺气囊形成以及小叶中心结节,淋巴结肿大亦常见,可出现胸腔积液,患者通常病情进展快而引发严重急性呼吸窘迫综合征。甲型 H1N1 流感病毒肺炎则多表现为以肺泡上皮损伤为基础的单发或多发的斑片状 GGO,伴或不伴局灶性或多灶性实变,可见间质病变,表现为并模糊线形或网状影,病灶多在中下肺中外带沿血管周围或胸膜下分布,可合并胸腔积液,气道较少受累,部分患者进展为急性呼吸窘迫综合征(图 1-11)。

甲型 H7N9 禽流感病毒性肺炎影像学多表现为片状模糊及 GGO,主要发生在双肺下叶

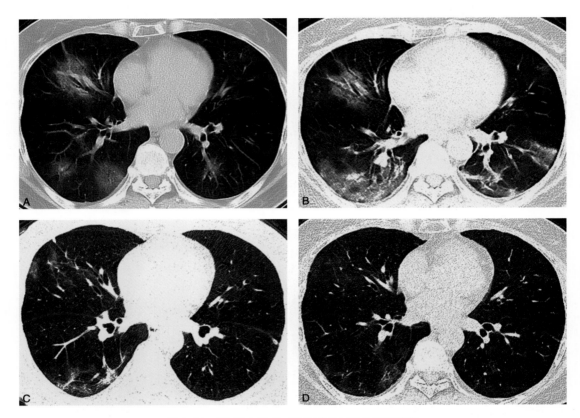

图 1-11　61 岁女患者,甲型 H1N1 流感病毒肺炎

(图 A 起病初期,双肺多发斑片状磨玻璃影,多沿血管周围分布;图 B 3 天后,双肺多发磨玻璃影较前进展、部分实变;图 C 治疗 2 周后,双肺病变明显吸收减少;图 D 1 个月后,双肺病变进一步吸收)

及背侧,伴充气支气管征,部分实变,病灶迅速进展,重症肺炎患者易合并肺间质性病变(主要见于肺实质病变吸收后期),肺间质性病变的程度与患者进展期肺实变、GGO 的范围及合并急性呼吸窘迫综合征和/或多器官功能障碍综合征等密切相关。

八、冠状病毒科

人类冠状病毒被认为是引发儿童、老年人和免疫功能低下者上呼吸道和下呼吸道感染(包括肺炎及毛细支气管炎)甚至是急性呼吸窘迫综合征的重要病原体。2003 年底在全球流行之后,SARS 冠状病毒被确定为冠状病毒科的成员。2012 年,中东地区又发生了另一例与冠状病毒相关的流行病,被命名为 MERS。2019 年 12 月以来,湖北省武汉市陆续发现不明原因肺炎患者,WHO 将其病原命名为 2019-新型冠状病毒(2019-new coronal virus,2019-nCoV)(下文简称"新冠病毒")。

（一）严重急性呼吸综合征（severe acute respiratory syndrome,SARS）

1. 流行病学特征及传播途径　严重急性呼吸综合征(SARS),又称传染性非典型肺炎,由 SARS 冠状病毒引起,主要通过近距离空气飞沫及密切接触传播。2002 年,中国广东省首先发现 SARS,随后疫情主要在中国香港特别行政区、广东省,加拿大多伦多、温哥华、新加坡等国家和地区流行,确认感染病例超过 8 000 例,死亡率为 10%,合并糖尿病或慢性肝炎等疾病的患者死亡率增加。SARS 冠状病毒的动物宿主可能包括果子狸、浣熊和中国雪貂獾。

2. 临床及病理　在经过 2~10 天潜伏期后,患者出现发热、干咳或呼吸急促等症状,可伴头痛、胸痛和全身关节、肌肉酸痛、淋巴细胞减少等,肺部体征不明显。临床分为早期(病初 1~7 天)、进展期(起病后 8~14 天)和恢复期(起病后 15~21 天)。恢复期血清样本中发现抗体,在临床标本中检测到或培养出 SARS 相关冠状病毒可确诊 SARS。血管紧张素转换酶Ⅱ是一种潜在的 SARS 病毒受体,并且是影响血管通透性的肾素-血管紧张素系统的负性调节剂,血管紧张素转化酶Ⅱ在肺和肾脏中表达,SARS 病毒通过累及血管紧张素转化酶而引起直接的肺损伤,导致弥漫性肺泡损伤。此外,SARS 冠状病毒还可编码蛋白诱导细胞凋亡,包括肺、肾和肝脏细胞的凋亡。组织学上,除急性弥漫性肺泡损伤、炎性细胞浸润外,可见透明膜形成、肺泡腔广泛水肿液、间质水肿、肺间质炎性细胞浸润、肺泡上皮脱落、肺泡腔内渗出物机化、肺毛细血管高度扩张充血、通透性增加等改变,易引起急性呼吸窘迫综合征。

3. 影像学表现　病变初期影像学表现可为阴性或局灶性单侧/双侧、单发/多发小片状、片状 GGO,主要在下肺,外周带受累常见。进展期病变加重,早期的小片状病灶进展为大片状或弥漫性病灶,或由单侧发展为双侧。肺内病变吸收过程可合并肺间质增生,部分可发展为肺间质纤维化,成人 SARS 肺部病灶变化快且新旧病灶可交替、反复。CT 可清楚显示 GGO 中的细小血管分支及增厚的小叶间隔,表现为细线影和网状结构,GGO 内出现较多的网状影即形成铺路石征,少数病变内可见空气支气管征。空洞、钙化、淋巴结肿大及胸腔积液不常见。

(二) 中东呼吸综合征(Middle East respiratory syndrome,MERS)

1. 流行病学特征及传播途径　MERS 冠状病毒是 β-冠状病毒的一个新成员,不同于 SARS 和其他地方性人类 β-冠状病毒(如 OC43、HKU1)。2012 年 9 月在沙特阿拉伯利雅得发现第一例 MERS 冠状病毒感染病例,2012—2014 年期间,沙特阿拉伯的 MERS 冠状病毒感染病例增加,总死亡率为 35%~44%。在欧洲、亚洲和美国至少有 10 个其他国家/地区也报告了 MERS,并且与前往中东相关。2015 年 5 月,韩国爆发了大规模 MERS 冠状病毒感染,186 例患者确诊,死亡 38 例。蝙蝠和单峰骆驼被认为是 MERS 冠状病毒的宿主,病毒主要通过呼吸道飞沫及接触传播。

2. 临床及病理　MERS 冠状病毒感染后的潜伏期为 1~14 天,临床症状类似于其他下呼吸道疾病,包括发热、咳嗽、呼吸困难、气短、肌肉疼痛等,亦可出现腹泻、呕吐等胃肠道症状,疾病可迅速发展为急性呼吸窘迫综合征、多器官衰竭甚至死亡。MERS 冠状病毒可逃避免疫反应,导致宿主细胞转录体严重失调,引起细胞凋亡,与 SARS 相比,MERS 能更迅速地发展为急性呼吸窘迫综合征,并引起急性肾损伤。

3. 影像学表现　MERS 肺炎胸片最初表现为边界不清的结节,CT 上表现为胸膜下和肺基底部含气 GGO 和实变影,空洞不常见。对于与 MERS 冠状病毒患者有密切接触史的患者,出现淋巴细胞减少且合并早期胸部影像学表现为肺外周 GGO,需怀疑是 MERS 冠状病毒感染。胸腔积液和气胸在死亡患者中更为常见,支气管壁增厚不常见,恢复后纤维化改变可持续存在。

（三）新冠肺炎

1. 流行病学特征及传播途径 新冠病毒（2019-nCoV）属于 β 属,目前研究显示其与蝙蝠 SARS 样冠状病毒（bat-SL-CoVZC45）同源性达 85% 以上。病毒对热敏感,56℃ 加热 30min、75% 乙醇、含氯消毒剂、过氧化氢消毒液、氯仿等脂溶剂均可有效灭活病毒,氯己定不能有效灭活病毒。目前所见传染源主要是新冠病毒感染患者,无症状感染者也可能成为传染源,人群普遍易感,呼吸道飞沫和接触传播是主要的传播途径,气溶胶和消化道等传播途径尚待明确。

2. 临床及病理 该病潜伏期为 1~14 天,多为 3~7 天,临床以发热、乏力、干咳为主要表现,少数患者伴有鼻塞、流涕、咽痛和腹泻等症状。轻型患者仅表现为低热、轻微乏力等,无肺炎表现,而重症患者多在发病 1 周后出现呼吸困难和/或低氧血症,严重者可快速进展为急性呼吸窘迫综合征、脓毒症休克、难以纠正的代谢性酸中毒和出凝血功能障碍,儿童病例症状相对较轻。多数患者预后良好,少数患者病情危重,老年人和有慢性基础疾病者预后较差。发病早期外周血白细胞总数正常或减低,淋巴细胞计数减少,部分患者可出现肝酶、乳酸脱氢酶、肌酶和肌红蛋白增高,部分危重者可见肌钙蛋白增高,多数患者 C-反应蛋白和血沉升高,降钙素原正常,严重者 D-二聚体升高、外周血淋巴细胞进行性减少。在鼻咽拭子、痰、下呼吸道分泌物、血液、粪便等标本中可检测出新冠病毒核酸阳性。病理组织学检查,新冠肺炎患者肺部表现为弥漫性肺泡损伤伴细胞纤维黏液性渗出和肺透明膜形成,符合急性呼吸窘迫综合征表现,其肺部总体病理学表现与 SARS 和 MERS 相似。

3. 影像学表现 ①胸部平片:病变早期胸部平片检查多无异常发现,普通型患者可表现为两肺中外带和胸膜下的局限性斑片状或多发片状阴影;重型患者双肺多发实变影,部分融合成大片状实变;危重型患者表现为两肺弥漫性实变阴影,呈"白肺"表现,可以伴有少量胸腔积液。②CT:极少数普通型患者起病早期 CT 无异常发现,随病变发展可表现为两肺多发斑片状 GGO、实变影,多沿支气管血管束和胸膜下分布为主,其间可见增粗的血管影,表现为细网格状影,呈铺路石征,也可以表现为极淡薄的 GGO,小血管周围有局限性 GGO。病变进展期肺内表现为 GGO、实变、结节等多种性质病变共存,以肺中外带和胸膜下、肺底分布为主,可伴纤维化病灶。实变灶内常见空气支气管征、细支气管管壁增厚,纤维化病灶则表现为局部肺纹理增粗、扭曲,其内支气管管壁呈柱状,邻近胸膜或叶间胸膜增厚,有少量胸腔积液,无明显淋巴结肿大。

基于目前的临床实践,根据病变受累的范围和表现,推荐将新冠病毒感染的肺炎 CT 表现分为 3 个阶段（早期、进展期和重症期）。早期,表现为单发或多发的局限性 GGO、结节,非常淡薄的小斑片 GGO 或者大片 GGO,多数 GGO 边缘不清,部分边缘清晰,病变多分布于中、下叶,多位于胸膜下或叶间裂下或沿支气管血管束分布。GGO 内的细支气管管壁有增厚,可见细支气管的充气支气管征,血管影增粗,边缘欠光整,邻近的叶间胸膜有轻度增厚（图 1-12）。进展期,常有多发新病灶出现,新病灶 CT 表现与上述早期病灶相似,原有病变多数病灶范围扩大,病灶内出现大小、程度不等的实变,有结节和晕征、实变病灶内可见空气支气管征;原有 GGO 或实变影也可融合或部分吸收,融合后病变范围和形态常发生变化,不

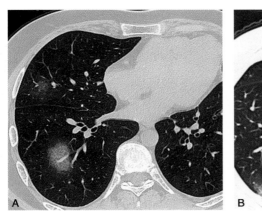
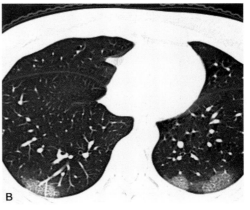

图 1-12　38 岁男患者,新冠肺炎早期

(图 A 右肺中叶、下叶局限性磨玻璃影,沿支气管血管束分布,边缘不清,其内见增粗血管影;图 B 双肺下叶背侧胸膜下多灶性磨玻璃影,右肺下叶病变内见增粗小血管影)

完全沿支气管血管束分布(图 1-13,图 1-14)。重症期,表现为双肺弥漫性实变,密度不均,其内可见空气支气管征与支气管扩张,非实变区可呈斑片状 GGO 表现,双肺大部分受累时呈"白肺"表现,叶间胸膜和双侧胸膜常见增厚,并少量胸腔积液,呈游离积液或局部包裹表现(图 1-15)。

九、微小核糖核酸病毒科

鼻病毒 A、B、C 肺炎(rhinovirus A,B and C pneumonia)

1. **流行病学特征及传播途径**　鼻病毒(rhinovirus, RhV)属小 RNA 病毒科(picornaviridae)中的一类,是引起人类病毒性呼吸道感染的最常见病原体,分为 A、B、C 三型,RhV 最适于 33~35℃环境中生长与复制,对乙醚、乙醇的抵抗力较强,但在酸性环境及高温环境下容

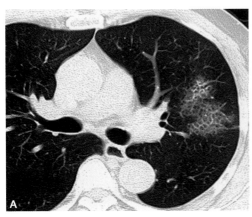
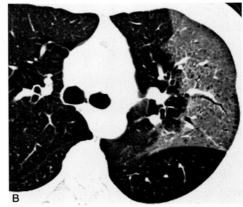

图 1-13　52 岁男患者,新冠肺炎

(图 A 发病早期,左肺上叶斑片状磨玻璃影,边界不清,其内多发细小分隔,呈"网格样"改变;图 B 5 天后,左肺上叶病变进展、范围增大,其内见空气支气管征及增粗小血管影)

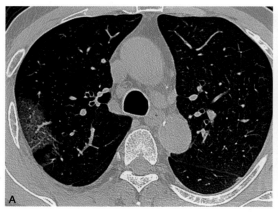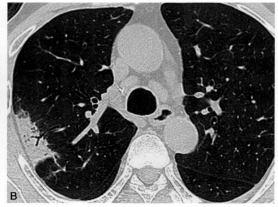

图 1-14　62 岁男患者,新冠肺炎

(图 A 发病早期,右肺上叶后段见斑片状磨玻璃影,边界不清;图 B 7 天后,右肺上叶病变实变,其内见空气支气管征)

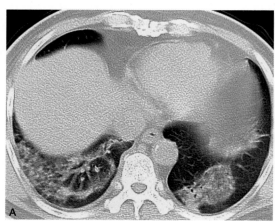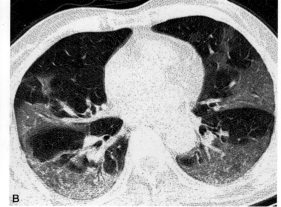

图 1-15　61 岁男患者,新冠肺炎重症期

(图 A 双肺多发大片状实变灶,边界不清,其内见空气支气管征;图 B 双肺多发大片状实变灶,呈"白肺"表现)

易灭活。儿童和成人都可以发生 RhV 感染,免疫功能低下的患者更易感,在 18%~26% 的小儿患者和 2%~17% 的成人社区获得性肺炎患者中可检出。RhV 感染是四季普通感冒的主要原因,春季和秋季更为常见,主要通过呼吸道飞沫、气溶胶及接触传播,主要传染源是患者及病毒携带者,猿猴及猩猩等灵长类也有可能成为传染源。RhV A(18.6%)、RhV B(21.4%)和 RhV C(20.0%)的重症肺炎发生率没有差别,合并细菌感染并不常见(18.5%)且低于流感。在需要入住重症监护室的重症肺炎患者中,RhV 是最常见的病毒病原体。

　　2. 临床及病理　感染 RhV 后大多数患者急性起病,表现为流清涕、鼻塞、喷嚏、咽部不适、咽痛、声音嘶哑和咳嗽,可伴有头痛、全身无力、寒战及低热,临床症状往往在 RhV 感染人后的 16h 内出现,并在 24~48h 达到高峰,病程一般持续 1 周,约 25% 的患者症状可持续 2 周以上。组织培养、血清抗体检测及 RT-PCR 法可证实 RhV 感染。呼吸道上皮细胞是 RhV 感染的靶细胞,RhV 进入人体后,与气道上皮细胞的特异性受体即细胞间黏附因子(ICAM-1)相结合后,在呼吸道的上皮细胞及局部淋巴组织中复制,可破坏上皮屏障功能,引起细胞病变及炎症反应。研究表明,病毒对细胞的损伤不是发病的主要原因,宿主对 RhV 感染的反应导致症状的发生:由于血管通透性的增加使血浆渗入鼻黏膜,黏液分泌增多出现流清涕及鼻塞等症状。感染所致的神经反射也是导致症状的主要原因,在类胆碱神经途径的调控下,鼻腔腺体分泌增加可导致鼻溢液增多,此机制在 RhV 感染后期表现得尤其明显。此外,RhV 通常引起间质性肺炎,伴弥漫性肺泡损伤。

3. 影像学表现　RhV 感染后的重症肺炎患者中,胸部 CT 可见双肺斑片状实变伴多灶性 GGO 和小叶间隔增厚,结节、支气管壁增厚及胸腔积液少见。

推荐阅读文献

[1] FRANQUET T. Imaging of pulmonary viral pneumonia. Radiology,2011,260(1):18-39.

[2] ANTONIO GE,WONG KT,HUI DS,et al. Thin section CT in patients with severe acute respiratory syndrome following hospital discharge:preliminary experience. Radiology,2003,228(3):810-815.

[3] HWANG DM,CHAMBERLAIN DW,POUTANEN SM,et al. Pulmonary pathology of severe acute respiratory syndrome in Toronto. Mod Pathol,2005,18(1):1-10.

[4] KOO H,LIM S,CHOE J,et al. Radiographic and CT features of viral pneumonia. Radiographics,2018,38(3):719-739.

[5] HALL CB. Respiratory syncytial virus and parainfluenza virus. N Engl J Med,2001,344(25):1917-1928.

[6] IMAI Y,KUBA K,RAO S,et al. Angiotensin-converting enzyme 2 protects from severe acute lung failure. Nature,2005,436(7047):112-116.

[7] HUI DS,MEMISH ZA,ZUMLA A. Severe acute respiratory syndrome vs. the Middle East respiratory syndrome. Curr Opin Pulm Med,2014,20(3):233-241.

[8] 中华医学会放射学分会.新型冠状病毒肺炎的放射学诊断:中华医学会放射学分会专家推荐意见(第一版).中华放射学杂志,2020,53(2020-02-08)[2020-04-28]. DOI:10. 3760/cma. j. issn. 1005-1201. 2020. 0001.

[9] XU Z,SHI L,WANG Y,et al. Pathological findings of COVID-19 associated with acute respiratory distress syndrome. Lancet,2020,8(4):420-422.

[10] MILLER WT,MICKUS TJ,BARBOSA E,et al. CT of viral lower respiratory tract infections in adults:comparison among viral organisms and between viral and bacterial infection. AJR Am J Roentgenol,2011,197(5):1088-1095.

[11] 王微,马大庆,赵大伟,等.SARS 的 CT 表现及动态变化.中华放射学杂志,2003,37(8):686-689.

[12] 王文玲,谭文杰,李德新.中东呼吸综合征冠状病毒感染的流行病学进展.中华疾病控制杂志,2016(4):323-328.

[13] 杨钧,徐云良,吕志彬,等.甲型 H1N1 流感合并肺炎的影像表现.中华放射学杂志,2010,44(2):119-122.

[14] 乞文旭,刘俊鹏,高嵩,等.甲型 H1N1 流感患者胸部 CT 首诊表现.中华放射学杂志,2010,44(2):130-133.

［15］韩萍,于春水.医学影像诊断学.4版.北京:人民卫生出版社,2016.

［16］李晶晶,曾政,陆普选,等.人感染 H7N9 禽流感病毒性肺炎影像学随访研究.放射学实践,2016,31
　　　（3）:228-231.

［17］刘国兵,吴光耀.新型甲型 H1N1 流感胸部影像学表现.临床放射学杂志,2010,29(2):277-279.

第二章

病毒性肺炎基本病变影像分析

第一节　肺间质病变

一、定义及相关概念

肺间质病变(interstitial lung abnormality)主要是指侵犯肺泡、肺泡间壁和毛细血管间壁组织,病理上以肺间质出现炎症和纤维化为特征的一类病变。许多疾病主要累及或仅累及间质,影像学对各种疾病的鉴别诊断主要根据病变的性质和分布及相应伴随征象,通常有5种异常表现:GGO、间隔影、网格影、囊状影、结节影,且分别与相应组织病理学表现相关。有研究表明,HRCT对间质性病变的显示要优于胸片,且高剂量或常规剂量HRCT更能显示细微结构,而低剂量HRCT不能很好显示异常改变。病毒性肺炎常常以间质改变为主,因此应行HRCT扫描而不建议行低剂量CT扫描。

二、病理改变

多种病毒性肺炎具有类似的病理改变,主要表现为弥漫性肺泡损伤,肺泡壁发生严重进展性间质炎症。例如,近期有尸检发现,新冠肺炎的病理特征与SARS、MERS的病理特征非常相似,表现为肺泡弥漫性损伤伴纤维黏液性渗出。病毒主要依靠空气飞沫传播,经气道吸入后,主要侵犯细支气管,引起细支气管炎及周围炎并往远端蔓延侵犯肺组织。且病毒易发生在毛细血管丰富的外周,因此病毒性肺炎主要病损部位为肺间质且多沿支气管血管束分布,常表现为GGO、网格影、间隔影及结节影,本节主要阐述GGO、网格影、间隔影,结节影在本章第五节单独阐述。

三、影像表现

(一)磨玻璃影

磨玻璃影(ground glass opacity,GGO)通常被定义为具有以下表现的区域:①模糊而不规则的肺密度增高影;②不伴发肺纹理和支气管壁的模糊;③应用HRCT的薄层图像且应用对应窗宽窗位才能显示;④在深吸气时出现明显。与肺实变不同,GGO内部的血管和支气管可以清楚显示。病毒性肺炎的GGO主要是由于肺泡壁增厚、含气肺泡腔不完全塌陷及局部血流量增加引起,常表现为类圆形、楔形、斑片状、大片状及条带状,多为早期表现,新冠肺炎在病变吸收期也可长期呈GGO表现。

病毒首先主要累及的是小叶细支气管以下的远端细支气管周围间质,即小叶中心间质。

而小叶中心区域的淋巴回流为向心性的,故易形成类圆形 GGO(图 2-1)。随后,逐渐扩散至整个次级肺小叶及周围肺组织,形成斑片状 GGO(若为多发,表现为相对独立的 GGO,图 2-2A),其大小符合次级肺小叶。随着病灶增大及融合,形成大片状 GGO(图 2-2B)。当病毒累及小叶周围间质时,GGO 常表现为条带状(图 2-3),正是由于该区域的淋巴回流是向胸膜下和小叶间隔的外周引流,病灶紧贴胸膜并沿两侧小叶间隔蔓延,导致病灶长轴与胸膜平行。不同形态 GGO 可同时存在(图 2-4,图 2-5)。

（二）　网格影

网格影表现为无数交错的线状影形成网格状,是由于病毒侵犯小叶内间质引起,表现为小网格影(图 2-6)。

（三）　间隔影

间隔影是指小叶间隔增厚在 HRCT 上表现为短线样高密度影并延伸至胸膜(图 2-7),较

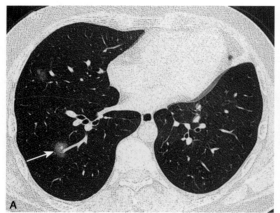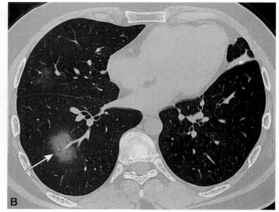

图 2-1　新冠肺炎患者类圆形 GGO

［图 A 新冠肺炎右肺中叶外侧段及下叶后基底段见类圆形 GGO,边界较清晰(白箭);图 B 随着病情的进展,原病灶逐渐增大,呈斑片状 GGO(白箭)］

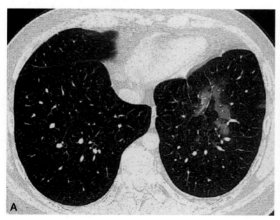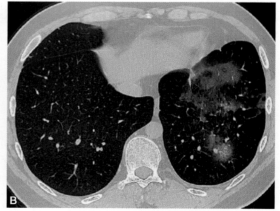

图 2-2　新冠肺炎患者斑片状 GGO

（图 A 新冠肺炎左肺下叶基底段见散在斑片状 GGO;图 B 随着病情的进展,病灶逐渐增多并融合成大片状 GGO）

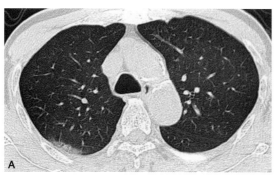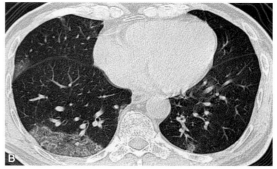

图 2-3　新冠肺炎患者条带状 GGO

（图 A 新冠肺炎右肺上叶后段条带状 GGO；图 B 右肺下叶叶后基底段见条带状 GGO）

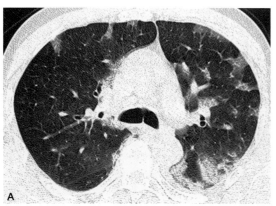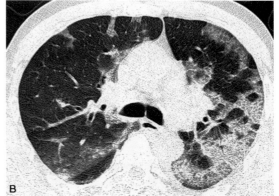

图 2-4　H1N1 患者双肺多发斑片状 GGO

（图 A H1N1 患者双肺多发斑片状 GGO；图 B 随着病情的进展，病灶逐渐增多，部分融合成片状 GGO）

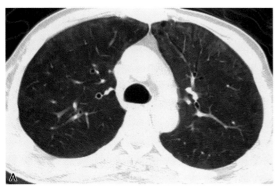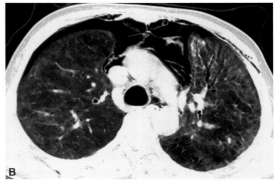

图 2-5　巨细胞病毒肺炎患者双肺多发斑片状、浅淡 GGO

（图 A 巨细胞病毒肺炎患者双肺多发斑片状及片状浅淡 GGO；图 B 随着病情的进展，病灶逐渐增多、密度增高并融合成片状 GGO，可见自发性气胸）

多间隔影组成大网格影。当病灶同时累及小叶间隔和小叶内间隔时,即大网格影和小网格影同时存在表现为铺路石征(图2-8)。在吸收期,贴近胸膜的间隔恢复相对较快,往往在外周可见平行于胸膜的弧形间隔影,也称为胸膜下线(图2-9)。

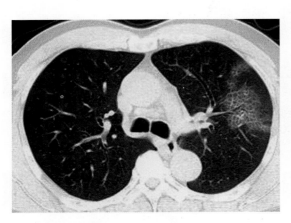

图2-6　新冠肺炎患者左肺上叶舌段见片状GGO,其内可见网格影

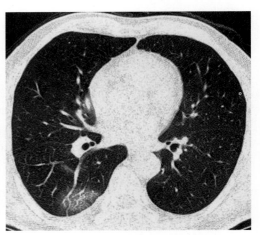

图2-7　新冠肺炎患者右肺下叶背段见斑片状GGO,其内可见短线样高密度影延伸至胸膜(小叶间隔增厚)

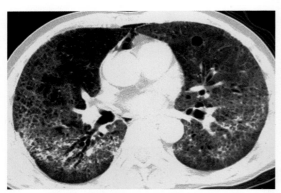

图2-8　巨细胞病毒肺炎患者双肺多发片状GGO,其内可见铺路石征

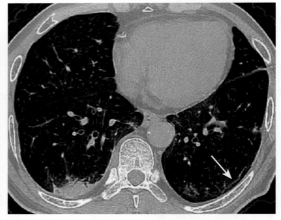

图2-9　新冠肺炎吸收期,左肺下叶后基底段见弧形间隔影-胸膜下线(白箭)

四、鉴别诊断

肺间质性病变种类很多,常见病因有先天性缺陷、风湿免疫性疾病、药物或治疗相关性疾病、职业或环境相关性疾病以及特发性间质性肺炎等,鉴别诊断需要临床、病理、影像三者紧密结合。病毒性肺炎常常需要与影像上表现为GGO的疾病相鉴别,单纯从GGO形态、大小等特点很难将不同病毒性肺炎区分开。本团队在分析总结过程中发现,GGO的伴发征象对新冠肺炎的诊断很重要,如伴发的血管增粗改变、血管聚集、胸膜牵拉等,常提示新冠肺炎的诊断,但有待大样本的统计分析。其他鉴别要点如表2-1。

表 2-1　不同疾病所致肺间质改变的主要鉴别诊断要点

疾病	鉴别要点
不同病毒性肺炎	流行病学+病原学检测
卡氏肺孢子菌肺炎	免疫缺陷患者+易累及肺门区
急性呼吸窘迫综合征	两侧对称+常见坠积性实变
过敏性肺炎	接触史+常伴有小叶中心结节+游走性
肺出血	急性+常伴有咯血
肺泡蛋白沉积症	慢性+临床与影像不相符+地图样分布
非特异性间质性肺炎	慢性+对称分布+伴/不伴胸膜下裸区

推荐阅读文献

[1] 史河水,韩小雨,樊艳青,等. 新型冠状病毒(2019-nCoV)感染的肺炎临床特征及影像学表现. 临床放射学杂志,2020,39(1):8-11.

[2] ZWIREVICH CV,MAYO JR,MULLER NL. Low-dose high resolution CT of the lung parenchyma. Radiology, 1991,180(2):413-417.

[3] XU Z,SHI L,WANG Y,et al. Pathological findings of COVID-19 associated with acute respiratory distress syndrome. Lancet,2020,8(4):420-422.

[4] REMY-JARDIN M,REMY J,GIRAUD F,et al. Computed tomography assessment of ground glass opacity:semiology and significance. J Thorac Imaging,1993,8(4):249-164.

[5] 郭应坤,杨志刚.肺内磨玻璃密度影的高分辨率CT影像病理学研究.实用放射学杂志,2005,21(2):193-196.

第二节　肺　实　变

一、定义及相关概念

肺实变(pulmonary consolidation)通常是指肺气腔内的气体被液体、蛋白质、细胞或者其他物质所取代,又称"气腔实变"。在 CT 上表现为肺实质密度均匀增高,掩盖血管和气道壁,肺叶体积不变或略缩小,其内较常见充气支气管征(图 2-10)。

在绝大部分病例中实变反映的是气腔填充,但是有时实变也因为气腔被广泛间质性疾病侵占所致,如一些间质性病变(结节病、间质性肺炎和隐源性机化性肺炎等)。有些学者认为在影像上可以辨识间质成分的存在而非气腔性病变,即可区分"实质实变"和"气腔实变",建议使用"气腔充填"或"气腔阴影"来更好地表述实变,但是这些术语在临床中很少使用。

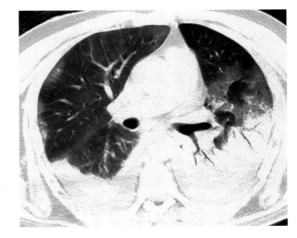

图 2-10　重症 H1N1,双肺多发 GGO 及实变影,左肺下叶实变内可见充气支气管征

二、病理改变

病毒性肺炎主要累及的是肺间质,引起间质性肺炎,即肺泡壁损伤及间质炎症细胞浸润,导致肺泡壁增厚,而肺泡腔内炎性改变较轻,有少量浆液及炎性细胞的渗出,部分可见机化性肺炎表现。而病毒性肺炎出现实变多为间质病变与肺泡腔内填充同时存在。有学者研究新冠肺炎病例发现,患者肺泡腔内蛋白质渗出物形成、间质组织细胞及纤维母细胞增生表现突出。由于病毒性肺炎患者易导致淋巴细胞减少致肺部免疫系统出现异常,常常合并其他感染,在肺部也会见到肺实变。

三、影像表现

病毒性肺炎出现实变常在病程进展期或重症患者中出现并与 GGO 并存(图 2-11)。在影像上,实变的形态常与 GGO 保持一致而呈类圆形、斑片状、大片状及条带状(图 2-12),两者同时存在时可见晕征及灰雪征(图 2-13,图 2-14)。也有学者指出,病毒性肺炎在吸收期也会表现为肺实变,可能是由于间质纤维化以及肺泡塌陷而表现为实变影,但是病灶范围是有缩小的(图 2-15),部分实变影吸收速度较慢,可呈机化性肺炎表现。

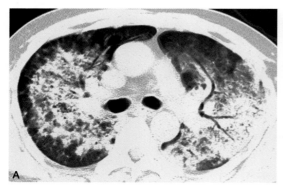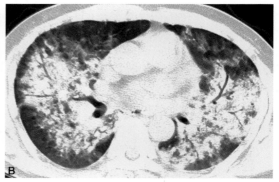

图 2-11　重症巨细胞病毒肺炎

(双肺见大片状 GGO 及实变影,以实变为主,其内可见充气支气管征,图 A 为气管隆突下层面;图 B 为双肺下叶后外、后基底段层面)

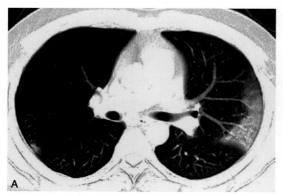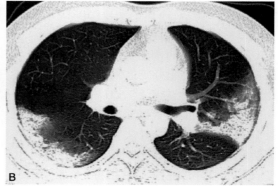

图 2-12　新冠肺炎患者 GGO 进展为实变(进展期)

(图 A 新冠肺炎患者双肺上叶胸膜下见斑片状及条带状 GGO;图 B 随着病情的进展,病灶逐渐增大并出现实变影)

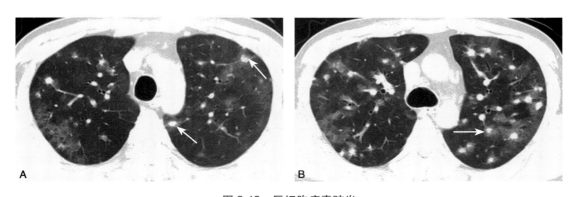

图 2-13 巨细胞病毒肺炎

[双肺多发斑片状 GGO 及结节影,结节周围可见晕征(白箭),图 A 为气管层面、图 B 为隆突上层面]

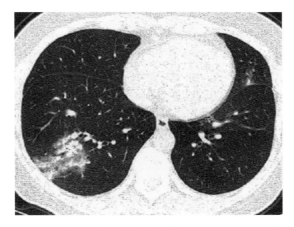

图 2-14 新冠肺炎患者右肺外后基底段见片状混杂密度影,表现为灰雪征

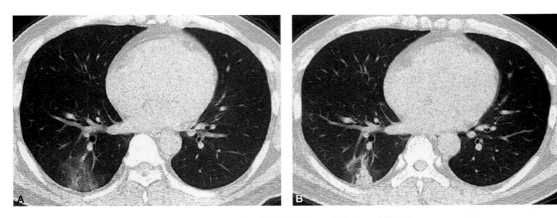

图 2-15 新冠肺患者 GGO 进展为实变(吸收期)

图 A 新冠肺炎患者右肺下叶后基底段见片状 GGO;图 B 7 天后复查右肺下叶后基底段病灶吸收缩小,呈实变影

四、鉴别诊断

肺实变的鉴别诊断主要依据实变的分布和形态以及相应伴随异常,如患者年龄、症状、近期旅行史以邻近气管及淋巴结改变等。病毒性肺炎常常需要与影像上表现为实变的疾病相鉴别(表 2-2)。

表 2-2　病毒性肺炎所致实变的相关鉴别诊断要点

疾病	鉴别要点
细菌性肺炎	血常规异常+以肺段及肺叶分布+抗生素治疗有效
不同病毒性肺炎	流行病学+病原学检测
卡氏肺孢子菌肺炎	免疫缺陷患者+易累及肺门区
肺水肿	两侧对称+常见坠积性改变+合并症
机化性肺炎	慢性+反晕征+游走性
肺癌	慢性+支气管堵塞、破坏

推荐阅读文献

[1] XU Z,SHI L,WANG Y,et al. Pathological findings of COVID-19 associated with acute respiratory distress syndrome. Lancet,2020,8(4):420-422.

[2] HANDOUS I,ACHOUR B,MARZOUK M,et al. Co-infections of human herpes viruses (CMV,HHV-6,HHV-7 and EBV) in non-transplant acute leukemia patients undergoing chemotherapy. Virol J,2020,17(1):37.

[3] 史河水,韩小雨,樊艳青,等. 新型冠状病毒(2019-nCoV)感染的肺炎临床特征及影像学表现. 临床放射学杂志,2020,39(01):8-11.

[4] 王锦程,刘锦鹏,王园园,等. 2019 冠状病毒病(COVID-19)患者胸部 CT 影像学动态变化. 浙江大学学报(医学版),2020,49(02):191-197.

第三节　肺　不　张

一、定义及相关概念

肺不张(pulmonary atelectasis)是指全肺或部分肺组织充气低于正常并伴有相应肺体积缩小。根据肺不张不同发生机制可分为 5 型:阻塞性(再吸收性)、被动性、压缩性、粘连性、瘢痕性。病毒性肺炎肺部出现肺不张多见于阻塞性、粘连性和瘢痕性。

二、病理改变

(一)阻塞性肺不张

该型肺不张为气道阻塞后相应肺叶或肺段的气流中断,肺泡腔内气体吸收致受累肺叶或肺段体积缩小、塌陷。由于远端肺组织常常伴有肺炎,从而对肺体积的缩小有一定的限制。病毒经气道吸入后,引起细支气管炎及周围炎并往远端蔓延侵犯肺组织,支气管腔常常通畅,因此病毒性肺炎患者很少出现阻塞性肺不张。有学者指出,重症期肺炎患者的肺部可出现肺叶或肺段不张。

（二）粘连性肺不张

粘连性肺不张多是因肺泡表面活性物质缺乏所致。肺泡表面活性物质是由Ⅱ型肺泡上皮细胞分泌,维持肺泡稳定性。部分病毒进入肺泡内易与Ⅱ型肺泡上皮结合,从而导致肺泡表面活性物质分泌减少,这也与患者出现低氧血症及呼吸困难等临床症状相符。

（三）瘢痕性肺不张

瘢痕性肺不张多为纤维化引起的肺体积缩小,其本身即为一种纤维化的过程。大部分病毒性肺炎(如 SARS 和 MERS 等)在晚期及吸收期易出现肺泡纤维化,可以为局灶性或弥漫性。

三、影像表现

（一）阻塞性肺不张

由于胸膜表面的连接限制了肺叶向肺门方向移动,肺叶内侧面相对固定于肺门,因此肺不张的表型形式比较有限且固定。在 CT 上不张肺叶多为楔形,宽基底贴于胸膜,尖段指向肺门(图 2-16)。

（二）粘连性肺不张

在 CT 上表现为斑片状及片状 GGO 或实变影,同时伴有肺体积缩小,当病灶贴于胸膜时可见胸膜受牵拉及叶间裂移位(图 2-17,图 2-18)。

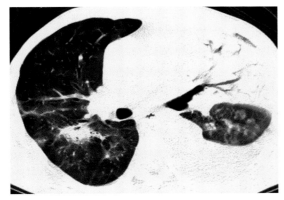

图 2-16　重症巨细胞病毒肺炎患者双肺多发 GGO 及实变影,左侧胸廓缩小,左肺上叶肺不张

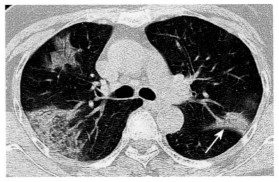

图 2-17　新冠肺炎患者患者双肺散在 GGO,部分贴于叶间裂,可见局部叶间裂移位(白箭)

（三）瘢痕性肺不张

常与纤维化并存,表现为受累肺段或肺叶体积缩小与一直延伸至肺门的不规则增厚的条索,而形成的不均匀密度增高影,有时可见牵拉引起的支气管扩张(图 2-19)。

四、鉴别诊断

肺不张在影像学上的诊断较为简单,因积极寻找引起肺不张的病因,如先天性发育异常、肿瘤以及相关基础疾病。

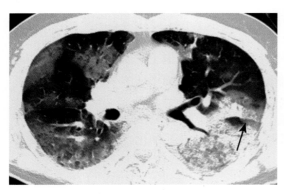

图 2-18 巨细胞病毒肺炎患者双肺散在 GGO 及实变影,左肺上叶舌段局灶性实变贴于斜裂,可见局部斜裂移位(黑箭)

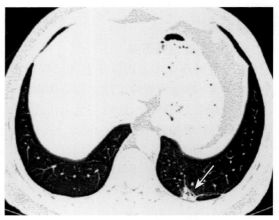

图 2-19 新冠肺炎患者左肺下叶后基底段见局灶性不张及条索灶,其内可见扩张支气管(白箭)

推荐阅读文献

[1] 郑颖彦,马昕,王慧英,等. 新型冠状病毒肺炎的 CT 征象. 上海医学(2020-02-10)[2020-05-18]. http://kns. cnki. net/kcms/detail/31. 1366. r. 20200209. 1042. 002. html.

[2] XU Z,SHI L,WANG Y,et al. Pathological findings of COVID-19 associated with acute respiratory distress syndrome. Lancet,2020,8(4):420-422.

[3] GU J,GONG E,ZHANG B,et al. Multiple organ infection and the pathogenesis of SARS. Jpn J Exp Med,2005,202(3):415-424.

第四节 肺纤维性病变

一、定义及相关概念

肺部炎症或增殖性病变在愈合过程中,纤维成分可逐渐代替细胞成分而形成瘢痕,称为纤维性病变或纤维化。

二、病理改变

肺纤维化的病理学过程研究发现,早期致病因子对血管内皮细胞和肺泡上皮细胞的弥漫性损伤,引起肺泡炎症,因免疫介导的肺部炎症持续存在,以及一系列免疫相关因子通过各种信号转导途径扩大组织损伤,大量成纤维细胞聚集,驱动胶原和其他细胞外基质异常沉积和组织收缩,正常的肺泡组织受损,异常修复导致结构异常和功能障碍。上述过程同时存在,互相影响,导致肺的进行性瘢痕形成,最终发展成为广泛的纤维化变化。病毒性肺炎常常在愈合后以纤维化改变为主,并且有可能会长期存在。近期尸检发现,新冠肺炎的病理特征与 SARS 和 MERS 冠状病毒感染中的病理特征非常相似,表现为肺泡弥漫性损伤伴纤维黏液性渗出。

三、影像表现

肺纤维化可分为局限性和弥漫性两类,前者常见是肺炎及肺结核的愈合后果,后者原因很多常见的有硬皮病、风湿病、尘肺、慢性支气管炎等。纤维化可引起呼吸性支气管以下肺气腔扩大及支气管扩张(本章第六节将详细讲述)。

CT 表现特点:①局限性纤维化多表现为条索状僵直的高密度影,边界清楚,如表现为结节状时,不易与增殖性病变鉴别(图 2-20);②局限性纤维化范围较大时,常可引起气管及纵隔向患侧移位;③弥漫性纤维化表现为弥漫分布的网状。线状及蜂窝状影,自肺门区向外伸展至肺野外带;④在弥漫性网状纤维化影的背景上可有多数弥漫的颗粒状或小结节状影(图 2-21,图 2-22,图 2-23)。

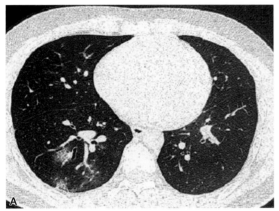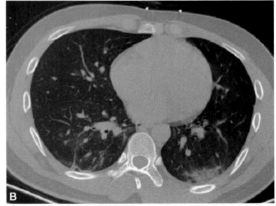

图 2-20 新冠肺炎 GGO 吸收为纤维条索

(图 A 新冠肺炎患者右肺下叶多发 GGO;图 B 5 天后复查 CT,右肺下叶病灶较前吸收,残留少量纤维样条索,左肺下叶病灶较前新出现)

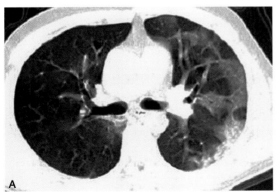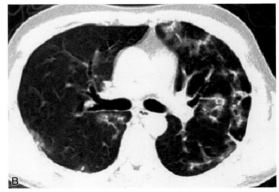

图 2-21 新冠肺炎 GGO 吸收为多发纤维条索

图 A 新冠肺炎患者,双肺胸膜下多发磨玻璃病灶;图 B 9 天后复查 CT,双肺胸膜下磨玻璃病灶吸收并多发纤维条索

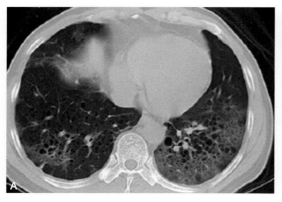
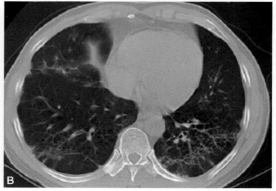

图 2-22　H1N1 肺炎 GGO 吸收为纤维条索

图 A H1N1 患者双肺下叶多发磨玻璃病灶并广泛间质性改变;图 B 11 天后复查 CT,双肺下叶病灶明显吸收并残留少量纤维条索

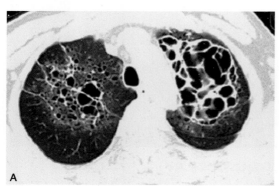
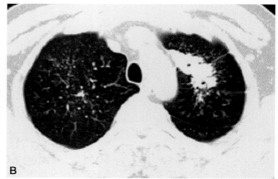

图 2-23　巨细胞病毒肺炎吸收为纤维条索

图 A 巨细胞病毒肺炎患者双肺上叶多发渗出灶并空洞形成;图 B 13 周后复查 CT,双肺上叶病灶明显吸收并残留少量纤维条索

四、鉴别诊断

部分病毒性肺炎患者转归期可残留纤维条索,但是近期观察发现部分新冠肺炎患者后期可完全吸收。

══ 推荐阅读文献 ══

[1] WUYTS WA,AGOSTINIC,ANTONIOU KM,et al. The pat-genesis of pulmonary fibrosis:a moving target. Eur Respir J,2013(41):1207-1208.

[2] XU Z,SHI L,WANG Y,et al. Pathological findings of COVID-19 associated with acute respiratory distress syndrome. Lancet,2020,8(4):420-422.

[3] 史河水,韩小雨,樊艳青,等.新型冠状病毒(2019-nCoV)感染的肺炎临床特征及影像学表现.临床放射学杂志,2020,39(01):8-11.

[4] 喻昌利,那雪峰,王红阳,等.病毒性肺炎胸部 CT 特点分析.现代预防医学,2013(23):174-175.

第五节　肺　结　节

一、定义及相关概念

肺结节(pulmonary nodules)是指肺内直径≤3cm类圆形或者不规则形的病灶,影像学上表现为密度增高的阴影,可单发或者多发,边界清楚或者不清楚的病灶。根据结节密度分为:实性结节,即肺内圆形或类圆形密度增高影,病变密度足以掩盖其中走行的血管和支气管影;亚实性结节,即所有含GGO的结节。磨玻璃病变指CT显示边界清楚或不清楚的肺内密度增高影,但病变密度不足以掩盖其中走行的血管和支气管影。亚实性结节包括纯磨玻璃结节及GGO和实性密度均有的混合结节。病毒性肺炎患者CT图像中,大部分为亚实性结节。

二、病理改变

病毒颗粒小,经气道吸入后,主要侵犯细支气管,引起细支气管炎及周围炎并往远端蔓延侵犯肺组织。且病毒易发生在毛细血管丰富的外周,因此病毒性肺炎患者主要病损部位为肺间质且多分布于肺外周带及胸膜下区域,病毒浸润肺组织可引起肺泡间隔增宽,其内血管扩张、充血,间质水肿及淋巴细胞、单核细胞浸润,早期常表现为单发或多发GGO、磨玻璃结节。

三、影像表现

(一) 纯磨玻璃结节

病毒性肺炎患者早期病变以双肺多发为主,表现为结节状GGO,边界相对清楚,多为肺外周带及胸膜下区域。形态多为类圆形,主要病损部位为肺间质,肺间质包括中轴间质和周围间质,中轴间质包括支气管血管束和小叶中央间质,小叶核心区域的淋巴回流是向中心的,故易形成类圆形。新冠病毒主要侵犯肺泡间质,导致肺泡壁水肿增厚,故磨玻璃结节内可出现小网格状改变(图2-24)。

(二) 部分实性结节(mixed ground glass nodule,mGGN)

随着病情的进一步发展,由于结节内病变的进展快慢不一,部分实变部分呈GGO。结节周围可出现晕征,可能是病变向周围间质浸润,病毒通过肺泡孔向邻近肺泡侵犯,呈现为以肺小叶为中心结节,周围扩散渗出的表现。新冠肺炎的结节进展、吸收均较快(图2-25,图2-26,图2-27)。

四、鉴别诊断

引起肺内磨玻璃结节病变种类很多,常见病因有感染、出血、早期肿瘤等,鉴别诊断需要临床、病理、影像三者紧密结合(表2-3)。对于疫情期间CT表现为磨玻璃结节患者应该充分结合临床表

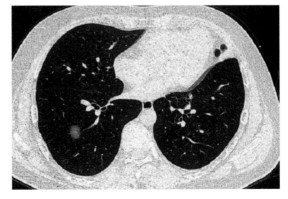

图2-24　新冠肺炎患者右肺下叶外基底段磨玻璃结节,其内见细网格影

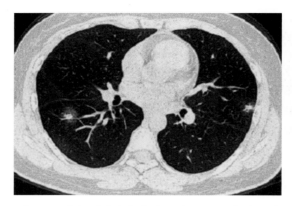

图 2-25 新冠肺炎患者左肺上叶上舌段、右肺下叶
多背段部分实性结节，边缘可见晕征

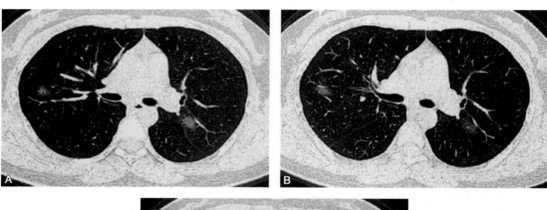

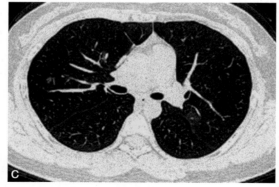

图 2-26 新冠肺炎患者 CT 结果

（图 A 2020 年 1 月 29 日 CT 示双肺上叶可见磨玻璃结节，其内可见小网格及血管增粗；图 B 2020 年
1 月 31 日 CT 示左肺上叶中央实性边缘磨玻璃密度的混合结节；图 C 2020 年 2 月 3 日 CT 示左肺上
叶结节较前吸收，右肺上叶结节基本吸收）

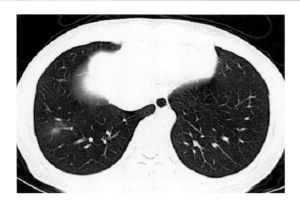

图 2-27　甲型流感病毒患者右肺下叶外基底段部分实性结节

现、流行病史,检查血常规、血生化,甚至核酸检测。短期内复查 CT 检测病情变化至关重要(图 2-28,图 2-29)。

表 2-3　病毒性肺炎致病的相关疾病鉴别要点

疾病	鉴别要点
慢性炎症	影像鉴别困难,需病理检查
肺出血	急性+常伴有咯血
早期肿瘤	分叶、毛刺、胸膜牵拉、血管集束

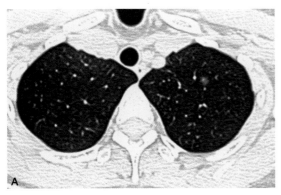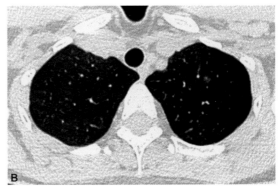

图 2-28　左肺上叶尖后段亚实性结节
图 A 左肺上叶尖后段亚实性结节;图 B 7 个月后复查无明显改变,病理证实为慢性炎症

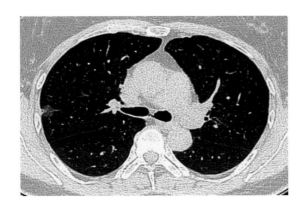

图 2-29　右肺上叶后段磨玻璃结节,结节内可见小空泡,邻近血管增粗、胸膜牵拉增厚。病理证实为肺浸润性腺癌

推荐阅读文献

［1］ LU R,ZHAO X,LI J,et al. Genomic characterization and epidemiology of 2019 novel coronavirus:implications for virus origins and receptor binding. Lancet,2020,395(10224):565-574.

［2］ PHAN LT,NGUYEN TV,LUONG QC,et al. Importation and human-to-human transmission of a novel coronavirus in vietnam. N Engl J Med. 2020,382:872-874.

［3］ 钟飞扬,张寒菲,王彬宸,等. 新型冠状病毒肺炎的 CT 影像学表现. 武汉大学学报(医学版),2020,41(03):345-348.

［4］ 史河水,韩小雨,樊艳青,等. 新型冠状病毒(2019-nCoV)感染的肺炎临床特征及影像学表现. 临床放射学杂志,2020,39(01):8-11.

［5］ 雷志丹,葛英辉,史大鹏. 肺部弥漫性磨玻璃阴影的 CT 诊断与鉴别诊断. 中国医学影像技术,2007,23(8):1147-1151.

［6］ 马倩,张志勇,袁敏,等. 人感染 H7N9 禽流感与 H1N1 重症病毒性肺炎的 CT 影像比较. 中华放射学杂志,2013,47(9):830-831.

第六节　支气管扩张

一、定义及相关概念

支气管扩张(bronchiectasis)是指支气管内径异常增宽。HRCT 是目前诊断支气管扩张最有效的方法,支气管内径大于或等于同层面伴行血管,即认为支气管扩张。其病因分先天性和后天性,先天性较为少见,主要由于管壁平滑肌、腺体和软骨减少或缺如等改变引起,后天性因素主要包括感染、支气管牵拉、过度通气所致。

二、病理改变

后天性支气管扩张为慢性感染所致支气管壁的组织破坏及支气管内压增高等原因所致。近期首例新冠肺炎患者尸检发现,其病理特征与 SARS 和 MERS 冠状病毒感染中的病理特征非常相似,表现为肺泡腔弥漫性损伤伴纤维黏液性渗出,及肺间质内以淋巴细胞为主的单核细胞炎性浸润。病毒颗粒小,经气道吸入后,主要侵犯细支气管,引起细支气管炎及周围炎并向远端蔓延侵犯肺组织,炎症导致支气管壁增厚,支气管内压增高,进一步形成支气管扩张,少部分病毒性肺炎患者肺部病灶内确实可见支气管扩张。从解剖大体标本观察,新冠肺炎患者肺部纤维化及实变没有 SARS 导致的病变炎症,而渗出性反应较 SARS 明显,部分重症及危重症患者病变吸收过程中由于间质性病变、纤维化,亦可引起支气管牵拉扩张,但较为少见,且扩张程度较轻微。

三、影像表现

支气管扩张根据形态可分为轻、中、重度,分别对应的影像表现为柱状支气管扩张、静脉曲张样支气管扩张、囊状支气管扩张。

轻度支气管扩张在 X 线平片上可无异常发现,较严重者可出现局部肺纹理增多、增粗、排列紊乱。当支气管呈囊状扩张时,可表现为肺部囊状或蜂窝状改变。HRCT 可早期敏感的显示轻度支气管扩张。病毒性肺炎患者肺部病灶内支气管由于周围炎性刺激,常常仅表现为轻度柱状扩张。在吸收消散期,患者肺部间质性改变、纤维化残留较少,所以支气管多数为轻中度扩张,伴或不伴支气管壁增厚(图2-30)。

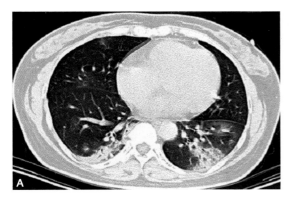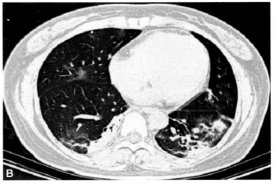

图2-30　新冠肺炎患者双肺渗出

(图A新冠肺炎患者双肺渗出,其内可见空气支气管征;图B 5天后复查CT示双肺下叶渗出较前吸收减少,局部纤维化,其内支气管柱状扩张)

四、鉴别诊断

支气管扩张是指任何原因引起的支气管或细支气管壁的不可逆扩张性病变。与支气管扩张鉴别的疾病主要为肺气囊、肺大泡、多发性肺囊肿等。肺气囊为单发或多发圆形或椭圆形薄壁透亮空腔,常伴发于金黄色葡萄球菌肺炎,一般无液气平面,显著特征是肺气囊变化快,一天之内大小可有变化,通常随炎症吸收而消退;肺大泡是有多个肺泡壁破裂、融合形成的较大含气空腔,多位于肺野边缘,呈圆形、椭圆形或较扁的长方形透亮影,多个肺大泡靠拢在一起,可呈多面状,壁极薄,空腔不与支气管树相通,无液平面,同时不与肺动脉伴行;多发性肺囊肿,常累及一侧或两侧肺,多呈弥漫性多个薄壁环形透亮影,较少有液平面或仅部分含有小的液平面气囊大小不等、边缘锐利。

推荐阅读文献

[1] XU Z, SHI L, WANG Y, et al. Pathological findings of COVID-19 associated with acute respiratory distress syndrome. Lancet, 2020, 8(4):420-422.

[2] 刘茜,王荣帅,屈国强,等.新型冠状病毒肺炎死亡尸体系统解剖大体观察报告.法医学杂志,2020,36(1):1-3.

[3] 史河水,韩小雨,樊艳青,等.新型冠状病毒(2019-nCoV)感染的肺炎临床特征及影像学表现.临床放射学杂志,2020,39(01):8-11.

第七节　胸膜及邻近结构改变

一、定义及相关概念

胸膜是衬覆在肺表面和胸壁内面的浆膜,分为脏层和壁层。脏层胸膜覆盖在肺表面,并伸入叶间裂内,与肺实质紧密相连,主要由支气管动脉和肺动脉供血,静脉与同名动脉伴行,淋巴自外周向肺门方向汇聚,最后注入肺门淋巴结。壁层胸膜衬覆胸腔内面及纵隔两侧,主要由支气管动脉、胸廓内动脉、肋间动脉及膈上动脉供血,静脉与同名动脉伴行,淋巴引流致邻近淋巴结群。脏层和壁层胸膜在肺根部互相反折延续,形成左右两个完全封闭的腔隙,即胸膜腔。胸膜腔内为负压,脏、壁二层胸膜紧贴,呼吸时随胸壁和膈肌运动。

胸膜是呼吸系统的重要结构,病毒性肺炎病灶常常累及胸膜,引起胸膜及邻近结构异常改变。病灶的影像学表现与胸膜解剖、血供及淋巴引流等特征相关。

二、病理改变

脏层胸膜紧贴肺表面,并伸入叶间裂内,与肺实质紧密相连。从肺支架结构理论得知,肺支架由相互连接的三种纤维体系组成:①尖端指向肺门的胸膜幕状短纤维;②肺泡、肺段间隔纤维网,与胸膜幕状短纤维一起组成肺周围纤维系统,纤维从脏层胸膜面向内包绕肺组织,再穿入肺实质深部构成肺泡、小叶、亚段间隔;③围绕气道壁的轴纤维系统,起自肺门,沿气道呈扇形深入肺实质,终止于腺泡中心,形成肺泡管、肺泡囊壁。任何肺内病变伴结缔组织增生或纤维化均可致上述纤维支架收缩牵拉胸膜,并刺激胸膜增厚,病毒性肺炎亦是如此。

常见引起人体病毒性肺炎的病原体有:流感病毒、甲型 H1N1 病毒、巨细胞病毒、严重急性呼吸综合征冠状病毒 2(severe acute respiratory syndrome coronavirus 2,SARS-CoV-2)等,虽然病原体不同,但引起的病理学改变类似。病毒性肺炎死者尸检的肺组织病理学改变提示:病毒体积微小,广泛攻击细支气管、肺泡管、肺泡囊,致细支气管和肺泡上皮细胞肿胀、损伤,肺泡内出血、纤维蛋白渗出及透明膜形成。上述病理改变导致肺周围纤维系统增厚、轴纤维系统收缩,刺激胸膜间皮细胞渗出、增殖,胸膜增厚、牵拉。

三、影像表现

(一) 叶间和脏层胸膜牵拉、增厚

病毒性肺炎主要 CT 影像表现为肺内单发或多发 GGO 或实变灶,多位于肺野外带胸膜下。研究者对新冠肺炎死者尸检时发现,肉眼所见的肺部灰白色病灶与 CT 影像所见肺内病灶分布情况吻合。GGO 或实变灶常伴发邻近胸膜改变。双肺野外带病灶常引起邻近脏层胸膜增厚、牵拉、呈棘样突起(图 2-31),类似于肺肿瘤引起的胸膜凹陷征。叶间裂旁病灶常

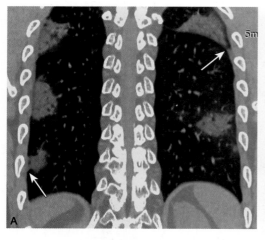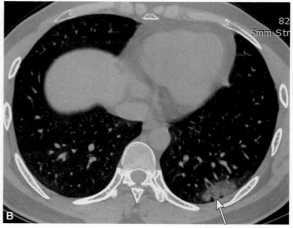

图 2-31　新冠肺炎患者双肺多发磨玻璃影及实变影,邻近脏层胸膜增厚、牵拉、呈棘样突起(白箭)

引起叶间裂胸膜增厚、牵拉、向病灶方向凹陷(图 2-32,图 2-33)。通常叶间胸膜增厚程度较轻,但凹陷程度较明显,这是由于肺纤维支架收缩时,叶间裂周围是疏松肺组织,而不是坚固的胸壁结构,叶间裂移动、凹陷幅度较大。

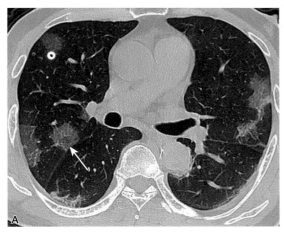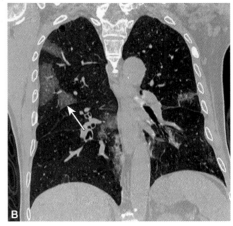

图 2-32　新冠肺炎患者双肺多发磨玻璃影及实变影,叶间裂胸膜增厚、牵拉、向病灶方向凹陷(白箭)

(二) 胸膜下线

胸膜下线位于肺内 GGO 或实变灶基底部,呈弧形、条状或线样高密度影,与胸膜面平行(图 2-34、图 2-35)。形成机制为病毒破坏肺小叶及肺泡周围间质,这部分肺组织淋巴引流方向为胸膜下和小叶间隔,病灶沿着淋巴引流方向扩散,由于远端胸膜限制,病灶只能紧贴胸膜向两侧蔓延,形成弧形、条状或线样高密度影。

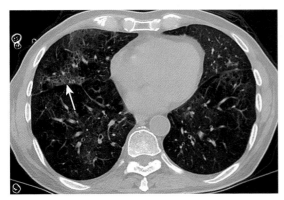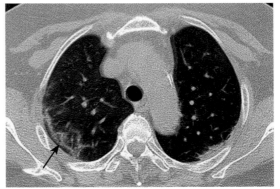

图 2-33　巨细胞病毒肺炎患者双肺多发磨玻璃影,叶间裂胸膜增厚、牵拉、向病灶方向凹陷(白箭)

图 2-34　新冠肺炎患者双肺上叶实变影,病灶基底部见胸膜下线,与胸膜面平行(黑箭)

(三) 胸膜下透亮线

胸膜下透亮线位于肺内 GGO 或实变灶基底部与胸壁之间,呈弧形或线样透亮影,与胸膜面平行(图 2-36)。形成机制为肺泡腔内纤维蛋白渗出、透明膜形成,间质细胞及成纤维细胞增生及纤维化导致病变部分肺组织重量增加,挤压邻近相对正常肺组织形成弧形或线样透亮影。

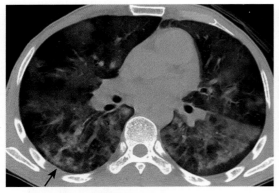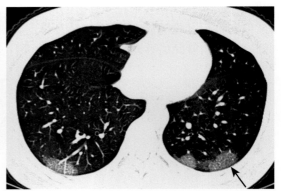

图 2-35 巨细胞病毒肺炎患者双肺多发磨玻璃影,病灶基底部见胸膜下线,与胸膜面平行(黑箭)

图 2-36 新冠肺炎患者双肺下叶多发磨玻璃影,病灶与胸壁之间见胸膜下透亮线(黑箭)

(四)胸腔积液

单侧或双侧胸腔内弧形液体密度影(图 2-37)。病毒性肺炎致胸腔积液相对少见,通常见于年老体弱,有糖尿病、慢性阻塞性肺病等基础病患者,或合并细菌感染时。

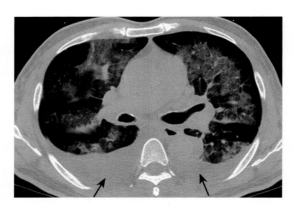

图 2-37 H1N1 病毒性肺炎患者双肺多发磨玻璃影并部分实变,双侧胸腔少量积液(黑箭)

四、鉴别诊断

能引起胸膜异常改变的疾病有很多,常见的有细菌性肺炎、肺癌、胸膜结核、胸膜肿瘤等,鉴别诊断要点如表 2-4。

表 2-4 病毒性肺炎的相关鉴别诊断要点

疾病	鉴别要点
细菌性肺炎	肺组织实变明显、以肺段及肺叶分布,常见胸腔积液
肺癌	肺内结节或肿块,边缘毛刺,胸膜凹陷征,晚期出现胸腔积液
胸膜结核	年轻人多见,结核中毒症状,主要表现为胸腔积液
胸膜肿瘤	胸膜局限性或弥漫性不规则增厚

推荐阅读文献

［1］XU Z,SHI L,WANG Y,et al. Pathological findings of COVID-19 associated with acute respiratory distress syndrome. Lancet,2020,8(4):420-422.

［2］赖日权,冯晓冬,王卓才,等. SARS 尸检组织的病理变化和超微结构观察. 中华病理学杂志,2003,32(3):205-208.

［3］杨钧,马大庆.甲型 H1N1 流感并发肺炎的影像诊断. 中华放射学杂志,2010,44(2):219-220.

［4］刘茜,王荣帅,屈国强,等.新型冠状病毒肺炎死亡尸体系统解剖大体观察报告.法医学杂志,2020,36(1):1-3.

［5］刘常宇,蔡奕欣,郝志鹏,等.表现为磨玻璃影的新型冠状病毒肺炎和早期肺肿瘤的 CT 影像学对比研究.中国胸心血管外科临床杂志,2020,27(04):376-380.

［6］朱刚明,李兆勇,李扬彬,等.局灶性机化性肺炎的多层螺旋 CT 诊断及与周围型肺癌鉴别.临床放射学杂志,2014,33(11):1675-1679.

第三章

病毒性肺炎影像征象分析

第一节 磨 玻 璃 影

一、定义

磨玻璃影（ground glass opacity，GGO）是指在 HRCT 上肺密度云雾状增高，其内支气管及血管束仍可见，其病理基础为各种因素导致的肺泡壁增厚、含气肺泡腔不完全塌陷或病理组织填充以及局部血流量增加。1989 年，Klein 等首先将肺内"朦胧的密度增高"描述为 GGO。1993 年，Remy Jardin 等阐述了 GGO 对肺部疾病的诊断意义。

二、影像表现

平片漏诊率高，首选容积 CT 扫描，扫描层厚 5mm，重建为 1.0 ~ 1.5mm 薄层，以观察肺内病变，尤其是对早期 GGO 的检出。

GGO 多为病毒性肺炎患者的早期 CT 表现，表现为单发或多发，呈斑片状、片状或结节状，边缘常常较清楚，局部边缘平直并有内缩感，病灶多沿支气管血管束分布，以位于外周带胸膜下区为主。GGO 内可伴增粗血管影穿行，有时可见空气支气管征，局部支气管壁增厚。病灶可累及胸膜，导致胸膜受牵拉并见叶间裂移位。病变累及间质导致小叶间隔增厚，在GGO 内可见条索及细网格影，类似铺路石样改变，故名铺路石征（图 3-1、图 3-2、图 3-3、图 3-4、图 3-5）。

三、讨论

（一）病毒性肺炎 GGO 形态及分布特征

GGO 是一种肺部常见的非特异性影像学征象，多种因素均可形成，例如感染、水肿、出血及肿瘤等，感染是常见病因，而病毒性肺炎是其重要的感染形式。

研究表明以间质为主的病变中，GGO 是间质纤维化和/或肺泡炎的表现，多分布于肺外周、胸膜下或沿支气管血管束周围分布；以实质病变为主时 GGO 反映了肺泡腔不完全填充，呈局限性或弥漫性分布。大部分病毒性肺炎的表现都以病毒科为基础，病毒颗粒小，经气道吸入后，主要侵犯细支气管以下分支，引起细支气管炎及周围炎，并朝远端蔓延侵犯肺组织。因此病变早期多位于肺外周、胸膜下或沿支气管血管束周围分布；如冠状病毒科（如 SARS、MERS 或 SARS-CoV-2 等）病变早期易累及终末细支气管和呼吸细支气管周围肺间质，导致小叶间隔、小叶间质、胸膜下间质、小叶中心间质、支气管血管周围间质的水肿、增厚，HRCT

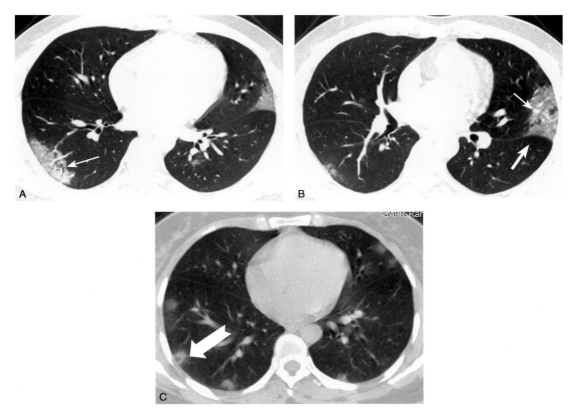

图 3-1　新冠肺炎患者部分病灶内可见充气支气管征（图 A 长箭头），增粗血管影（图 B 细箭头）及邻近斜裂局部移位（图 B 粗箭头），双肺外周带见多发沿支气管血管束 GGO，呈斑片状、结节状（图 C 燕尾箭头）及片状，大部边界较清楚

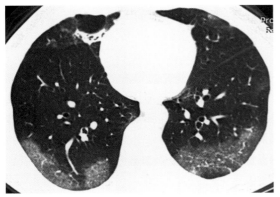

图 3-2　新冠肺炎患者双肺下叶外周带见片状 GGO，其内可见铺路石征

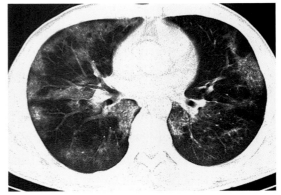

图 3-3　巨细胞病毒肺炎患者双肺多发斑片状、结节状、片状 GGO，以胸膜下区为主，部分片状 GGO 内可见铺路石征

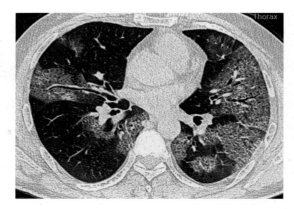

图 3-4　甲型 H1N1 流感肺炎患者双肺见沿支气管血管
束片状 GGO，其内可见充气支气管征和铺路石征

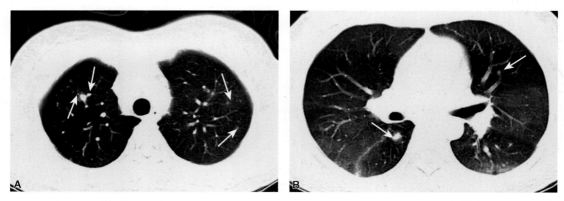

图 3-5　水痘-带状疱疹病毒肺炎患者双肺散在结节（白箭），部分结节边缘呈 GGO；双肺散在片
状 GGO

显示为 GGO，其边界边缘往往平直、清晰，可能是由于分泌物较黏稠，不易通过肺泡孔蔓延所致，冠状病毒进一步通过作用于血管紧张素转换酶引起弥漫性肺泡损伤，同时合并透明膜形成，肺泡出血，纤维蛋白渗出及晚期肺泡纤维化，此时，病变相互融合，GGO 与实变影并存，并由外周向肺的中央区进行性扩展。

　　不同病毒其致病机制不尽相同，因此，不同类型的病毒性肺炎的影像表现除表现出病毒科的共性之外，还有其独特的影像表现。例如，水痘-带状疱疹病毒 CT 上常表现为双肺多发结节、结节状或片状 GGO，部分实性结节周围伴 GGO；巨细胞病毒肺炎 CT 上常表现为双肺多发或弥漫 GGO，小叶间隔增厚；甲型流感病毒肺炎 CT 上常表现为沿支气管血管束走行的弥漫 GGO，部分实变，肺间质增厚。更多不同病毒性肺炎的 GGO 及其他影像特点见表 3-1。

（二）病毒性肺炎 GGO 伴随征象

　　病毒性肺炎 HRCT 上 GGO 内可见含气支气管影，支气管壁增厚，可能与病原侵犯支气管上皮细胞导致病变区域支气管壁炎性增厚相关，病变支气管管腔通畅。但正是由于病变最先且易累及终末细支气管，现有分辨率 CT 较难观察，在实际工作中支气管病变出现往往较晚。GGO 内可见血管增粗及微血管增多表现，多由于局部炎性充血所致。GGO 内还可见条索及细网格影，典型者呈铺路石征。同时，病灶内肺间质受损易导致局部纤维化，肺泡体积塌陷、萎缩,引起病灶边缘局部有内缩感,纤维化严重时可累及胸膜并牵拉,出现叶间裂的局部移位现象。胸腔积液罕见。

表 3-1　不同病毒性肺炎的影像表现

病毒种类	影像表现
水痘-带状疱疹病毒	双肺多发结节、GGO
巨细胞病毒	双肺弥漫 GGO,小叶间隔增厚
单纯疱疹病毒	双肺多发局灶性或节段性 GGO,实变少见
流感病毒	双肺局灶性、多发或者弥漫的 GGO、实变
腺病毒	双肺多发 GGO,可实变,可大叶/节段性分布
呼吸道合胞病毒	双肺沿支气管血管束走行的多发 GGO 及实变
人偏肺病毒	双肺沿支气管血管束走行的多发 GGO、结节
人副流感病毒	双肺沿支气管血管束走行的多发 GGO、结节
冠状病毒	双肺多发 GGO、实变,胸膜下区多见
鼻病毒	双肺多发 GGO,小叶间隔增厚

四、鉴别诊断

(一) 细菌性肺炎

细菌性肺炎由相关细菌感染引起,主要累及肺实质,影像上以实变为主伴 GGO,呈小叶、肺段或肺叶分布,在细菌性肺炎中 GGO 多出现于病变的早期或吸收期,边界模糊(图 3-6),白细胞易升高,且抗生素治疗有效。病毒性肺炎易累及间质,早期以 GGO 为主,且多肺叶外周带胸膜下分布为主,大部边界清晰,白细胞正常或减低,抗生素治疗无效。

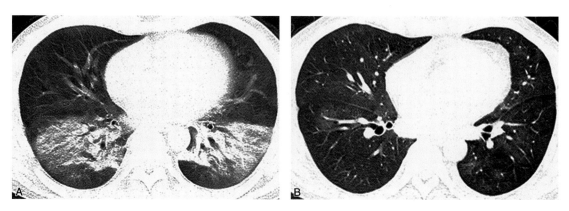

图 3-6　双肺下叶大叶性肺炎

(图 A 双肺下叶成实变伴周边 GGO 改变,经过积极抗感染治疗后 15 天复查;图 B 原病变明显吸收,局部仅呈 GGO 表现)

(二) 过敏性肺炎

有明确过敏原接触史,GGO 弥漫分布,但以肺中野分布为主,呈斑片状、结节状或补丁状,为小叶中心性(图 3-7),并具有游走性,短期内复查可见原病灶吸收而在其他部位出现新发病灶,此外,部分病例可见局灶性密度减低区,可能是由过敏性肺炎的细支气管炎所致。病毒性肺炎 GGO 多沿肺外周、胸膜下区或支气管血管束周围分布,缺乏固定形态。

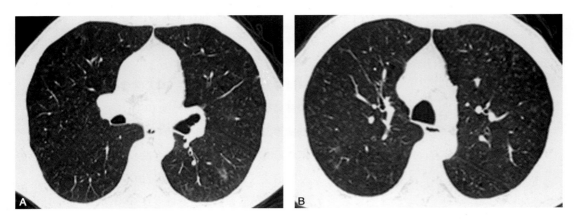

图 3-7　过敏性肺炎,患者是农民(种植蘑菇),双肺弥漫小叶中心性磨玻璃结节伴斑片状 GGO,叶间裂及胸膜面无磨玻璃结节

(三) 肺腺癌

临床上通常无症状,影像上多表现为肺内局限性 GGO,混合磨玻璃结节多见,边缘可见分叶及毛刺征,短期内变化不大,长期观察其可缓慢增大并实性成分增多而变成一个混合性结节或实性结节(图 3-8)。病毒性肺炎患者有相应临床症状,影像上 GGO 呈多发或弥漫性,形态多样,短期内变化迅速,二者较易鉴别。

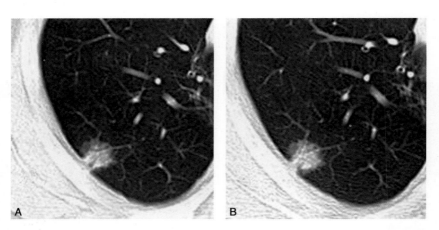

图 3-8　肺腺癌,局限性(混合性)GGO,边缘可见分叶及毛刺征,牵拉邻近胸膜凹陷。两个月后复查(图 B)较前(图 A)未见明显变化

═══ 推荐阅读文献 ═══

[1] 郭应坤,杨志刚.肺内磨玻璃密度影的高分辨率 CT 影像病理学研究.实用放射学杂志,2005,21(2):193-196.

[2] KLEIN J,GAMSU G. High resolution computed tomography of diffuse lung disease. Clinical Radiology,1989,

40(6):554-556.

[3] REMY-JARDIN M,REMY J,GIRAUD F,et al. Computed tomography assessment of ground-glass opacity:semiology and significance. J Thorac Imaging,1993,8(4):249-264.

[4] 贺文,马大庆,冯捷,等.肺磨玻璃密度高分辨率 CT 的诊断和鉴别诊断意义.中华放射学杂志,2001,035(1):52-55.

[5] 马大庆,李铁一,关砚生,等.肺间质疾病的高分辨率 CT 表现及其病理基础和诊断意义.中华放射学杂志,1999,33(2):101-105.

[6] ENGELER CE,TASHJIAN JH,TRENKNER SW,et al. Ground-glass opacity of the lung parenchyma:A guide to analysis with high-resolution CT. Am J Roentgenol Radium Ther,1993,160(2):249-251.

[7] KOO HJ,LIM S,CHOE J,et al. Radiographic and CT features of viral pneumonia. Radiographics,2018,38(3):719-739.

[8] 管汉雄,熊颖,申楠茜,等.武汉 2019 新型冠状病毒(2019-nCov)肺炎的临床影像学特征初探.放射学实践,2020,2:125-130.

[9] GU J,GONG E,ZHANG B,et al. Multiple organ infection and the pathogenesis of SARS. J Exp Med,2005,202(3):415-424.

[10] NICHOLLS JM,POON LL,LEE KC,et al. Lung pathology of fatal severe acute respiratory syndrome. Lancet,2003,361(9371):1773-1778.

[11] VAN JM,HAAGMANS BL,VAN RD,et al. The pathology and pathogenesis of experimental severe acute respiratory syndrome and influenza in animal models. J Comp Pathol Ther,2014,151(1):83-112.

[12] KIM JS,RYU CW,LEE SI,et al. High-resolution CT findings of varicella-zoster pneumonia. Am J Roentgenol Radium Ther,1999,172(1):113-116.

[13] KIM EA,LEE KS,PRIMACK SL,et al. Viral pneumonias in adults:radiologic and pathologic findings. Radiographics,2002,22(22):S137-149.

[14] MARCHIORI E,ZANETTI G,DIPPOLITO G,et al. Swine-origin influenza A (H1N1) viral infection:thoracic findings on CT. AJR Am J Roentgenol,2011,196(6):W723-W728.

第二节　支气管血管集束征

一、定义

血管集束征(vessel convergence sign)是指 CT 上肺内病灶周围单支或多支血管结构受病灶牵拉向病灶方向汇聚,或通过病灶,或在病灶边缘截断的表现,其中血管可有/或无不规则的增粗扭曲。由于在病灶周围血管结构常可见伴行支气管,也有人称之为支气管血管集束征(bronchus vascular bundle sign)。血管集束征是肺内病变的一种非特异性影像学征象,可见于肺癌、炎症、结核等。我们从病毒性肺炎患者的 CT 图像中,也可以观察到这一征象。

二、影像表现

在病毒性肺炎早期及进展期患者胸部 CT 图像中可见胸膜下 GGO 和/或实性病灶周围单支或多支增粗血管影向病灶方向汇聚并通入病灶内,未见确切截断征象,形成血管集束征;部分聚集血管结构周围可见伴行支气管影,形成支气管血管集束征(图 3-9)。

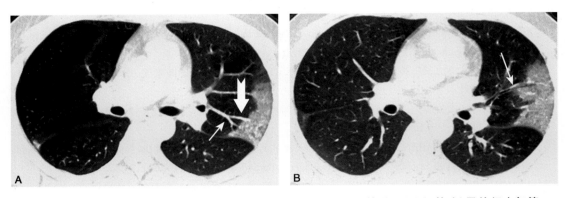

图 3-9　新冠肺炎患者左肺上叶片状 GGO 病灶,周围多支增粗血管影(图 A 短箭头)及伴行支气管影(图 B 长箭头),向病灶方向汇聚并通入病灶内(燕尾箭头、长箭头)

三、讨论

　　血管集束征是 1990 年 Kiyoshi Mori 等对 CT 上孤立性肺结节与周围血管关系的描述中率先提及,并提出该征象是由肺动脉和/或肺静脉组成。随后,国内外学者对这一征象进行了深入研究,多集中于探讨肺癌血管集束征,但其形成机制尚未得出确切论断。目前,多数学者支持的观点是:血管集束征的形成与病灶内部存在纤维化反应有关,这种病灶内部纤维化反应牵拉病灶周围正常走行的血管结构,使其走行方向发生改变。这一观点也解释了其他非肿瘤性病变,如慢性炎症、结核等,通过不同机制在病灶内部产生纤维化反应,CT 上病灶周围亦可以出现血管集束征(图 3-10)。

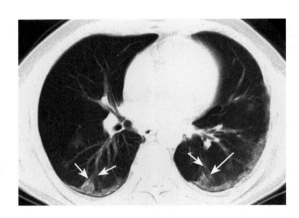

图 3-10　甲型 H1N1 流感患者双肺下叶胸膜下多发GGO,局部实变,周围多支增粗血管影(短箭头)及伴行支气管影(长箭头),向病灶方向汇聚并通入病灶内

　　病毒性肺炎引起的炎症反应使病变区域肺小动脉极度扩张,血流量增多,血流速度加快,局部炎性充血,肺毛细血管充血扩张,肺静脉回流阻力增加,引起肺淤血,肺静脉扩张,因此在 CT 上,我们在病变近肺门侧及远肺门侧均可以观察到多发增粗的血管结构;同时,肺间质受损易导致局部纤维化、肺泡体积塌陷、萎缩,引起病灶边缘局部有内缩感,病灶内纤维化反应,对病灶周围血管结构造成牵拉,改变病灶周围血管的正常走行和分布,使

其向病灶汇聚,形成血管集束征。正常情况下支气管壁菲薄难以显示,但病原体侵犯支气管上皮细胞会导致病变区域支气管壁炎性增厚,由于支气管与血管伴行的解剖学关系,在 CT 上可观察到增粗血管、管壁增厚支气管共同向病灶周围汇聚,形成支气管血管集束征。值得注意的是,病毒性肺炎中的支气管血管集束征形成机制主要是病灶内纤维化反应,引起病灶周围支气管血管汇聚,而非肺癌使血管卷入侵犯破坏,因此病毒性肺炎患者胸部 CT 上病灶牵拉周围增粗血管及管壁增厚的支气管汇聚、通入病灶内,但并不截断。

四、鉴别诊断

(一)肺癌

肺癌患者早期通常无症状,随病情进展部分可伴咳嗽、咯血等,CT 上肿瘤多为单发,周围多可见支气管血管集束征,仅位于肺门侧,管腔狭窄或截断(图 3-11)。病毒性肺炎起病急重,CT 上病灶为双肺多发,病灶周围增粗血管、管壁增厚支气管共同向病灶周围汇聚、通入,连续而不截断,在近肺门侧及远肺门侧均可看见增粗扭曲血管结构可鉴别。

(二)肺结核

肺结核为慢性疾病,病程较长,具有特定的好发部位,即上叶尖段和/或下叶背段,病灶可伴钙化,周围可伴卫星灶及支气管血管集束征(图 3-12)。病毒性肺炎常急性发病,CT 上病灶双肺多发,胸膜下区分布为主,可为 GGO 和/或实变,形态、大小不一,周围支气管血管汇聚并通入病灶内。结合临床病史及其他影像征象,二者不难鉴别。

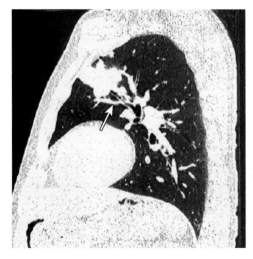

图 3-11 左肺上叶周围型肺癌,肿块周围可见支气管血管集束征,管腔截断(白箭)

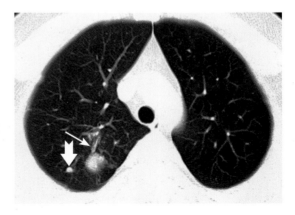

图 3-12 右肺上叶后段肺结核,病灶周围可见支气管血管集束征(短箭头)及卫星灶(燕尾箭头)

推荐阅读文献

[1] MORI K,SAITOU Y,TOMINAGA K,et al. Small nodular lesions in the lung periphery:new approach to diagnosis with CT. Radiology,1990,177(3):843-849.

[2] NOGUCHI M,MORIKAWA A,KAWASAKI M,et al. Small adenocarcinoma of the lung:histologic characteris-

tics and prognosis. Cancer, 1995, 75(12):2844-2852.

[3] AOKI T, NAKATA H, WATANABE H, et al. Evolution of peripheral lung adenocarcinomas: CT findings correlated with histology and tumor doubling time. Am J Roentgenol Radium Ther Nucl Med, 2000, 174(3): 763-768.

[4] 韩玉成, 程绍玲, 初建国, 等. 周围型肺癌的支气管血管集束征 CT 病理表现及其形成机制. 中国临床医学影像学杂志, 2001, 12(2):93-97.

第三节　血管增粗征

一、定义

血管增粗征(vascular enlargement sign, VES)是指肺内炎症性病变内或病变近肺门侧的血管局限性增粗, 远端血管直径 ≥ 近端肺血管直径。VES 常见于 GGO 背景内, 如心源性肺水肿、细菌性肺炎、病毒性肺炎、周围型肺癌等。由于查阅既往相关文献(2000 年至今)未见有提出 VES 的明确定义, 自 2019 年 12 月新冠肺炎暴发以来, 通过学习大量新冠肺炎的影像图像, 总结得出 VES 的定义及特点。

二、影像表现

由于 VES 多位于 GGO 背景内, 且多累及肺外围的胸膜下肺组织, 肺血管纤细, 因此平片无法观察 VES。

HRCT 上局限性增粗的肺血管多位于 GGO 的背景内, 与 GGO 的分布相同, 多位于肺外周带胸膜下区, 且增粗血管多位于近肺门侧, 可贯穿病变, 可单发或多发, 多数增粗血管边缘光滑清晰, 有时可见与血管伴行的充气支气管征, 支气管管壁可有增厚或无增厚。增粗的肺血管形态与 GGO 内的成分相关, 若位于单纯 GGO 内, 则多走行正常, 无扭曲(图 3-13); 若 GGO 内可见小叶间隔增厚、小叶内间隔增厚(呈铺路石征)或 GGO 内出现纤维索条时, 增粗的血管可以变形、扭曲(图 3-14); 若 GGO 内伴有实变时, 增粗血管可表现为边

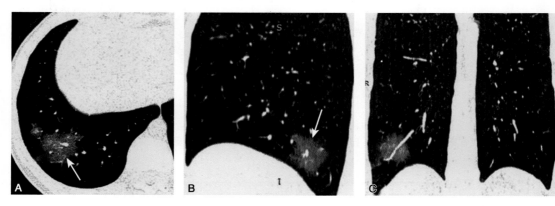

图 3-13　新冠肺炎患者右肺下叶外基底段胸膜下见斑片状 GGO, 边界清, 病变沿支气管血管束分布, 其内可见多支局限性扩张的小血管(白箭), 血管边缘清晰, 走行正常, 未见明确扭曲, 图 A~C 分别为横断面、矢状面、冠状面

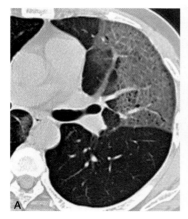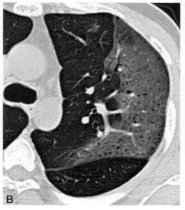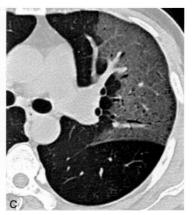

图 3-14　新冠肺炎患者左肺上叶尖后段胸膜下见大片状 GGO,GGO 内小叶间隔、小叶内间隔增厚,呈铺路石征,其内可见多发增粗血管,血管边缘光滑,走行稍僵直略扭曲,左侧斜裂胸膜稍向前凹,提示病变内存在少许纤维化

缘模糊。

　　肺外带、胸膜下病变内的 VES,可由于各种原因引起的肺血管内血流量广泛性或局限性增多或血管通透性增加、炎症性病变局部致炎因子增多或肿瘤性病变内的供血血管血流增多引起,常见的疾病有心源性肺水肿、细菌性肺炎、病毒性肺炎、肺癌等。仅从血管自身形态特点难以区分其病因,需结合扩张血管所在病变的特征来鉴别血管增粗的原因。

　　(一) 心源性肺水肿

　　心源性肺水肿是由于心脏疾病引起心功能衰竭,心排出量降低、肺淤血,肺毛细血管静水压升高,血管内液体渗出所致。根据病程分间质性肺水肿和肺泡性肺水肿。当液体积聚在肺间质内,表现为支气管血管束增粗,但边缘模糊,肺野密度增高;支气管周围袖口征:支气管周围结缔组织内液体积聚,引起支气管壁环形增厚、边缘模糊;小叶间隔增厚:小叶间隔均匀光滑性增厚。若病变进一步发展,则渗出性液体积聚在肺泡内,形成肺泡性肺水肿,表现为以肺门为中心向外扩展的片状密度增高影:出现肺泡状密度增高影,大小不一,可融合成大片状,大部分弥漫对称分布,部分可局限于一侧,一般而言肺水肿的分布下部比上部多,内侧比外侧多,分为中央型、弥漫性、局灶型。典型者表现为两肺野中内带大片状密度增高影,从肺门由内向外逐渐变淡,呈"蝶翼状"改变(图 3-15),心功能纠正后病变吸收迅速。

　　综上,心源性肺水肿患者常有心脏基础疾病,出现双肺多发对称分布的以肺门为中心的"蝶翼状"渗出,增粗血管边缘模糊、变化与心功能纠正有关,多考虑肺水肿所致。

　　(二) 细菌性肺炎

　　细菌性肺炎由细菌感染引起,主要累及肺实质;以腺泡渗出为主,周围可见 GGO,边缘不清,可分布于支气管血管束周围,支气管血管束增粗,与周围腺泡性渗出灶形成树芽征;病变

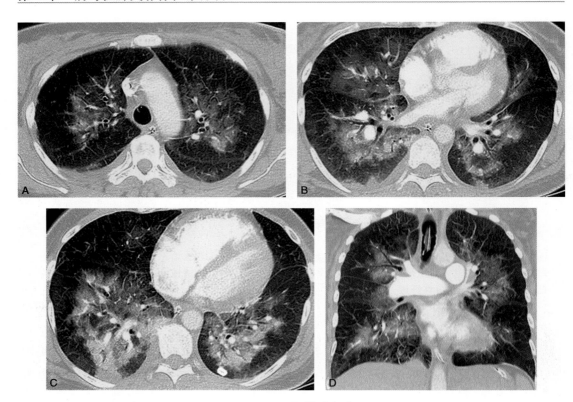

图 3-15　心源性肺水肿

（图 A~C 横断面图像示双肺弥漫分布 GGO，以双肺门为中心呈"蝶翼状"，其内可见双侧对称的非节段性扩张的肺血管，双肺上叶小叶间隔增厚且光滑；图 D 冠状面图像示典型"蝶翼状"改变，双肺上叶为著，且见小叶间隔光滑增厚）

后期融合成大片实变，其内可见空气支气管征（图 3-16），且无明确的胸膜下病变分布特点。实验室检查具有白细胞及中性粒细胞百分比增高等细菌性感染的特点，抗生素治疗有效。

（三）病毒性肺炎

1. 新冠肺炎

（1）VES 形态特点：研究表明患新冠肺炎时，SARS-Cov-2 的 S 蛋白与 Ⅱ 型肺泡上皮（AT2）上的 ACE2 蛋白受体结合介导病毒入侵细胞，并在细胞内进行大量复制后破坏 AT2，又穿过肺泡孔不断在邻近肺组织内蔓延感染，因此 NPC 是以呼吸细支气管至以远肺泡组织为中心，以肺小叶为单位通过肺泡孔呈"烟花样"蔓延，累及周边肺小叶及小叶间隔，表现为肺小叶密度增高，小叶间隔增厚。AT2 细胞破坏后，肺泡表面活性物质分泌减少，肺泡塌陷，同时部分凋亡、坏死的上皮细胞脱落至肺泡腔内，至其内含气量减少，HRCT 上可见病变部位密度增高，呈 GGO，以小叶为单位分布，边界清，而此时肺泡腔内无渗出液，因此患者临床症状为干咳无痰。而在此时机体迅速启动细胞免疫及体液免疫系统，大量炎症因子通过血流进入肺组织内，因此病变局部血流增多血管扩张，即 VES。HRCT 图像上可见病变内局限性扩张的小血管，早期无血管外渗出液，小血管边缘清晰光滑，随病变进展，血管内皮通透性增加，血管内液体及细胞漏出，此时血管周围可模糊，同时肺泡腔内可有渗出液，HRCT 可见磨玻璃密度进一步升高，呈部分实变影，其内增粗的血管也观察不清。

（2）VES 分布特点：由于 SARS-Cov-2 直径仅为 $60\sim120\mu m$，因此进入呼吸道后常停留

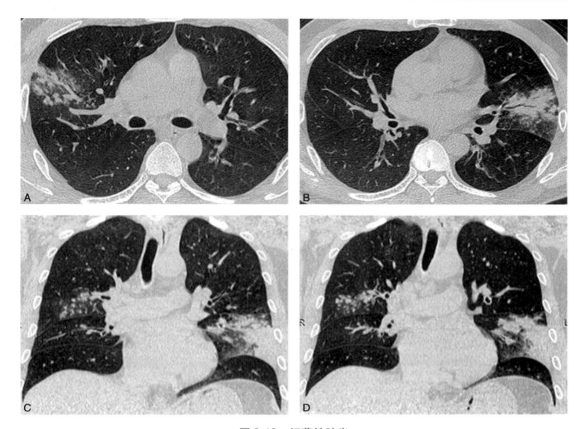

图 3-16　细菌性肺炎

(图 A 右肺上叶前段沿支气管血管束分布,腺泡状渗出,边缘模糊,其内见增粗血管;图 B 左肺上叶
舌段片状渗出实变灶,边缘见磨玻璃影,边界不清,其内可见空气支气管征;图 C、D 为冠状面图像,
可见多发腺泡状渗出、部分融合呈片状,其内见空气支气管征)

在下呼吸道,如呼吸性细支气管以远的肺泡管、肺泡囊、肺泡等结构,故新冠肺炎肺内病变常
多发生在肺的外围(外 1/3)及胸膜下肺组织;有研究显示,病变以双肺下叶多见,尤其是右
肺下叶背侧多见,多由于右肺下叶支气管陡且直,病毒较易进入远端气道可能。

(3) VES 伴随征象:新冠肺炎 HRCT 上 GGO 病变内除内可见 VES 外,还可见支气管充气
征,含气的支气管管壁可增厚或者无增厚,可能与病原侵犯支气管上皮细胞导致病变区域支气
管壁炎性增厚相关。随病变进展,病变内增厚的小叶间隔及小叶内间隔出现纤维化,其出现后
牵拉邻近增粗的小血管及支气管使其变形,因此病变进展期,HRCT 可见病变呈混合密度,在
GGO 基础上出现实变、纤维化,其内可见 VES 征及管壁增厚的支气管。而到了病变后期,由于
纤维化增多,可牵拉病变内小血管使其变形,牵拉支气管使其局限性扩张及变形。新冠肺炎引
起的胸腔积液及纵隔淋巴结肿大少见,但若病变明显累及胸膜,则可出现该侧的胸腔积液。

2. **其他病毒肺炎**　除新冠肺炎外,其他病毒性肺炎未见有明确的 VES 征象。相应的血
管增粗可见于出现马赛克征的病毒性肺炎,如卡氏囊虫肺炎(pneumocystis pneumonia,
PCP)。该病是由于炎症或细菌造成细支气管炎或阻塞,导致细支气管以远的肺泡通气不
足,从而继发相应部位血管收缩及周围肺组织密度减低。呼气像及吸气像 HRCT 有助于鉴
别可引起马赛克征的肺血管病变(肺栓塞)及弥漫渗出性病变引起的细支气管病变。细支气
管周围弥漫渗出性病变引起的周围正常肺组织相对性密度减低在吸气像及呼气像上均呈低

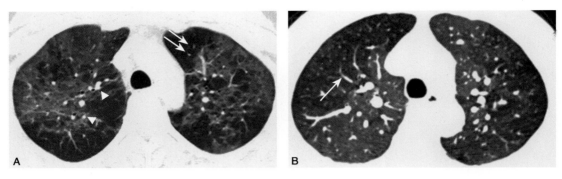

图 3-17　卡氏囊虫肺炎

[图 A 卡氏囊虫肺炎患者双肺多发磨玻璃影,边界清楚,邻近正常肺组织相对密度减低,血管变细(短白箭),病变处血管未见增粗、变细(白三角);图 B 为由于肺栓塞引起的缺血区域肺组织密度减低,血管变细(长箭头)]

密度,这是由于空气潴留造成的,与原发性血管性肺疾病相比,肺的密度和体积并没有增加。

(四) 周围型肺癌

早期周围型肺癌表现为结节影,可呈 GGO、亚实性、实性结节影,HRCT 病灶多单发,其内密度不均,内部小血管或支气管常走行不规则、扭曲、僵直,近肺门侧可见增粗的供血血管,周边可见毛刺,边界清楚,若距离胸膜近时,可出现胸膜凹陷征。临床上通常无任何症状,影像上多表现为肺内局限性 GGO,可为单纯 GGO,也可为混合 GGO,边缘可见分叶及毛刺征,一般在短期内变化不大,结节内或结节近肺门侧可见增粗血管,但血管常常出现不规则扭曲变形(图 3-18)。

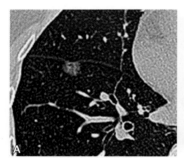
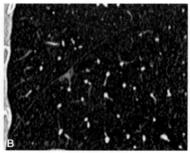
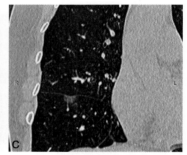

图 3-18　肺浸润性腺癌

(图 A 横断、图 B 冠状、图 C 矢状面图像示,右肺上叶尖段见磨玻璃密度结节影,其内密度不均,可见不规则扩张小血管,走行僵直,边缘可见浅分叶征及斜裂胸膜凹陷征)

══ 推荐阅读文献 ══

[1] 中华医学会放射学分会. 新型冠状病毒肺炎的放射学诊断:中华医学会放射学分会专家推荐意见(第一版). 中华放射学杂志,2020,54(4):279-285.

[2] KOO HJ,LIM S,CHOE J,et al. Radiographic and CT features of viral pneumonia. Radiographics,2018,38(3):719-739.

[3] SONG F,SHI N,SHAN F,et al. Emergingcoronavirus 2019-nCoV pneumonia. Radiology. 2020,295(1):210-217.

[4] PAN Y,GUAN H,ZHOU S,et al. Initial CT findings and temporal changes in patients with the novel corona-

virus pneumonia（2019-nCoV）：a study of 63 patients in Wuhan, China. Eur Radiol. 2020, 30（6）：3306-3309.

［5］Wang ZY, Wang YL, Chen GL, et al. Complications and the management of fully covered retrievable metal stent placement in benign tracheal stenosis. Zhonghua Jie He He Hu Xi Za Zhi, 2012, 35（11）：819-823.

［6］蒋南川，郑传胜，樊艳青，等. 新型冠状病毒肺炎亚临床期 CT 影像特征及短期演变. 中华放射学杂志，2020，（4）：305-309.

［7］刘海峰，张东友，阳义，等. 新型冠状病毒肺炎首次胸部高分辨率 CT 影像分析. 中华放射学杂志，2020，（4）：292-295.

［8］FRANQUET, TOMÁS. Imaging of pulmonary viral pneumonia. Radiology, 2011, 260（1）：18-39.

第四节　充气支气管征

一、定义

充气支气管征，又名支气管充气征（air bronchogram sign）是指维持其正常气体密度的支气管树在密度增加的异常肺组织中可见，即实变的肺组织与含气的支气管相衬托，其内可见透亮的支气管影。充气支气管征是肺部病变中较常见的征象，多种肺部病变均可出现支气管充气征，但不同表现的充气支气管征往往提示着不同的病变。

二、影像表现

大多数病毒性肺炎 CT 表现分为 3 个阶段：早期、进展期和重症期，不同分期影像表现有重叠。早期：实变肺组织内可见含气支气管正常穿行，管腔通畅，未见明显狭窄和扭曲（图 3-19）。少部分早期病例和进展期病例可以看到支气管轻度牵拉扩张、管壁增厚，但管腔通畅（图 3-20）。而重症期病变可以出现支气管牵拉、扭曲征象，分布于大片或节段性肺实变内（图 3-21），少部分病例急剧进展，病变累及双侧全肺，呈"白肺"征象（图 3-22）。

三、讨论

在不同性质的肺部实变病灶内，可观察到不同形态的支气管充气征，常见如截断、枯树

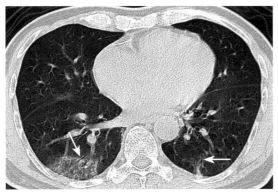

图 3-19　新冠肺炎早期：双肺下叶病灶内充气支气管征，为正常细支气管穿行（白箭）

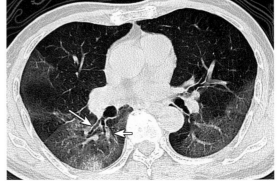

图 3-20　新冠肺炎进展期：为图 3-19 同一患者 4 天后的复查，结果示病情进展，右肺上叶病灶内的段支气管管壁轻度增厚（长箭头），邻近细支气管牵拉（短箭头）

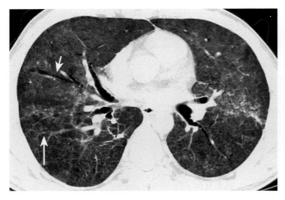
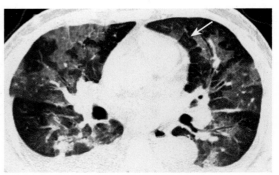

图 3-21　巨细胞病毒肺炎患者双肺弥漫性 GGO、小叶间隔增厚（长箭头）、充气支气管征（短箭头）

图 3-22　H1N1 肺炎患者双肺弥漫性 GGO 呈地图样分布,充气支气管征（白箭）

枝样、扭曲、扩张等,这些支气管充气征在不同类型的实变病灶内形成的病理学基础是不同的。

　　病毒性肺内炎症的病程不同,病灶内支气管充气征的特点也不尽相同。在病变早期,肺内急性及亚急性炎症的病理变化主要表现为肺泡内的炎细胞渗出及增生实变,炎性病变病程相对较短,此时肺实质的变化对支气管的影响较小,基本不足以引起其病变范围内支气管的形态和走行的改变,因此,其支气管充气征的表现为管腔未见明显改变,管壁光整,分支完整,穿行正常。进展期和重症期可因病变侵犯支气管壁上皮细胞,造成支气管壁炎性增厚、肿胀,但不阻塞支气管。另外,长期慢性机化炎症因其病变区肺组织的纤维化反应,病变区肺组织体积缩小,支气管呈聚拢性改变,常导致其走行僵直,但部分管腔可表现为扩张,其原因可能是由于肺实质内的炎性反应和部分肺组织膨胀不全引起肺容积缩小,进而增大了的胸腔内负压,未被破坏的支气管管壁尚有弹力,在负压的吸引下导致支气管扩张。另外,炎性肉芽组织累及支气管管壁,生长于支气管管腔内时也可出现支气管截断征。如果支气管管腔内有黏性分泌物阻塞时,可见其内不均匀的黏液栓塞及断续出现的支气管充气征。少数病例可发展为两肺弥漫性实变影,即"白肺"征象,出现多根充气支气管穿行其中。

四、鉴别诊断

（一）细菌性肺炎

　　病毒性肺炎主要累及肺间质,影像特点多表现为位于肺外带胸膜下,多发 GGO、网格影及铺路石征,可见空气支气管征象（图 3-23）。细菌性肺炎则主要是肺实质受累,肺实变及小叶中心结节或树芽征为其主要的影像特征。细菌性肺炎的肺实变常呈叶或段分布,内可见充气支气管。

（二）支气管内膜结核

　　病理学改变主要包括支气管黏膜及黏膜下的结核性浸润、进而形成溃疡及肉芽肿,并可见纤维增生。影像特点为支气管管壁不同程度、不同形状增厚伴支气管管腔锥形、管型狭窄甚至闭塞,大多数情况下可以在肺内观察到结核的多种病灶共存（图 3-24）。

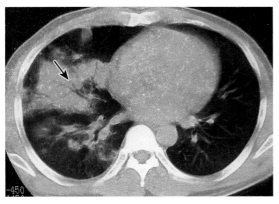

图 3-23　右肺大叶性肺炎患者实变病变呈大叶性分布,病变中可见充气支气管征(黑箭)

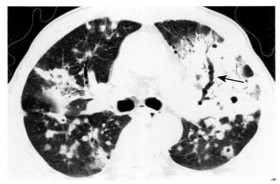

图 3-24　左肺上叶前段支气管内膜结核,左肺上叶前段支气管僵直,管壁不同程度增厚(黑箭),双肺多发播撒病灶及厚壁空洞

推荐阅读文献

[1] NAMBU A,ARAKI T,TAGUCHI Y,et al. Focal area of ground-glassopacity and ground-glass opacity predominance on thin-section CT:discrimination between neoplastic and non-neoplastic lesions. Clin Radiol,2005,60(9):1006-1017.

[2] PATSIOS D,ROBERTS HC,PAUL NS,et al. Pictorial review of the many faces of bronchioloalveolar cell carcinoma. Br J Radiol,2007,80(960):1015-1023.

[3] 龚拥军,包宏伟. CT 像上支气管充气征的再分析. 实用医学影像杂志,2009,10(1):21-24.

第五节　铺路石征

一、定义

铺路石征(细网格征)(crazy paving sign)为 Murch 等于 20 世纪 80 年代所报道的一种肺部非特异征象,最初报道仅见于肺泡蛋白沉积症患者。目前据相关文献报道,至少有 15 种肺部疾病可出现此征象,在 HRCT 上主要表现为弥漫性或散在分布 GGO,被细网格状或小蜂窝样小叶间隔增厚分隔成"铺路石样"改变,CT 扫描层厚越薄,GGO 与小叶间隔增厚显示越清晰。

二、影像表现

病毒性肺炎 CT 表现 3 个阶段:早期、进展期和重症期中均可以出现铺路石征。早期:病灶多位于肺外围或胸膜下,以下肺多见,常为多发 GGO,呈斑片状、片状、结节状或者亚段性分布的大片状,病灶如果趋向于融合,则长轴与胸膜平行,病变内可见增粗血管、厚壁支气管穿行及小叶间隔增厚的细网格状影或铺路石征(图 3-25)。进展期:表现为病灶数目明显增多,范围明显扩大,密度增高,病灶分布由外周向中央推进,小叶间隔网格状增厚加重,有时可见空气支气管征,GGO 可与实变影或条索影同时存在(图 3-26)。重症期:病变进一步进展,双肺弥漫性实变,可见空气支气管征,非实变区可呈斑片状 GGO,其内可见铺路石征(图 3-27,图 3-28)。

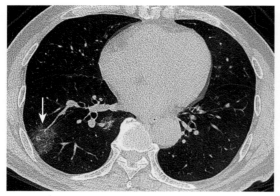

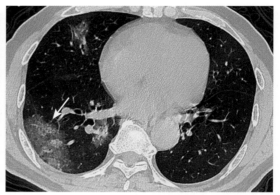

图 3-25　新冠肺炎早期:右肺下叶胸膜下沿支气管血管束 GGO,病灶内可见增粗血管影及细网格征(白箭)

图 3-26　与图 3-25 为同一患者,新冠肺炎进展期,右肺 GGO 较前数目增多,范围明显扩大,其内细网格影增多增厚呈铺路石征(白箭)

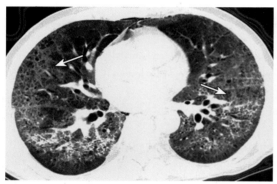

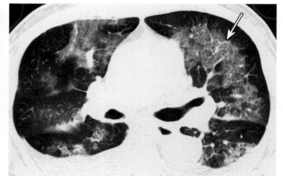

图 3-27　巨细胞病毒肺炎患者双肺广泛网格状改变呈铺路石征(白箭)

图 3-28　H1N1 肺炎患者双肺弥漫性 GGO 呈地图样分布,小叶间隔及小叶内间质增厚呈铺路石征(白箭)

三、讨论

在铺路石征中,GGO 提示有气腔或间质性异常,网格影代表小叶间隔、小叶内间隔增厚、不规则纤维化,或小叶或腺泡边缘以气腔填充为主。有学者认为铺路石征的线性网状影是由于小叶间隔增厚引起,而 GGO 则是由于部分肺泡的充填;间质纤维化也可见小叶间隔增厚,但网格影不一定代表间质异常;当腺泡或次级肺小叶边界处肺泡严重充填且稍有增加时,铺路石征中网格影也可由空腔性疾病引起。

病毒性肺炎早期:病理改变主要为肺泡上皮及细支气管的结缔组织充血、水肿及炎症性细胞浸润,导致肺泡壁增厚,而肺泡腔为轻度炎性改变,且为渗出较少的炎性细胞与浆液。由于小叶间隔、小叶内间隔增厚,主要为小叶内间隔的增厚和血管网增多在磨玻璃病灶内部常可见细网格状阴影,而小叶间隔的明显增厚则可出现典型的铺路石征。进展期:肺泡腔内聚集大量细胞渗出液、间质内血管扩张渗出、二者均导致肺泡及间质水肿进一步加重,纤维素样渗出经肺泡间隔把肺泡连通起来形成融合态势。病灶分布区域增多,部分病变范围融合扩大,呈双侧非对称性,GGO 与实变影共存,可伴有小叶间隔增厚,可呈现铺路石征或合并纤维化病灶,常见支气管充气征。重症期:双肺弥漫性病变,GGO 合并实变及铺路石征,多伴有纤维条索影,双肺弥漫性病变较严重时可呈"白肺"表现,肺内以实变影为主,合并GGO,常见支气管充气征及血管穿行。

四、鉴别诊断

（一）肺泡蛋白沉积症

由于Ⅱ型肺泡细胞和巨噬细胞表面活性物质产生、代谢或清除障碍,肺泡内富磷脂蛋白充盈,肺泡间隔淋巴细胞浸润,胶原沉积和成纤维细胞增生,小叶内间隔和小叶增厚,形成"铺路石",病程较长。影像上通常表现为双侧GGO与平滑的间隔增厚共存,呈斑片样和地图样分布,边界清晰锐利,主要位于肺门周围区和下叶区(图3-29)。

（二）卡氏肺囊虫肺炎

亦可称为卡氏肺孢子虫肺炎,又称间质性浆细胞肺炎,是一种非典型的真菌感染,主要累及免疫低下的人群,特别常见于HIV患者,亦可发生在免疫功能低下的婴幼儿,或因应用免疫抑制剂治疗的癌症或肾移植患者。最常见的胸部CT表现:对称性或弥漫分布的GGO(图3-30)。30%的AIDS患者常见上叶囊肿,多见于外周,囊肿为薄壁,易导致气胸。GGO内小叶内或小叶间隔增厚,呈铺路石外观。非HIV患者:地图样或支气管周围实变更常见,但常无囊肿。

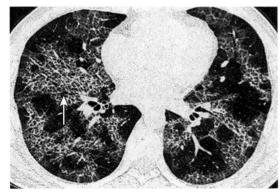

图3-29　肺泡蛋白沉积症患者双肺气腔弥漫性磨玻璃影,边界清晰,呈地图样改变,病变区小叶间隔及小叶内间隔增厚,形成铺路石征(白箭)

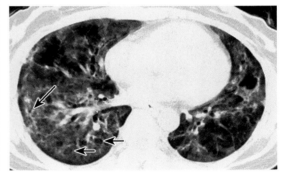

图3-30　卡氏肺囊虫肺炎,HIV感染者,双肺弥漫性磨玻璃影(长箭头),伴小叶间隔增厚铺路石征,双肺另可见散在薄壁圆形囊腔(短箭头)

（三）急性呼吸窘迫综合征

急性呼吸窘迫综合征是一种合并有临床和生理学异常的综合征,以弥漫性肺损伤和数小时到数天内进行性呼吸困难和低氧血症为特点。毛细血管内皮细胞损伤导致通透性肺水肿,组织学上同时有呼吸上皮损伤时,称为弥漫性肺泡损害。HRCT示肺内弥漫性GGO或肺实变影,有的分布后背部,有的呈斑片状分布于非下垂部,病变早期100%均可见GGO。间质性改变更为突出,如小叶间隔、支气管血管增厚等,病情进展可致肺网格状结构破坏、实变合并支气管扩张和蜂窝改变。(图3-31)

（四）肺水肿

肺水肿指液体从肺毛细血管异常渗透至肺间质、肺泡内,超过了淋巴回流的代偿能力,造成肺血管外液体异常积聚的一种病理状态,渗液除积聚在肺间质和肺泡,还可渗出至胸膜

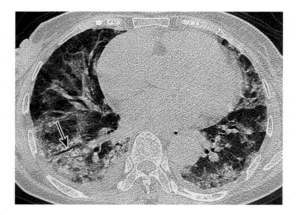

图 3-31 急性呼吸窘迫综合征患者双肺弥漫性病灶，磨玻璃影和网格影呈铺路石征（黑箭），及充气支气管征

腔和叶间裂，呈大片状 GGO 和小叶间隔增厚，多呈近心性分布，状似蝶翼（图 3-32）。肺水肿的诊断线索是心脏增大和上肺血管扩张。

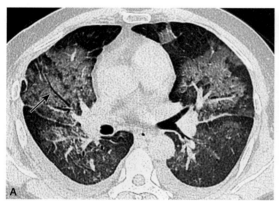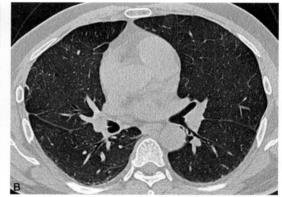

图 3-32 双肺肺水肿

［图 A 双肺对称性大片状磨玻璃影，伴充气支气管征及铺路石征（黑箭），经治疗后 4 天复查；图 B 原病变明显吸收］

推荐阅读文献

［1］ MURCH CR，CARR DH. Computed tomography appearances of pulmonary alveolar proteinosis. Clin Radiol，1989，40：240-243.

［2］ JOHKOH T，ITOH H，MULLER NL，et al. Crazy-paving appearance at thin-section CT：spectrum of disease and pathologic findings. Radiology，1999，211：155-160.

［3］ LEE C H. The crazy-paving sign. Radiology，2007，243（3）：905-6.

［4］ YUDIN A. The crazy-paving sign∥Metaphorical signs in computed tomography of chest and abdomen. Springer International Publishing，2014：13-13.

［5］ KOO HJ，LIM S，CHOE J，et al. Radiographic and CT features of viral pneumonia. Radiographics，2018，8（3）：719-39.

第六节　树　冠　征

一、定义

树冠征(tree crown sign)是指在 HRCT 上,病灶在肺外周带胸膜下区呈条片状、扇状分布,部分病灶有融合趋势,呈与胸膜平行的长条状改变,常可见肺动脉分支血管与胸膜下病灶相连,形似树冠。

二、影像表现

早期常为多发 GGO 或实变,呈片状、类圆形或不规则形、扇形,不受肺段解剖所限,病变可沿支气管血管束分布,以肺外周带胸膜下区为主。GGO 内可伴增粗血管影穿行,有时可见空气支气管征,局部支气管壁增厚。当病灶进展或融合时表现为长轴平行于胸膜的长条状影,常可见肺动脉分支与病灶相连,病灶内可出现实变及纤维条索牵拉邻近支气管,亦可累及胸膜,致胸膜受牵拉并见叶间裂移位(图 3-33~图 3-36)。

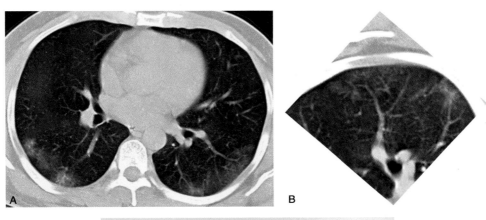

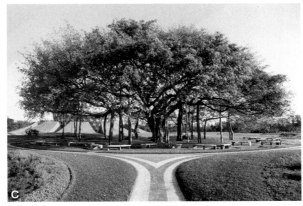

图 3-33　树冠征

(图 A 新冠肺炎患者双肺外周带胸膜下 GGO,呈斑片状、结节状,病灶有融合趋势,长轴与胸膜平行,肺动脉分支与病灶相连呈树冠征;图 B 将病变区域调整至肺动脉方向与水平面垂直;图 C 榕树树冠形状与图 B 形态是十分相似)

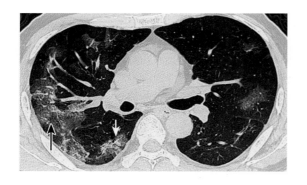

图 3-34　新冠肺炎患者右肺胸膜下长条状磨玻璃影,长轴与胸膜平行,多支肺动脉分支与其相连,呈树冠征(长箭头),病灶内可见纤维索条邻近细支气管牵拉稍扩张(短箭头),病灶边界清晰,边缘平直,提示病灶有炎性修复、有好转

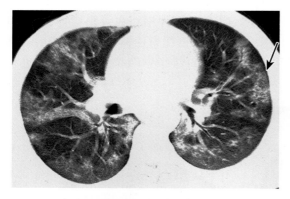

图 3-35　巨细胞病毒肺炎患者左肺胸膜下长条状磨玻璃影,长轴与胸膜平行,多支肺动脉分支与其相连,呈树冠征(黑箭)

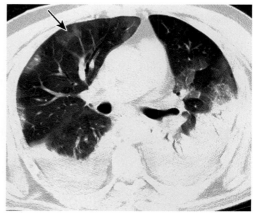

图 3-36　H1N1 肺炎患者左肺胸膜下长条状磨玻璃影,长轴与胸膜平行,多支肺动脉分支与其相连,呈树冠征(黑箭)

三、讨论

树冠征常见于抗中性粒细胞胞质抗体(ANCA)阳性小血管炎的肺部 HRCT 的影像学表现。ANCA 影像特点主要为以肺间质病变为主,可伴有肺泡内渗出和胸膜下结节,为不规则网状改变和结节状网状改变,其分布特点主要为对称性、广泛性、偏中下、外后分布,其中较具特点的征象为贴胸膜下广泛性分布,内带较少累及,常可见增粗血管与胸膜下病灶相连,形似树冠。

病毒性肺炎的病灶部分位于胸膜下区域,这种分布模式具有一定的特异性。多分布于肺外周、胸膜下或沿支气管血管束周围分布,多表现为 GGO 背景上伴有细网格状改变。肺内炎症以胸膜下受累多见,可能与病毒性肺炎早期易累及终末细支气管和呼吸细支气管周围肺实质、进而累及整个肺小叶及弥漫性肺泡损伤等病理机制有关。病灶早期就可以有融合趋势,并且长轴与胸膜平行,其病理改变可能为病毒侵犯小叶间质,当主要侵犯小叶周围间质及肺泡周围间质时,这部分淋巴引流方向为胸膜下和小叶间隔,扩散也以周围为主,向胸膜侧及两侧小叶间隔弥散,因远端受胸膜限制,只能紧贴胸膜,沿两侧小叶间隔边缘的网状结构向两侧蔓延,再加上胸膜下病灶的相互融合,导致病灶长轴与胸膜平行。胸膜下病变常常与肺动脉分支相连,病灶内血管增粗,为炎症刺激后血管通透性增高,毛细血管扩张,相应肺动脉增粗。有时在病灶周围可以看到反晕征,为炎性修复以边缘为主,导致边缘形成趋向于实变的条带影,而中央修复相对延迟。当病灶由 GGO 朝实变发展,边缘收缩,其内细支气管稍扩张,提示炎性修复,引起机化、纤维化的表现,病灶有好转。病灶沿着胸膜下呈长条片状分布,一般不引起胸膜反应,提示病变首先累及皮层肺组织,不按肺段解剖分布,对细菌性肺炎病灶分布有一定的鉴别意义。

四、鉴别诊断

ANCA 阳性小血管炎

原发性小血管炎包括 Wegener 肉芽肿,显微镜下多血管炎和 Churg-Strauss 综合征(图 3-37),通常与 ANCA 相关,常

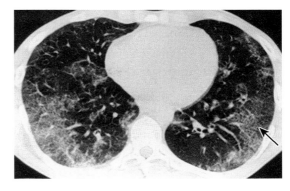

图 3-37　Churg-Strauss 综合征,双肺胸膜下广泛分布的磨玻璃影伴铺路石征,部分增粗血管与病灶相连呈树冠征(黑箭)

合称为 ANCA 阳性小血管炎。这是一类以小血管壁炎症坏死为特征,与 ANCA 密切相关的自身免疫性疾病。

推荐阅读文献

[1] 林志谦,许建荣,程杰军,等. ANCA 阳性小血管炎的胸部高分辨率 CT 表现. 医学影像学杂志,2010,20(6):816-819.

[2] 师建强,原杰,李学军,等. 抗中性粒细胞胞质抗体相关小血管炎的肺部影像学研究. 中国药物与临床,2011,(11)4:422-423.

[3] 许建荣. 系统性血管炎的影像诊断. 中华医学会第 16 次全国放射学学术大会论文汇编,2009:143-145.

[4] 管汉雄,熊颖,申楠茜,等. 新型冠状病毒肺炎(COVID-19)临床影像学特征. 放射学实践,2020,35(02):125-130.

[5] 纪建松. 新冠肺炎 CT 早期征象与鉴别诊断. 北京:科学出版社,2020,2:10-14.

第七节　晕　征

一、定义

晕征(halo sign)的定义是一明显中央结节伴较低密度的完全围绕在其周围的环形或弧形影;HRCT 表现为环绕中心实性病灶周围的环状或弧形淡薄云雾样 GGO,呈晕圈样改变,故称晕征;其密度略低于中央实变病灶而又高于周边肺组织;病理基础可能为,病灶中心实变病灶为肺泡腔内聚集大量富细胞渗出液,CT 表现为实性密度灶;其周围肺泡腔亦见包含炎症细胞、蛋白质、纤维素等的急性渗出液或肺泡内出血,形成淡薄 GGO。晕征并无明显特异性,多种疾病均可出现,如硬化性肺泡细胞瘤,真菌性肺炎等亦可出现晕征样改变。病毒性肺炎胸部 HRCT 图像中亦可见晕征。

二、影像表现

病毒性肺炎最初是以上呼吸道病毒感染为主,随着病毒向下蔓延至肺部引起肺炎。为防止疾病进展,减少疾病带来的多种并发症,早诊断和早治疗显得至关重要。影像学检查是病毒性肺炎诊断方式中最快捷、方便的手段之一。影像学表现主要为间质性肺炎的改变,两

肺成网状阴影,肺纹理增粗、模糊;严重者双肺中下野可见弥漫性结节性浸润,而大叶性实变和胸膜腔积液少见。X线片、CT等都能在一定程度上检出病毒性肺炎。X线对于病变处于早期、间质性改变微弱的漏诊率较高;CT对本病的影像诊断具有独特优势,与平片相比更利于显示 GGO、心后重叠区病灶,HRCT 对细微结构显示更清晰;且不受层面以外结构的干扰,通过计算机软件的充分处理,获得受检部位多个平面的图像,显示病灶部位更多的细节;故应首选容积 CT 扫描,扫描层厚 5mm,重建为 0.625~1.5mm 薄层,以观察肺内病变,尤其对早期、轻微病变显示清晰。

　　晕征多为病毒性肺炎的早期表现,病灶中心肺泡腔内聚集大量富细胞渗出液,CT 表现为较高密度实变影;其周围含炎症细胞、蛋白质、纤维素等急性渗出,表现为环形或弧形 GGO,其密度低于中央病灶、高于邻近肺组织(图 3-38)。

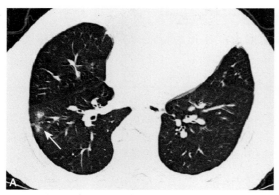
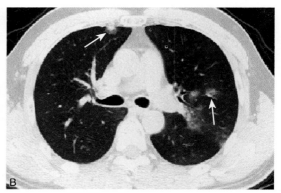
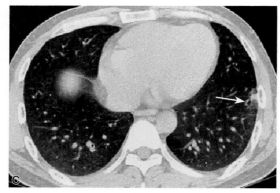

图 3-38　不同病毒性肺炎晕征(白箭)

[图 A 为新冠肺炎;右肺下叶见晕征;图 B 为人类猪型流感(H1N1)病毒性肺炎;右肺上叶、左肺上叶多发晕结样改变;图 C 为巨细胞病毒肺炎;左肺下叶胸膜下见晕征]

三、讨论

　　晕征是一种肺部常见的非特异性影像学征象,可见于多种疾病,其病理基础为肺泡腔内聚集大量富细胞渗出液或肿瘤实性成分形成病变中心实变病灶,CT 表现为实性密度灶;病灶周围出现环形或弧形 GGO。这种征象可能是由于肺泡内的出血、肺泡上皮增生或病变周围急性渗出所致。晕征临床常见于出血性肺结节性疾病,如侵袭性肺曲霉菌病、毛霉菌病、念珠菌病、隐球菌病等肺部真菌感染及咯血的肺结核等感染性疾病和肉芽肿病;原发或转移性肺部出血性肿瘤;肺硬化性血管瘤、血管肉瘤、肉瘤、绒毛膜上皮癌和黑色素瘤非感染性疾病,其 GGO 的晕征是出血或出血性肺梗死坏死性肺血管炎、毛细血管炎、实质坏死、新生血管组织的脆性或支气管动脉痉挛而致的出血。晕征尚见于细支气管肺泡癌、其他原发性肺癌、淋巴瘤和转移性肺肿瘤,由肿瘤细胞浸润的围绕结节的 GGO 形成晕征。根据既往病理学机制提示,病灶中心实变影为肺泡腔内聚集大量富细胞渗出液,显示为实性密度灶;其周围肺泡亦见渗出,包含炎症细胞、蛋白质、纤维素等,形成"膜状物",或形成 GGO。

目前资料表明,晕征诊断病毒性肺炎缺乏一定特异性,但通过仔细观察分析其形态,结合肺部其他征象及病灶分布特点,有助于提高病毒性肺炎的诊断准确性,为临床诊断提供重要依据。但仍需后期大样本及多中心研究,再结合病理仔细探究。

四、鉴别诊断

(一)真菌性肺炎

真菌广泛存在于自然界,对人体的致病力呈条件性、机遇性侵害。好发于细胞移植、实体器官移植、肿瘤放化疗等免疫抑制人群。常见致病菌包括念珠菌、曲霉菌、隐球菌及组织胞浆菌等,其中念珠菌最常见,曲霉菌感染最严重,它们合计发病占整个真菌感染的 80% 以上,60% 的侵袭性真菌病患者的唯一感染部位是肺。

肺部真菌感染以曲霉菌和隐球菌为主,多发生在免疫功能受限或合并基础疾病的患者;病灶多发生在下叶,分布以肺野外带近胸膜下为主;以多形性、多变性的实性结节及肿块为主,部分病变可见晕征(图 3-39)。病毒肺炎以间质性改变为主,缺乏固定形态。

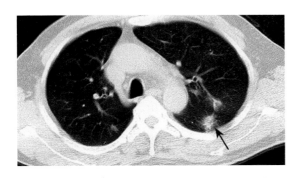

图 3-39　肾移植患者,肺隐球菌感染,双肺多发结节影及小片状影,左肺下叶病灶见晕征(黑箭)

(二)硬化性肺泡细胞瘤

硬化性肺泡细胞瘤(pulmonary sclerosing pneumocytoma,PSP)是一种肺内少见的良性肿瘤,好发于 50 岁以上的女性。CT 表现为肺内单发类圆形结节或肿块,密度多均匀,可出现钙化,甚至弥漫性钙化,较大者可出现囊变,边界清晰;空气新月征、贴边血管征及晕征等是 PSP 特征性表现(图 3-40)。而病毒肺炎以双肺间质性改变并多发磨玻璃病灶为主,缺乏固定形态。

(三)肺癌

肺癌是常见的恶性肿瘤之一,其死亡率占全身恶性肿瘤之首。磨玻璃晕征环绕的周围型肺癌的 CT 表现具有特征性(图 3-41)。周围磨玻璃晕征形成的病理基础是正常肺泡上皮被肿瘤细胞取代,与炎性病灶所形成的病灶周围炎病理基础明显不同;吕岩等认为,肿瘤实性结节与环绕的磨玻璃晕征交界面及磨玻璃晕征与肺野交界面均境界清楚(100%),而肺炎结节病变中仅 25% 周围的磨玻璃晕征与实性结节交界面清楚。因此磨玻璃晕征与中心实性结节及周围肺野交界面的清楚与否是鉴别肿瘤性病灶与炎性病灶的要点之一;而且肺癌晕征在药物治疗后短期内无明显变化,而病毒性肺炎病灶周围晕征可随病程进展发生改变。

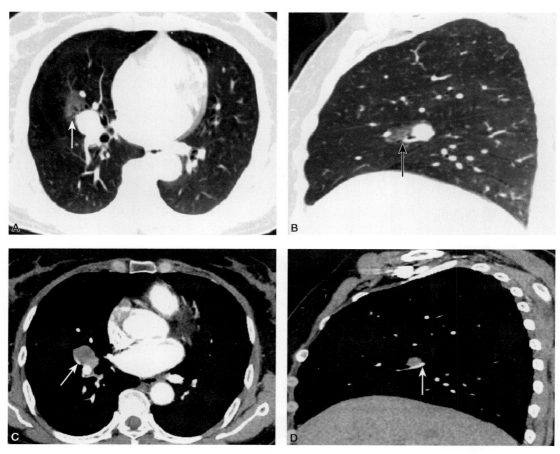

图 3-40　55 岁女性患者，硬化性肺泡细胞瘤

［图 A、B 右肺中叶边缘光滑结节影伴晕征（箭头所示）；图 C、D 增强可见贴边血管征（箭头所示）］

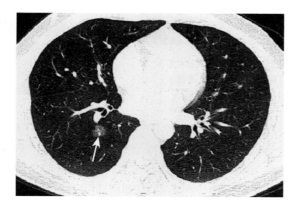

图 3-41　肺腺癌，混合磨玻璃影，右肺下叶结节周围见晕征（白箭），瘤-肺界面清晰

==== 推荐阅读文献 ====

[1] 中华医学会放射学分会.新型冠状病毒肺炎的放射学诊断:中华医学会放射学分会专家推荐意见(第一版).中华放射学杂志,2020,54(4):279-285.

[2] 叶伦,方宏洋.肺硬化性血管瘤的临床组织病理学及多层螺旋 CT 表现.中华肺部疾病杂志(电子版),2013,6(6):71-73.

[3] 纪建松,韦铁民,杨伟斌,等.新冠肺炎 CT 早期征象与鉴别诊断.1 版,北京:科学出版社.

[4] SINGH N,PATERSON D L. Aspergillus infections in transplant recipients. Clin Microbiol Rev,2005,18(1):44-69.

[5] BADDLEYJW,PERFECTJR,OSTERRA,et al. Pulmonary cryptococcosis in patients without HIV infection:factors associated with disseminated disease. Eur J Clin Microbiol,2008,27(10):937-943.

[6] 邵江,史景云,尤正千,等.肺隐球菌病的 CT 表现.中华放射学杂志,2004,38(8):831-833.

[7] 于武江,嵇助成,万云飞,等.结节型肺隐球菌病的 CT 诊断.实用放射学杂志,2014,30(7):1233-1235.

[8] 姚红霞,张国富,李新民.不典型硬化性肺细胞瘤的 CT 征象分析.中国中西医结合影像学杂志,2017,15(3):330-332.

[9] 杨胜碧.磨玻璃晕征环绕的周围型肺癌的 CT 特征及病理. World Latest Medicne Information(Electronice Vrsion),2015,15(99):11-12.

[10] 吕岩,谢汝明,周新华,等.磨玻璃晕征环绕的周围型肺癌的 CT 特征及病理对照观察.中国医学影像技术,2010,26(6):1096-1099.

第八节 云 絮 征

一、定义

云絮征(cloud sign)是指在 HRCT 上表现为淡薄片状、云雾状密度增高影,边缘模糊,犹如覆盖着一层薄薄的云絮。病毒性肺炎早期胸部 HRCT 图像中云絮征十分常见。

二、影像表现

病毒性肺炎平片漏诊率高,肺部早期、轻微的炎性病变漏诊率高及假阴性率高;故应首选容积 CT 扫描,特别是 HRCT;扫描层厚 5mm,重建为 0.625~1.5mm 薄层,以观察肺内病变,特别是对肺内细微结构显示更清晰,尤其是对早期病变及细微病变的检出更具优势。云絮征多为病毒性肺炎早期表现(图 3-42),表现为单发或多发,呈斑片状、片状淡薄云雾状密度增高影,边缘模糊,病灶多沿支气管血管束分布,并以外周带胸膜下区为主;病理上为病变早期肺组织充血,肺泡壁的肿胀、肺泡腔少量渗出及肺泡间隔的炎症,致肺透亮度减低,形成淡薄云雾样密度增高影,病灶边缘模糊。

三、讨论

引起呼吸道病毒性肺炎的病毒包括:流感病毒 A 及 B、呼吸道合胞病毒、腺病毒、副流感病毒、鼻病毒等。在季节性流感暴发的季节,住院成人病毒性肺炎患者中,最常检测到的病毒是流感病毒。有研究得出流感病毒感染住院率为 309/100 000。流感病毒性肺炎患者最常见结局是入住 ICU 或死亡。而病毒性肺炎临床表现多样,早期隐匿,甚至肺部影像学表现

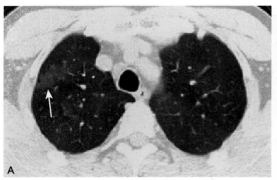
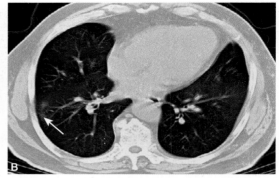
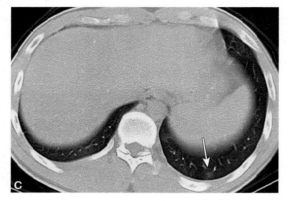

图 3-42　不同病毒性肺炎云絮征影像表现（白箭所示）

（图 A H1N1 病毒性肺炎：右肺上叶见淡薄云絮征；图 B 为新冠肺炎：右肺下叶见云絮征；图 C 为乙型流感病毒性肺炎：左肺下叶胸膜下见云絮征）

早于临床症状。人群普遍易感，传染迅速，应尽早诊断，以得到及时治疗。病毒性肺炎主要为间质性肺炎的改变，多表现为两肺+网状阴影，肺纹理增粗、模糊；严重者双肺中下叶可见弥漫性结节性浸润，而大叶性实变和胸膜腔积液少见；早期病毒性肺炎可表现为肺的外周GGO，但病变常较局限，表现为斑片状、片状淡薄云雾状密度增高影-云絮征，并主要位于胸膜下区域，这种分布模式具有一定的特异性。HRCT 较 X 线胸片能更好地显示肺内的细微变化，不仅能充分显示小病灶和早期病变，而且能显示肺内病变的形态和范围，是病毒性肺炎首诊最佳的影像检查方法。云絮征是一种肺部常见的非特异性影像学征象，多种因素均可形成，例如水肿、出血、感染等。其病理基础为各种因素导致病变早期肺组织充血，肺泡壁的肿胀、肺泡腔少量渗出及肺泡间隔的炎症，致肺透亮度减低，形成淡薄云雾样密度增高影，病灶边缘模糊。肺部多种疾病均可出现云絮征，鉴别十分困难，但病毒性肺炎云絮征在形态、分布及伴随征象等方面有相对独特之处，且出现于病变的早期，HRCT 能较早显示云絮征，故对病毒性肺炎早期诊断具有重要价值。

HRCT 能早期检出病变、动态观察病灶进展与转归，是病毒性肺炎诊断首选影像学检查方法。目前影像学资料表明，云絮征作为病毒性肺炎早期影像学征象缺乏一定特异性，但通过仔细观察分析其形态、分布特点及伴随征象，以及结合患者的临床资料、流行病史，有助于提高病毒性的早期诊断准确性，为临床早期诊断提供重要依据，尤其是病毒分离培养和呼吸道分泌物抗原检测阴性的患者；但仍需后期大样本及多中心研究，再结合病理仔细探究。

四、鉴别诊断

（一）细菌性肺炎

细菌性肺炎由相关细菌感染引起，主要累及肺实质，影像学表现以肺实变受累为主，常累及肺段、肺叶，多表现为单个肺段、肺叶大片状均匀密度增高影，有时可见充气支气管征（图3-43）；患者白细胞和中性粒细胞计数明显升高，且抗生素治疗有效等。而病毒性肺炎易累及间质，早期以云絮征为主，且多肺段、肺叶受累，并以外周带胸膜下分布为主，患者白细胞正常或减低，抗生素治疗无效。

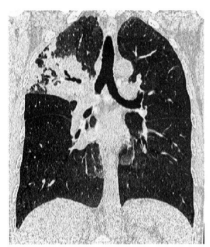
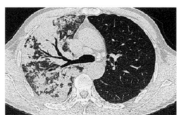
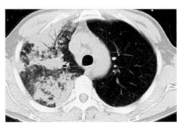
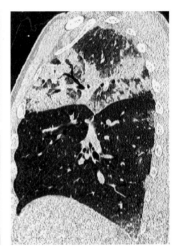

图3-43　细菌性肺炎患者右肺上叶大片状密度增高影，边缘模糊，内可见充气支气管征

（二）支原体肺炎

支原体肺炎又称为冷凝集阳性肺炎，以学龄前期和学龄期儿童多见；其发病与肺炎支原体感染后诱发机体肺间质和毛细支气管炎性改变有关。支原体侵入肺内可引起支气管、细支气管黏膜及周围间质充血和水肿，多核细胞浸润，侵入肺泡可产生肺泡浆液性渗出炎症。病变范围可从小叶、肺段至大叶。多数患者临床症状重；影像学表现较轻，多表现为支气管血管束增粗，部分支气管壁增厚伴周围渗出（图3-44）；实验室检查支原体抗体呈阳性，发病2~3周后血冷凝集试验比值升高。

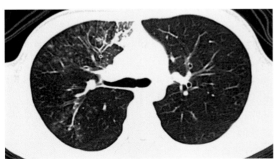
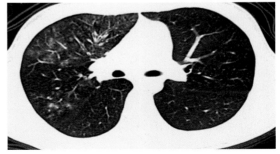

图3-44　支原体肺炎患者右肺多发支气管血管束增粗、支气管壁增厚，部分见小片状密度增高影

（三）肺水肿

急性肺水肿发病急，病情险恶，整个病程较短，多在 1 周内痊愈；肺水肿病理上分为间质性肺水肿和肺泡性肺水肿，严重者常两种情况并存，心源性肺水肿居多。急性肺水肿以下肺野严重，内中带较胸膜下严重，其发展多由下向上、由内向外发展；肺部阴影变化快，短期内有明显增多或吸收；急性肺水肿不具备肺炎的发热和白细胞增多的临床表现；可同时出现全身静脉压升高及肝脾大的表现。影像学表现以典型蝶翼征为主：两肺散布以肺门为中心大小不等、密度不均、轮廓不清的片状模糊影，常伴心影增大；而病毒性肺炎易累及间质，早期以云絮征为主，且多肺段、肺叶受累，并以外周带胸膜下分布为主（图 3-45）。

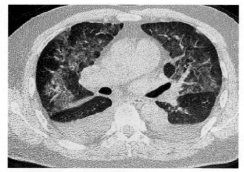
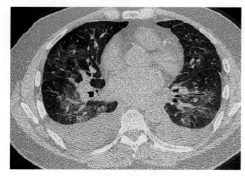
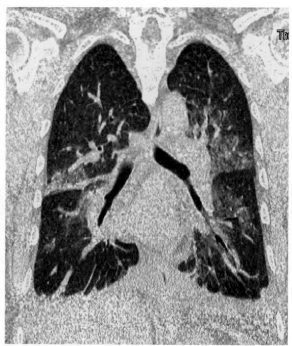

图 3-45　肺水肿患者双肺以肺门为中心弥漫分布斑片状密度增高影，伴双侧胸腔积液，呈典型蝶翼征改变

推荐阅读文献

［1］中华医学会放射学分会.新型冠状病毒肺炎的放射学诊断：中华医学会放射学分会专家推荐意见（第一版）.中华放射学杂志，2020，54（4）：279-285.

［2］ZHOU H，THOMPSON WW，VIBOUD CG，et al. Hospitalizations associated with influenza and respiratory syncytial virus in the United States. Clin Infect Dis，2012，54：1427-1436.

［3］JAIN S，BENOIT SR，SKARBINSKI J，et al. Influenza-associated pneumonia among hospitalized patients with 2009 pandemic influenza A（H1N1）virus-United States. Clin Infect Dis，2012，54：1221-9.

［4］LOUIE JK，ACOSTA M，WINTER K，et al. Factors associated with death or hospitalization due to pandemic 2009 influenza A（H1N1）infection in California. JAMA，2009，302：1896-902.

［5］王瑞珠，席艳丽，郭斌，等.儿童肺炎支原体感染致坏死性肺炎的影像特点及血 C-反应蛋白，D-二聚体的评价.实用放射学杂志，2019，35（6）：952-955.

［6］鲁靖，赵顺英，宋蕾，等.不同影像学表现的儿童肺炎支原体肺炎临床特征.中华实用儿科临床杂志，

2017,32(4):284-288.

[7] 金瑞贤.36例急性肺水肿的临床X线表现分析.实用放射学杂志,2001,17(3):215-216.

第九节　蝙蝠翼征

一、定义

蝙蝠翼征(bat wing sign)又称蝶翼征,X线或CT上表现为以双侧肺门为中心分布的大片状密度增高影,像蝙蝠的两翼,而纵隔似蝙蝠的体部,故称为蝙蝠翼征。

二、影像表现

蝙蝠翼征在病毒性肺炎患者中,多为进展期或重症期表现。在X线或CT上表现为以双肺门为中心分布的大片状密度增高影,病变密度不均匀,可为GGO、实变并存,以肺中外带和胸膜下、肺底分布范围较广,相互融合,并逐渐向肺门进展,形成似蝙蝠翼的形态(图3-46)。病变内可见充气支气管影,部分实变影内支气管柱状增粗。当病变累及间质致小叶间隔增厚,内可见条索及细网格影,类似铺路石样改变,故名铺路石征(图3-47)。少数患者可见叶间胸膜和双侧胸膜增厚,并少量胸腔积液。纵隔及肺门淋巴结肿大少见。

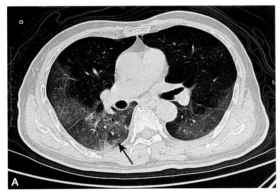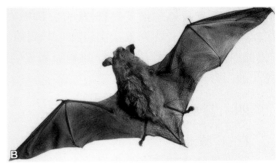

图3-46　蝙蝠翼征

(图A新冠肺炎患者,双肺中外带大片状磨玻璃影,局部实变,形似蝙蝠翼,其内可见充气支气管征和细网格状铺路石征(黑箭);图B蝙蝠展开翅膀,与图A病变非常相似)

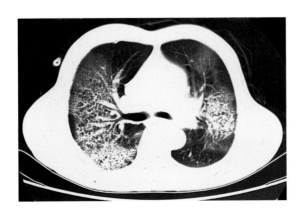

图3-47　甲型H1N1流感患者,双肺中带外见大片状磨玻璃影及实变影,形似蝙蝠翼,其内可见充气支气管征和"铺路石"样改变

三、讨论

蝙蝠翼征较常见的因素包括肺泡性肺水肿、肺部炎症、肺泡蛋白沉积症等。但病毒性肺炎的蝙蝠翼征有相对的特异性，对该病的诊断有一定的提示作用。

（一）病毒性肺炎蝙蝠翼征形态及分布特征

不同病毒其致病机制不尽相同，但大部分病毒性肺炎的表现都以病毒科为基础。病毒颗粒小，经气道吸入后，主要侵犯细支气管以下分支，引起细支气管炎及周围炎，并朝远端蔓延侵犯肺组织。因此病变早期多位于肺外周、胸膜下或沿支气管血管束周围分布；如流感病毒广泛侵入呼吸道上皮，导致坏死性支气管炎和弥漫性肺泡损伤，因此常表现为实变。而冠状病毒科（如 SARS、MERS 或 SARS-CoV-2 等）病变首先发生在肺间质，表现为肺小叶间隔、小叶内间质、胸膜下间质、小叶中央间质、支气管血管周围间质的水肿、增厚，HRCT 显示 GGO。细支气管炎继续进展，广泛累及肺泡，导致弥漫性肺泡损伤，同时合并黏膜溃疡，表面覆盖透明膜、纤维素渗出和炎症机化，此时病变密度不均，可见 GGO 与实变影并存。病变相互融合呈大片状，并逐渐向肺门区进展，形成较有特征性的蝙蝠翼样表现。Pan F 等评估了新冠肺炎病程相关的肺部异常，发现胸部 CT 在症状出现后 10 天显示出最广泛的病变。

（二）病毒性肺炎蝙蝠翼征伴随征象

病毒性肺炎 HRCT 上病变内可见含气支气管影，支气管壁增厚，可能与病原体侵犯支气管上皮细胞导致病变区域支气管壁炎性增厚有关，但病变支气管管腔通畅。正是由于病变最先且容易累及终末细支气管，现有分辨率 CT 较难观察，在实际工作中支气管病变出现往往较晚。由于病变首先累及次级肺小叶间质，在 CT 上 GGO 病变区域内可出现细网格影，呈"铺路石"表现。少数患者可叶间胸膜和双侧胸膜增厚，并少量胸腔积液。肺内空洞少见，纵隔及肺门淋巴结肿大少见。

四、鉴别诊断

（一）肺水肿

肺泡性肺水肿多表现为双肺中内带对称分布的 GGO，肺门区密度较高，呈蝶翼征，但是双肺外带较少受累（图 3-48），这与病毒性肺炎主要累及外带的病变分布不同。同时常伴有胸腔积液，心脏增大及心包积液。在纠正病因后，短期内病变可发生显著变化。

（二）肺泡蛋白沉积症

肺泡蛋白沉积症在胸片和胸部 CT 主要表现为双肺广泛肺泡实变，病变以肺门为中心向肺野呈对称或不对称分布。肺泡蛋白沉积症影像表现可分为肺泡及间质病变两大类，以肺泡病变为主时表现为实变影和 GGO，可以呈典型的"地图样"分布，病程较长者也可呈蝙蝠翼样分布，间质异常主要以肺小叶间隔增厚及线、网状影，多以两种病变并存（图 3-49）。与病毒性肺炎不同的是，肺泡蛋白沉积症间质改变形成的网格状改变形态较大，这是由于肺泡蛋白沉积症累及的主要为肺小叶间质，而病毒性肺炎主要累及的是次级肺小叶间质，形成的为细网格状改变。肺泡灌洗液中查见富含磷脂样蛋白物质方能确诊。

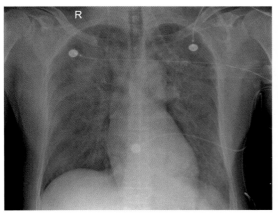

图3-48 肺水肿,急性左心衰患者,床旁X线示双肺中内带对称分布密度增高影,呈蝶翼征改变

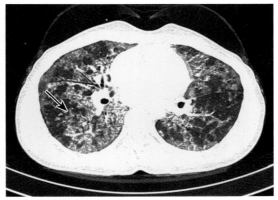

图3-49 肺泡蛋白沉积症,双肺多发斑片状密度增高影,分布不均,以中内带明显,病变以磨玻璃影与实变影并存,其内可见较大的网格状改变(黑箭)

推荐阅读文献

[1] 中华医学会放射学分会.新型冠状病毒肺炎的放射学诊断:中华医学会放射学分会专家推荐意见(第一版).中华放射学杂志,2020,54(4):279-285.

[2] 史河水,韩小雨,樊艳青,等.新型冠状病毒(2019-nCoV)感染的肺炎临床特征及影像学表现.临床放射学杂志,2020,39(01):8-11.

[3] KOO HJ,LIM S,CHOE J,et al. Radiographic and CT Features of Viral Pneumonia. Radiographics,2018,38(3):719-739.

[4] GILL JR,SHENG ZM,ELY SF et al. Pulmonary pathologic findings of fatal 2009 pandemic influenza A/H1N1 vira linfections. Arch Pathol Lab Med,2010,134:235-243.

[5] PAN F,YE T,SUN P,et al. Time course of lung changes on chest CT during recovery from 2019 novel coronavirus(COVID-19) pneumonia. Radiology,2020,295(3):715-721.

第十节 白 肺 征

一、定义

白肺征(white lung sign)是由各种病因引起的X射线胸片肺部呈大片的致密白色、几乎没有含气的肺组织而得名。在影像上表现为双肺弥漫性实变,密度不均,其内可见空气支气管征,在病毒性肺炎患者中,通常为重症期表现。

二、影像表现

白肺征在X线及CT检查下影像表现特征明显,易于诊断。双肺弥漫性GGO及实变、密度不均,其内可见空气支气管征,累及范围达肺野2/3以上(图3-50、图3-51、图3-52)。可伴有叶间胸膜和双侧胸膜增厚,并少量胸腔积液。肺门及纵隔淋巴结肿大少见。

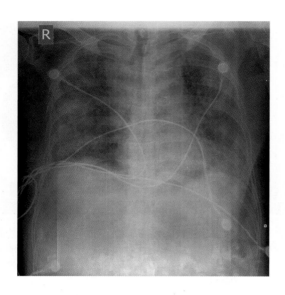

图 3-50　新冠肺炎患者,床旁 X 线示双肺中下野可见大片状弥漫实变,密度不均,肺门旁空气支气管征,呈"类白肺"表现

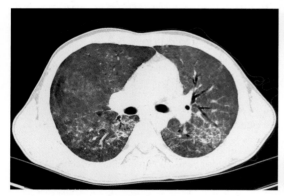

图 3-51　巨细胞病毒肺炎,双肺弥漫性磨玻璃影及部分实变,其内可见充气支气管征

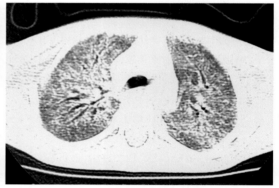

图 3-52　麻疹病毒肺炎

三、讨论

引起白肺征的病因很多,如严重的病毒性或细菌性肺炎、创伤性湿肺、弥漫性肺泡出血综合征、肺水肿等。严重的肺部感染为首要病因,而病毒性肺炎是其重要的感染形式。

严重的流感病毒、副流感病毒、腺病毒、呼吸道合胞病毒、鼻病毒、人偏肺病毒、SARS 冠状病毒、MERS 冠状病毒、新冠病毒均可引起白肺征。在对致命性的 SARS-CoV 和 MERS-CoV 感染患者的尸检中发现,大体标本可见双肺肿胀,质量明显增加,并伴有肺组织的实变、淤血、出血。镜下早期特征性表现通常为急性弥漫性肺泡损伤,后期则可合并透明膜形成,肺泡出血,纤维蛋白渗出、Ⅱ型肺泡上皮细胞增生及肺泡纤维化。巨细胞病毒肺炎表现为急性间质性肺炎,伴有弥漫性肺泡水肿和纤维蛋白渗出物。白肺征在病毒性肺炎中为重症期表现,在 X 线胸片或 CT 上主要表现为双肺广泛的 GGO 和实变影,可显示支气管气相,无支气管阻塞征象。晚期多表现为双肺弥漫性实变,即急性呼吸窘迫综合征。最近发表的文章显示,约有 30% 的新冠肺炎患者将发展为急性呼吸窘迫综合征。通常都不伴有纵隔及肺门淋巴结肿大,可有少量胸腔积液和叶间胸膜和双侧胸膜增厚。这与既往的研究结果相一致。如果影像学表现提示持续存在的双肺弥漫性病变、大范围肺实变改变时,应提高警惕,将提示患者预后较差,应加强救治措施,以降低病死率。

四、鉴别诊断

(一) 创伤性湿肺

患者通常有明确的胸部外伤史,当损伤严重时可表现为单侧或双侧肺野大小不等的斑片状或斑点状模糊影,密度淡而不均,可融合成片状。通常伴有血胸、气胸、肋骨骨折或皮下/纵隔气肿等(图 3-53)。

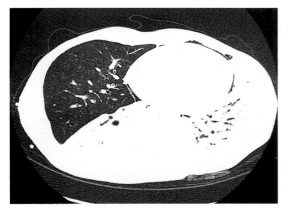 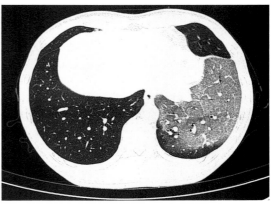

图 3-53　创伤性湿肺、车祸伤患者,左肺及右肺下叶间大片状实变,内见充气支气管征,左肺呈"白肺"改变

图 3-54　弥漫性肺泡出血综合征

(二) 弥漫性肺泡出血综合征

弥漫性肺泡出血是指多种原因引起的肺毛细血管、小动脉及小静脉损伤,引起红细胞在肺泡腔内积聚的临床综合征,影像学检查呈片状或弥漫性的肺部浸润,浸润可呈对称性或单侧浸润(图 3-54),严重时可表现为白肺征。弥漫性肺泡出血的主要临床症状包括发热、咯血、咳嗽、气促等,不具特征性。当使用抗生素治疗效果不佳时,需怀疑弥漫性肺泡出血,若多个肺段连续吸出出血性液体或连续肺泡灌洗液都为血性,可证实存在肺泡出血。

(三) 肺水肿

肺泡性肺水肿多表现为双肺中内带对称分布的 GGO,肺门区密度较高,呈蝶翼征(图 3-55),严重时可呈"类白肺"样改变。常伴有胸腔积液,心脏增大及心包积液。在纠正病因后,短期内病变可发生显著变化。

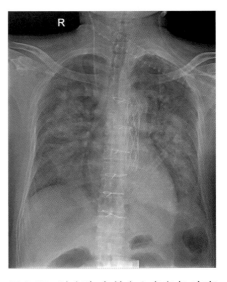

图 3-55　肺水肿、急性左心衰患者,床旁 X 线片示双肺弥漫性对称性密度增高影,以双肺中内带为著,呈"类白肺"样改变

━━ 推荐阅读文献 ━━

［1］中华医学会放射学分会.新型冠状病毒肺炎的放射学诊断:中华医学会放射学分会专家推荐意见(第一版).中华放射学杂志,2020,54(4):279-285.

［2］WHEELER AP,BEMARD GR. Acute lung injury and the acute respiratory distress syndrome:a clinical review. Lancet,2007,369(9572):1553-1564.

［3］KOO HJ,LIM S,CHOE J,et al. Radiographic and CT Features of viral pneumonia. Radiographics,2018,38(3):719-739.

［4］LIU J,ZHENG X,TONG Q,et al. Overlapping and discrete aspects of the pathology and pathogenesis of the emerging human pathogenic coronaviruses SARS-CoV, MERS-CoV, and 2019-nCoV. J Med Virol. 2020,92(5):491-494.

［5］PODLECH J,HOLTAPPELS R,PAHL-SEIBERT MF,et al. Murine model of interstitial cytomegalovirus pneumonia in syngeneic bone marrow transplantation:persistence of protective pulmonary CD8-T-cell infiltrates after clearance of acute infection. J Virol 2000,74(16):7496-7507.

［6］HUANG C,WANG Y,LI X,et al. Clinical features of patients infected with 2019 novel coronavirus in Wuhan, China. Lancet,2020,395(10223):497-506.

［7］CHUNG M,BERNHEIM A,MEI X,et al. CT imaging features of 2019 novel coronavirus(2019-nCoV). Radiology,2020,295(1):202-207.

［8］LEI JQ,LI JF,QI XL. CT imaging of the 2019 novel coronavirus(2019-nCoV) pneumonia. Radiology,2020,295(1):18.

［9］KANNE JP. Chest CT findings in 2019 novel coronavirus(2019-nCoV) infections from Wuhan,China:key points for the radiologist. Radiology,2020,295(1):16-17.

［10］Ooi GC,Khong PL,Müller NL,et al. Severe acute respiratory syndrome:temporal lung changes at thin-section CT in 30 patients. Radiology,2004,230(3):836-844.

第十一节　刀　鞘　征

一、定义

刀鞘征(sheath sign)既往多用于形容肺部恶性肿瘤周围支气管的改变。在CT上表现为肿块包绕支气管,致支气管树走行僵直,管腔呈向心性狭窄,呈"刀鞘样"改变。而在部分病毒性肺炎患者,表现为病变内部或周围细支气管树内壁不增厚,管腔不狭窄,而外壁增厚,在CT上同样呈"刀鞘样"改变。

二、影像表现

X线片无法显示细小支气管改变,首选容积CT扫描,扫描层厚5mm,重建为1.0~1.5mm薄层,以观察肺内病变,尤其是对细小支气管改变的显示。

刀鞘征改变在病毒性肺炎患者的CT表现上多出现较晚,表现为肺内病变(多为斑片状、片状磨玻璃阴影、小叶中央结节)内或邻近细支气管外壁局限性增厚,管腔不窄,内壁光滑,形似刀鞘。刀鞘征常可伴充气支气管征,和微血管增多(图3-56,图3-57,图3-58)。

三、讨论

刀鞘征是一种支气管非特异性影像学征象。多见于肺部恶性肿瘤周围支气管的改变。

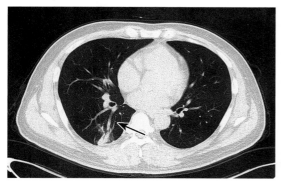

图 3-56　新冠肺炎刀鞘征，右肺下叶见片状实变影，邻近支气管外壁局限性增厚，管腔不窄，内壁光滑（黑箭）

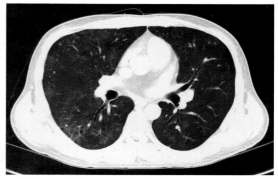

图 3-57　巨细胞病毒肺炎，双肺可见弥漫 GGO，右肺下叶及左肺上叶均可见支气管外壁增厚，管腔不窄，内壁光滑

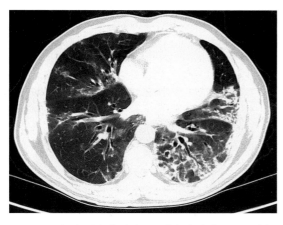

图 3-58　H1N1 病毒肺炎，双肺多发实变，双下肺多发支气管外壁增厚，内壁光滑

在 CT 上表现为肿块包绕支气管，致支气管树走行僵直，管腔呈向心性狭窄。在病毒性肺炎患者中，刀鞘征的表现有相对的特异性，对该病的诊断有一定的提示作用。

（一）病毒性肺炎刀鞘征形态及分布特点

刀鞘征在病毒性肺炎中，既往多在人副流感病毒、人偏肺病毒、呼吸道合胞病毒及冠状病毒科（如 SARS、MERS 等）的 CT 影像表现中有提及，2019 年在武汉流行的新冠病毒感染患者也能看到相似的影像学表现。病毒颗粒小，经气道吸入后，主要侵犯细支气管以下分支，引起细支气管炎及周围炎，并朝远端蔓延侵犯肺组织。因此病变早期多位于肺外周、胸膜下或沿支气管血管束周围分布，呈 GGO、实变、小叶中心结节表现。病变内可见含气支气管影，支气管壁增厚，可能与病原体侵犯支气管上皮细胞导致病变区域支气管壁炎性增厚有关，但病变支气管管腔通畅。但正是由于病变最先累及终末细支气管，现在分辨率 CT 较难观察。随着病程的进展，上级细支气管血管束周围的中轴间质增多，致细支气管外壁增厚，但内壁光滑，管腔不狭窄，呈刀鞘征改变。随后，在组织自我修复的过程中，成纤维组织逐渐演化为纤维化组织，根据既往 SARS 及 MERS 的研究经验，在 CT 上可表现为 GGO 周围支气管壁增厚并牵拉扩张，这通常需要较长的时间。

（二）病毒性肺炎刀鞘征伴随征象

刀鞘征多为 GGO 的伴随征象之一，病毒性肺炎患者 GGO 早期常较局限，且胸膜下受累多见，表现为结节状、斑片状及片状，边缘往往平直、清晰。在 GGO 内及周围可见细支气管外壁增厚，即刀鞘征改变。GGO 内还可见血管增粗及微血管增多表现，多由于局部炎性充血所致。同时，由于病毒首先累及次级肺小叶间质，在 CT 上 GGO 区域内可出现细网格影，呈"细铺路石"表现。少数患者可叶间胸膜和双侧胸膜增厚,肺内空洞少见,纵隔及肺门淋巴结肿大少见。

四、鉴别诊断

(一)肺腺癌

临床上通常无症状,影像上多表现为肺内局限性 GGO,混合磨玻璃结节多见,边缘可见分叶及毛刺征,短期内变化不大,长期观察其可缓慢长大并实性成分增多而变成一个混合性结节或实性结节。病变部位支气管走行僵直如枯枝状,内壁不光滑,呈刀鞘状或鼠尾状狭窄(图 3-59)。病毒性肺炎患者有相应临床症状,病变区域支气管外壁增厚,内壁光滑,管腔不狭窄,病变多位于 GGO 内或周围,且短期内变化迅速,二者较易鉴别。

(二)局灶性机化性肺炎

机化性肺炎在组织学上主要特点为肺泡管及肺泡腔内有疏松的肉芽组织栓子填充,并有不同程度的细支气管受累。在影像上多表现为实性孤立性结节,肺外周多见,形态不规则,边缘毛糙,其内可见充气支气管征或小空泡,血管纠集但无破坏(图 3-60),病变周围支气管壁无明显增厚。病毒性肺炎多表现为 GGO,且以多发为主,GGO 内部及周围支气管外壁增厚,二者较易鉴别。

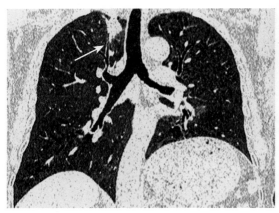

图 3-59　肺腺癌,右肺上叶尖段见一形态不规则肿块,周围可见分叶及毛刺,病变下方可见一支气管走行僵直,鼠尾状狭窄,内壁不光滑(白箭)

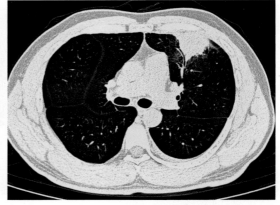

图 3-60　局灶性机化性肺炎,左肺上叶胸膜下见一形态不规则结节,边缘毛糙,其内支气管走行正常未见破坏,未见狭窄及截断

=== 推荐阅读文献 ===

[1] 中华医学会放射学分会.新型冠状病毒肺炎的放射学诊断:中华医学会放射学分会专家推荐意见(第一版).中华放射学杂志,2020,54(4):279-285.

[2] FRANQUET T. Imaging of pulmonary viral pneumonia. Radiology,2011,260(1):18-39.

[3] KOO HJ,LIM S,CHOE J,et al. Radiographic and CT features of viral pneumonia. Radiographics,2018,38(3):719-739.

[4] ZU ZY,JIANG MD,XU PP,et al. Coronavirus disease 2019(COVID-19):a perspective from China. Radiology. 2020,296(2):E15-E25.

[5] KLIGERMAN SJ,FRANKS TJ,GALVIN JR. From the radiologic pathology archives organization and fibrosis

as a response to lung injury in diffuse alveolar damage, organizing pneumonia, and acute fibrinous and organizing pneumonia. Radiographics, 2013, 33(7):1951-1975.

[6] AJLAN AM, AHYAD RA, JAMJOOM LG, et al. Middle east respiratory syndrome coronavirus (MERS-CoV) infection: chest CT findings. Am J Roentgenol Radium Ther, 2014, 203(4):782-787.

[7] LEI JQ, LI JF, QI XL. CT imaging of the 2019 novel coronavirus (2019-nCoV) pneumonia. Radiology, 2020, 295(1):18.

[8] ZHAO F, YAN SX, WANG GF, et al. CT features of focal organizing pneumonia: an analysis of consecutive histopathologically confirmed 45 cases. Eur J Radiol, 2014, 83(1):73-78.

第十二节　树　芽　征

一、定义

树芽征(tree-in-bud sign)是指病变累及细支气管以下的小气道,由于小叶中心性的气道扩张和管腔内黏液、脓液等炎性物质的填充,在肺部薄层 CT 或 HRCT 上表现为直径 2~4mm 的小叶中心软组织密度结节影和与之相连的分支短线状影,并与支气管血管束相连,形状如挂满枝头的"芽"。树芽征是一种常见的 CT 征象,系病变累及细支气管及其远端小气道时,细支气管阻塞并扩张,细支气管管壁增厚,管周浸润,以及细支气管管腔被黏液、脓液或癌栓浸润填充的主要表现。树芽征的出现多提示小气道炎性病变,是一种影响小气道病变的非特异征象,病因可见于感染、先天性疾病、特发性疾病、吸入异物、免疫性疾病、结缔组织疾病、肺血管疾病、肿瘤支气管内转移等,尤其是在支气管播散性肺结核最为常见。病毒性肺炎胸部 HRCT 图像中亦可见树芽征。

二、影像表现

树芽征肺部薄层 CT 或 HRCT 上表现为直径 2~4mm 的结节及短线状影,并与支气管血管束相连,状如树芽(图 3-61)。

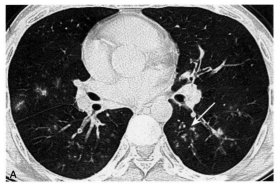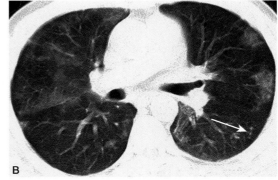

图 3-61　H1N1 甲型流感病毒性肺炎

[图 A H1N1 甲型流感病毒,双肺多发小斑点 GGO、实性小结节影,沿着支气管血管束分布的病灶形如树芽(白箭);图 B 巨细胞病毒肺炎,为双肺弥漫斑片 GGO 伴小叶间隔增厚,其内散在多发小结节,部分呈小树芽改变(白箭)]

三、讨论

树芽征是一种肺部常见的非特异性影像学征象,可见于多种疾病,其病理基础为病变累及细支气管及其远端小气道时,细支气管阻塞并扩张,细支气管管壁增厚,管周浸润,以及细支气管管腔被黏液、脓液或癌栓浸润填充,CT 表现为直径 2~4mm 的小叶中心软组织密度结节影和与之相连的分支短线状影,并与支气管血管束相连。小气道树形分支状结构是树芽征形成的解剖学基础。树芽征中的"树"和"芽"分别代表着不同意义。"树"指的是因阻塞而扩张的细支气管,"芽"指的是呼吸性细支气管和肺泡管内充的黏液等物质。树芽征病因较多,临床常见于感染性疾病,如结核分枝杆菌、金黄色葡萄球菌、流感嗜血杆菌、真菌、病毒、寄生虫;其他病因包括先天性疾病:囊性纤维化、Kartagener 综合征;特发性疾病:闭塞性细支气管炎、弥漫性泛细支气管炎;吸入性肺炎;免疫性疾病:过敏性支气管肺曲霉病;结缔组织疾病:类风湿关节炎、干燥综合征;外周肺血管疾病;肿瘤支气管内转移等。

新冠肺炎是由 SARS-Cov-2 感染所致,SARS-Cov-2 与 SARS 冠状病毒(severe acute respiratory syndrome coronavirus,SARS-Cov)同属人类冠状病毒科,并具有相似的肺损伤机制及影像学特点。新冠肺炎主要 CT 表现为沿支气管束或背侧、肺底胸膜下分布为主的单发或双肺多发斑片状或节段性 GGO 病灶为主,其内可见增粗血管影或穿行支气管壁增厚,伴或不伴局部小叶间隔增厚,可见铺路石征,邻近胸膜或叶间胸膜增厚等;树芽征在新冠肺炎患者中不常见。其他病毒性肺炎(H1N1、H7N9、SARS、MERS、呼吸道合胞病毒、巨细胞病毒肺炎等)累及小气道时会引起树芽征。

综上所述,树芽征诊断病毒性肺炎缺乏特异性,既要结合流行病学、肺部其他征象及病灶分布特点,又要结合临床表现和实验室检查,最后确诊需要结合病原学检测。

四、鉴别诊断

(一)结核感染

树芽征起初用来描述结核分枝杆菌沿气道内播散的影像学表现。结核患者肺部病灶多叶分布并具有典型的好发部位(上叶尖后段、下叶背段)、病变不同类型及时期具有多种形态(渗出、增殖、纤维化、钙化)、常伴有肺门和纵隔淋巴结肿大并有环形强化;临床上具有结核的全身中毒症状;相关辅助检查:痰涂片抗酸染色、结核菌素试验、结核抗体阳性;经抗结核治疗后,病变可吸收。因此胸部 CT 如发现树芽征,应高度警惕有无肺结核可能(图 3-62)。

(二)Katagener 综合征

Katagener 综合征是以原发性纤毛运动功能障碍为特征的一组遗传性疾病。其典型的临床表现为内脏转位、鼻窦炎和支气管扩张三联症。其在 HRCT 上主要表现包括:支气管扩张、支气管壁增厚,气道损伤延伸到小气道引起细支气管扩张、小叶中心结节影(树芽征)和空气潴留(图 3-63)。

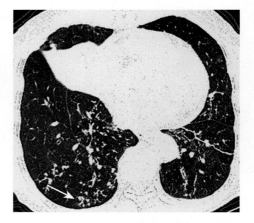

图 3-62　肺结核,双肺多发稍高密度结节影,右肺下叶后基底段多发小结节样病灶形如树芽(白箭)

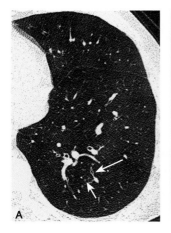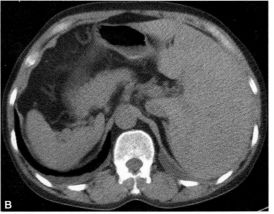

图 3-63　Katagener 综合征
图 A 小支气管扩张、管壁增厚(长箭头),小叶中心结节影(短箭头);图 B 内脏转位

(三) 结缔组织疾病

结缔组织病所引起的常见肺部改变为网状阴影、蜂窝肺、GGO、胸膜下线、线条影等,当类风湿关节炎、干燥综合征累积小气道,可表现为树芽征(图 3-64)。

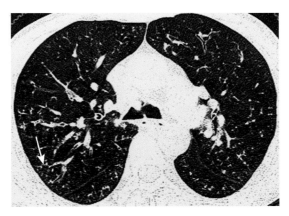

**图 3-64　类风湿关节炎,双肺弥漫多发小结节影,
可见小树芽表现(白箭)**

(四) 吸入性肺炎

异物或毒性物质误吸入支气管可导致气道的慢性炎症反应,此类病变多位于中叶和下肺各段(图 3-65)。诱发因素包括咽部结构异常、食管病变(贲门失弛缓症、食管裂孔疝、食管癌)、神经系统病变以及慢性疾病等。

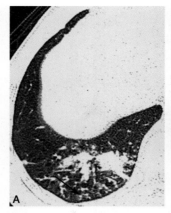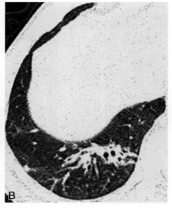

图 3-65　吸入性肺炎患者

［图 A 异物误吸至右肺下叶后基底段支气管闭塞，可见大片实变影，远端可见多发小结节样高密度影呈树芽状改变（黑箭）；图 B 经支气管纤维镜冲洗及抗感染治疗后，支气管管腔较前恢复，远端病灶较前吸收］

══ 推荐阅读文献 ══

［1］中华医学会放射学分会. 新型冠状病毒肺炎的放射学诊断：中华医学会放射学分会专家推荐意见（第一版）. 中华放射学杂志，2020，54（4）：279-285.

［2］ALESSANDRA C，LUCA EU，DANIELE F，et al. Chest imaging using signs，symbols，and naturalistic images：a practical guide for radiologists and non-radiologists. Insights Imaging. 2019，10（1）：114.

［3］JUNG GI，HARUMI I. Tree-in-bud pattern of pulmonary tuberculosis on thin-section CT：pathological implications. Korean J Radiol，2018，19（5）：859-865.

［4］GREGORY F，MARTIN K，ROBERT T. Chronic lymphocytic leukaemia，dyspnoea and "tree-in-bud" sign on chest CT scan. BMJ Case Rep，2009，03：1672.

［5］DINESH S. Imaging of pulmonary infections. Thoracic Imaging，2019，15：147-172.

第四章

病毒性肺炎病例荟萃

第一节　新冠肺炎病例荟萃

一、普通型新冠肺炎

病例 1

病例介绍

男性,28 岁,湖北武汉人,因"2 天前发热 1 次"收治入院。患者入院时体温 36.8℃,双肺呼吸音粗。入院后体温波动于 36.5~36.8℃。入院后经使用奥司他韦、洛匹那韦/利托那韦和干扰素等抗病毒、乙酰半胱氨酸泡腾片防治肺纤维化治疗及中药治疗,治疗 11 天后治愈出院。

流行病学史

患者长期生活于武汉,7 天前驾车从武汉至昆明,4 天前到曲靖,2 天前出现发热,体温最高达 37.5℃,感咽痛,有阵发性非刺激性咳嗽,今至当地新冠肺炎定点收治医院入院隔离治疗。

新冠病毒核酸检测(表 4-1)

表 4-1　病例 1 新冠病毒核酸检测结果

检测时间	标本	结果
入院后第 2 天	咽拭子	（+）
第 7 天	咽拭子	（-）
第 9 天	咽拭子	（-）

相关实验室及其他检查(表 4-2)

表 4-2　病例 1 相关实验室检查结果

项目	WBC	LYMPH%	LYMPH#	ESR	CRP	SpO_2	PaO_2/FiO_2
单位	10^9/L	%	10^9/L	mm/h	mg/L	%	mmHg
参考值	3.5~9.5	20~50	1.1~3.2	0~15	0~5	95~98	400~500
入院第 2 天	5.80	30.52	1.77	45	6.2	94	340
第 7 天	7.50	27.20	2.04	13	1.3	97	—

（ WBC:white blood cell,白细胞;LYMPH:lymphocyte,淋巴细胞;ESR:erythrocyte sedimentation rate,红细胞沉降率;CRP:C-reactive protein,C-反应蛋白;SpO_2:血指氧饱和度;PaO_2/FiO_2:动脉血氧分压/吸氧浓度=氧合指数。黑体代表异常）

影像学表现(图4-1~图4-3)

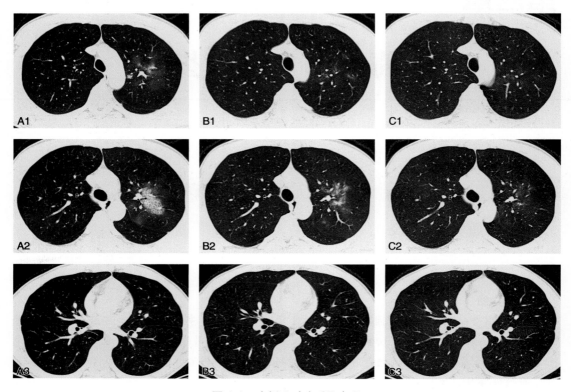

图4-1 病例1动态CT表现

[图A 住院当天即发病第3天CT:示左肺上叶多发片状GGO(图A1、图A2),余肺内未见异常(图A3);图B 第7天复查CT:示原左肺上叶病变明显吸收、变淡(图B1、图B2),余肺内未见新增病灶(图B3);图C 第11天复查CT:左肺上叶病灶基本吸收,残留小片状GGO(图C1、图C2),余肺内未见新增病灶(图C3)]

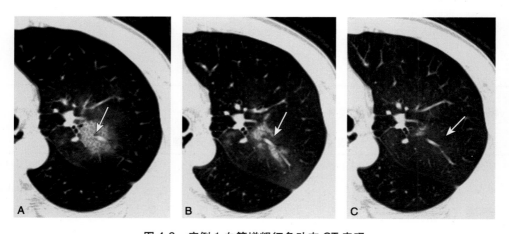

图4-2 病例1血管增粗征象动态CT表现

[图A 发病第2天CT示左肺上叶片状GGO内可见血管增粗(白箭);图B 第7天复查CT示原左肺上叶病变吸收,但病灶内仍见血管增粗(白箭);图C 第12天复查病灶基本吸收,原增粗血管恢复(白箭)]

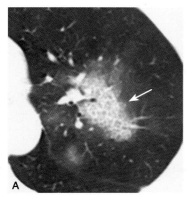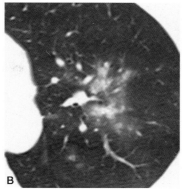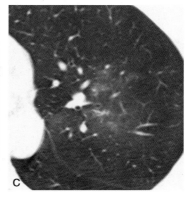

图 4-3　病例 1 晕征和铺路石征动态 CT 表现

[图 A 发病第 2 天 CT 示左肺上叶 GGO 内小叶间隔增厚,并可见晕征(白箭)和铺路石征;图 B 第 7 天复查 CT 示原左肺上叶病变吸收、变淡,增厚的小叶间隔恢复,晕征吸收;图 C 第 12 天复查病灶明显吸收,呈小斑片状 GGO]

本病例特点

- 患者发病后首次核酸检测为阳性,且该患者具有流行病学史、出现相应临床症状和典型的 CT 表现,为确诊病例。
- 该患者血常规白细胞总数和淋巴细胞计数均正常。
- 临床分型:尽管患者氧合指数<400mmHg(文中仅显示了一次),低于正常值,但未低于300mmHg,患者也无呼吸困难表现,因此根据新冠肺炎诊疗方案,该患者分型为普通型,患者呼吸频率一直在 17~20 次/min 之间,肺部 CT 病灶明显吸收,最终治愈出院。
- 该病例 CT 表现典型:开始表现为大片状 GGO,伴有晕征和铺路石征,复查 CT 并未见明显实变,吸收较快,最后基本完全吸收,并结合两次核酸阴性,临床表现消失,患者最后解除隔离治愈出院。提示未发生实变的病灶可能不会出现纤维化,再加患者较年轻,因此恢复较快、预后较好。

病例 2

病例介绍

男性,17 岁,云南曲靖人,因"间断咳嗽 18 天"收治入院。患者入院时体温 36.0℃,双肺呼吸音正常。入院后无明显发热,经使用洛匹那韦/利托那韦、磷酸氯喹和干扰素等抗病毒、莫西沙星等抗生素治疗及甲泼尼龙琥珀酸钠等激素治疗 14 天后好转出院。

流行病学史

患者于武汉实习 5 个月,18 天前出现咳嗽,15 天前乘私家车从武汉至鄂州,随即乘高铁从长沙至曲靖,并乘大巴车由曲靖返回会泽,回家后咳嗽、咳痰症状无明显缓解,也无加重,5 天前至当地医院检查,今至新冠肺炎定点收治医院隔离治疗。

新冠病毒核酸检测(表 4-3)

表 4-3　病例 2 新冠病毒核酸检测结果

检测时间	标本	结果
入院前 5 天	咽拭子	(+)
入院第 6 天	咽拭子、痰	(-)
第 8 天	咽拭子	(+)
第 10 天	痰	(-)
第 13 天	咽拭子、痰	(-)

相关实验室及其他检查(表 4-4)

表 4-4　病例 2 相关实验室检查结果

项目	WBC	LYMPH%	LYMPH#	ESR	CRP	SpO$_2$	PaO$_2$/FiO$_2$
单位	10^9/L	%	10^9/L	mm/h	mg/L	%	mmHg
参考值	3.5~9.5	20~50	1.1~3.2	0~15	0~5	95~98	400~500
入院第 2 天	5.90	39.66	2.34	**23**	0.3	98	**610**
第 7 天	8.30	37.35	3.10	1	0.2	—	—
第 15 天	4.70	32.77	1.54	6	0.1	—	—

(WBC:white blood cell,白细胞;LYMPH:lymphocyte,淋巴细胞;ESR:erythrocyte sedimentation rate,红细胞沉降率;CRP:C-reactive protein,C-反应蛋白;SpO$_2$:血氧饱和度;PaO$_2$/FiO$_2$:动脉血氧分压/吸氧浓度 = 氧合指数。黑体代表异常)

影像学表现(图 4-4~图 4-6)

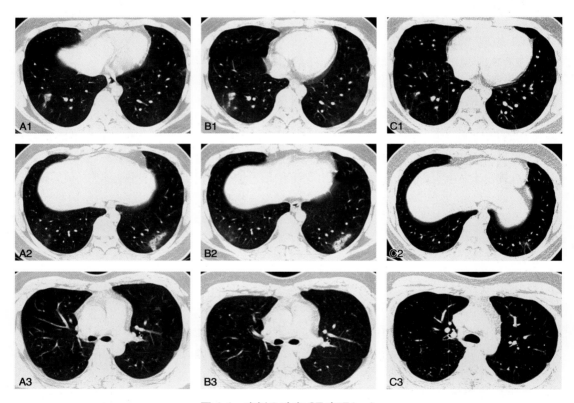

图 4-4　病例 2 动态 CT 表现(一)

[图 A 住院当天即发病第 14 天 CT:示双肺下叶多发片状实变影(图 A1、图 A2),余肺内未见异常(图 A3);图 B 第 15 天复查 CT:示原双肺下叶 GGO 较前稍增多增大(图 B1、图 B2),余肺内未见新增病灶(图 B3);图 C 第 20 天复查 CT:双肺下叶病灶较前明显吸收,并伴少许纤维索条(图 C1、图 C2),余肺内未见新增病灶(图 C3)]

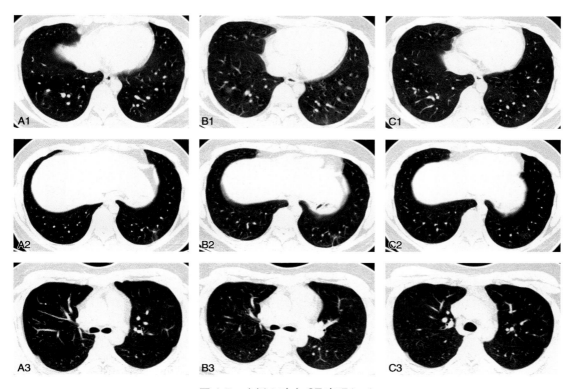

图4-5 病例2动态CT表现(二)

[图A 住院当天即发病第24天CT:双肺下叶病灶进一步吸收(图A1、图A2),余肺内未见新增病灶(图A3);图B 第28天复查CT:双肺下叶少许GGO及纤维索条较前变化不大(图B1、图B2),余肺内未见新增病灶(图B3);图C 第33天复查CT:双肺下叶纤维索条完全吸收,残留散在斑片状GGO(图C1、图C2),余肺内未见新增病灶(图C3)]

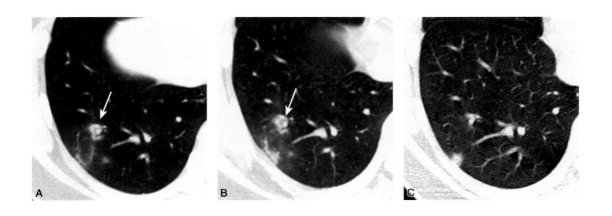

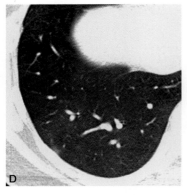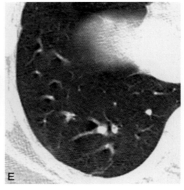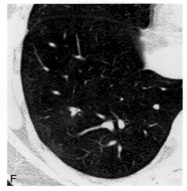

图 4-6 病例 2 病变周围晕征动态 CT 表现

[图 A 发病第 14 天 CT 示右肺下叶见片状 GGO 及结节,周围可见浅淡晕征(白箭);图 B 第 15 天复查 CT 示右肺下叶 GGO 明显增大、实变,周围晕征较前明显(白箭),并见胸膜下病灶明显,可见胸膜下透亮影;图 C 第 20 天复查实变影及晕征有所吸收;图 D 第 24 天 CT 示右肺下叶病灶明显吸收,晕征消失;图 E 第 28 天复查 CT 示右肺下叶病灶进一步吸收;图 F 第 33 天复查病灶疾病吸收,残留小片状 GGO]

本病例特点

- 患者发病后首次核酸检测为阳性,该患者具有流行病学史、出现相应临床症状和典型的 CT 表现,因此为确诊病例。
- 该患者血常规白细胞总数和淋巴细胞计数均正常。
- 临床分型:按新冠肺炎诊疗方案,该患者分型为普通型。
- 该病例 CT 表现特点:首次 CT 检查病变即以实变为主,与患者发病较长时间后才来就诊有关。一天内复查病灶即出现进展,此也为新冠肺炎的 CT 特点之一。但在治疗后病灶明显吸收,最后基本完全吸收,并结合两次核酸阴性,临床表现消失,患者最后解除隔离治愈出院。提示即使肺部 CT 出现实变,最后也不一定残留纤维化,可能与病变较小有关。

病例 3

病例介绍

男性,25 岁,云南曲靖人,因"发热、咳嗽 4 天"收治入院。患者入院时体温 36.8℃,双肺呼吸音粗。入院后体温波动于 36.0~37.6℃之间。入院后经使用奥司他韦、洛匹那韦/利托那韦和干扰素等抗病毒治疗及莫西沙星等抗生素治疗及糖皮质激素治疗、静脉注射免疫球蛋白治疗,患者接受治疗后 4 天体温恢复正常,11 天后治愈出院。

流行病学史

患者 12 天前乘高铁从武汉至曲靖,4 天前出现发热,体温最高达 39℃,发热前有寒战,有阵发性非刺激性咳嗽,2 天前到当地医院就诊,今至新冠肺炎定点收治医院隔离治疗。

新冠病毒核酸检测(表 4-5)

表 4-5 病例 3 新冠病毒核酸检测结果

检测时间	标本	结果
入院前 2 天	咽拭子	(+)
入院当天	咽拭子	(+)
第 7 天	咽拭子	(−)
第 9 天	咽拭子	(−)

相关实验室及其他检查(表 4-6)

表 4-6　病例 3 相关实验室检查结果

项目	WBC	LYMPH%	LYMPH#	ESR	CRP	SpO₂	PaO₂/FiO₂
单位	10^9/L	%	10^9/L	mm/h	mg/L	%	mmHg
参考值	3.5~9.5	20~50	1.1~3.2	0~15	0~5	95~98	400~500
入院第 2 天	4.20	32.38	1.36	7	6.3	99	606
第 8 天	6.60	28.33	1.87	0	0.2	99	—

(WBC:white blood cell,白细胞;LYMPH:lymphocyte,淋巴细胞;ESR:erythrocyte sedimentation rate,红细胞沉降率;CRP:C-reactive protein,C-反应蛋白;SpO₂:血氧饱和度;PaO₂/FiO₂:动脉血氧分压/吸氧浓度=氧合指数。黑体代表异常)

影像学表现(图 4-7~图 4-8)

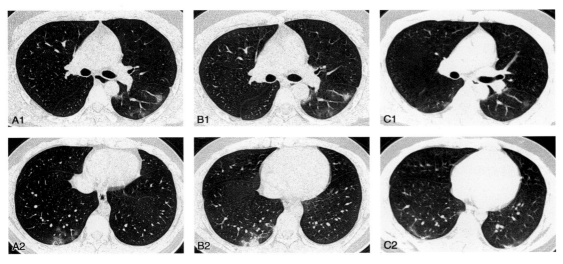

图 4-7　病例 3 动态 CT 表现

[图 A 首次就诊即发病第 2 天 CT:示双肺下叶多发斑片状 GGO(图 A1、图 A2),左肺下叶病变可见血管聚束征(图 A1);图 B 第 3 天复查 CT:示原双肺下叶病变较前增大,密度增高以实变为主(图 B1、图 B2);图 C 第 11 天复查 CT:双肺下叶部分较前吸收变淡,右肺下叶出现纤维索条,呈胸膜下线改变(图 C1、图 C2)]

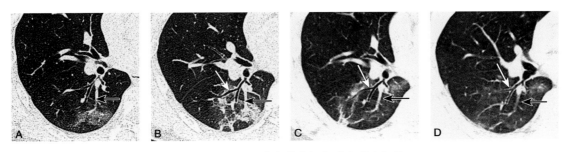

图 4-8　病例 3 病变内伴发征象动态 CT 表现

[图 A 发病第 2 天 CT 示右肺下叶 GGO 旁可见血管稍增粗(黑箭);图 B 第 3 天复查 CT 示原右肺下叶病灶明显进展,原血管进一步增粗(黑箭),其内可见空气支气管征,支气管稍扩张伴有壁增厚(白箭),并见病变与壁层胸膜间小叶间隔增厚;图 C 第 7 天复查病灶吸收变淡,以 GGO 改变为主,原增粗血管稍较前变化不大(黑箭),病灶内扩张支气管较前稍恢复(白箭);图 D 第 11 天复查病灶进一步吸收,原增粗血管恢复(黑箭),病灶内扩张支气管较前稍恢复(白箭)]

本病例特点

- 患者发病后连续两次核酸检测均为阳性,且该患者具有流行病学史、出现相应临床症状和典型的 CT 表现,因此为确诊病例。
- 该患者血常规白细胞总数和淋巴细胞计数均正常。
- 临床分型:患者氧合指数一直>400mmHg,血氧饱和度一直>94%,按患者住院期间的最新新冠肺炎诊疗方案,该患者分型为普通型,肺部 CT 病灶吸收明显,最终好转出院。
- 该病例 CT 表现典型:从多发 GGO 到多发实变影,进展变化快,最后明显吸收,并结合两次核酸阴性,临床表现消失,患者最后解除隔离好转出院。

病例 4

病例介绍

男性,53 岁,云南版纳人,有小儿麻痹病史,曾行左踝关节手术。因"发热、畏寒、盗汗、乏力 4 天"收治入院。患者入院时体温 38.5℃,咽充血,双肺呼吸音粗。入院后体温波动于 36.0~39.0℃之间。入院后经使用洛匹那韦/利托那韦和干扰素等抗病毒治疗,患者接受治疗 4 天后体温恢复正常,19 天后治愈出院。

流行病学史

患者长期生活于版纳,6 天前有湖北人接触史,4 天前热、畏寒、盗汗、乏力,给予口服"连花清瘟胶囊"后症状无缓解,且于 1 天前出现咳嗽,今因上述症状至当地新冠肺炎定点收治医院隔离治疗。

新冠病毒核酸检测(表 4-7)

表 4-7　病例 4 新冠病毒核酸检测结果

检测时间	标本	结果
入院当天	痰	(+)
入院当天	咽拭子	(−)
第 13 天	咽拭子、痰	(+)
第 16 天	痰	(−)
第 18 天	痰	(−)

相关实验室及其他检查(表 4-8)

表 4-8　病例 4 相关实验室检查结果

项目	WBC	LYMPH%	LYMPH#	ESR	CRP	SpO$_2$	PaO$_2$/FiO$_2$
单位	10^9/L	%	10^9/L	mm/h	mg/L	%	mmHg
参考值	3.5~9.5	20~50	1.1~3.2	0~15	0~5	95~98	400~500
入院当天	3.39	25.96	0.88	11	7.4	98	—
第 7 天	3.34	20.96	0.70	—	51.1	95	—
第 15 天	4.25	36.00	1.53	—	<5.0	96	426

(WBC:white blood cell,白细胞;LYMPH:lymphocyte,淋巴细胞;ESR:erythrocyte sedimentation rate,红细胞沉降率;CRP:C-reactive protein,C-反应蛋白;SpO$_2$:血氧饱和度;PaO$_2$/FiO$_2$:动脉血氧分压/吸氧浓度=氧合指数。黑体代表异常)

影像学表现（图 4-9 ~ 图 4-10）

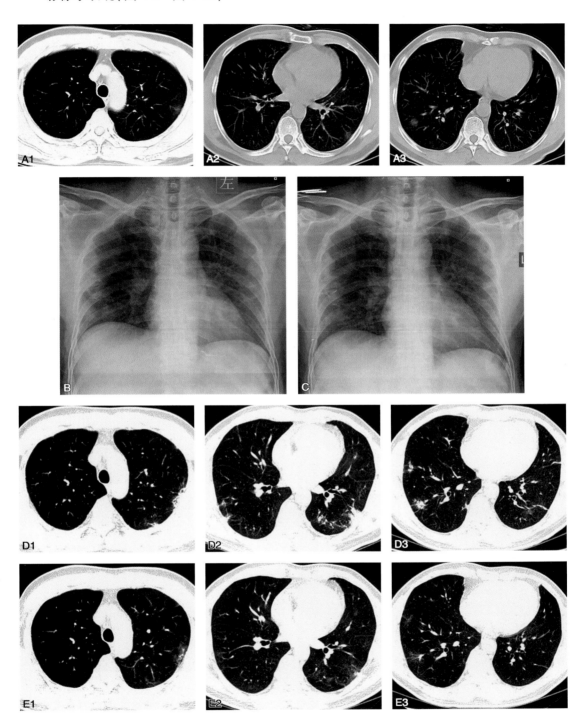

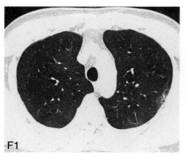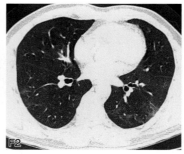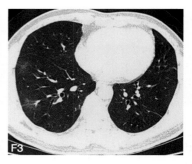

图 4-9　病例 4 动态 CT/床旁 X 线表现

[图 A 住院前 2 天即发病当天 CT：示双肺多发片状 GGO，GGO 内可见增粗血管穿行，病灶分布大部分位于胸膜下，邻近可见胸膜牵拉（图 A1、图 A2、图 A3）；图 B 第 7 天复查床旁 X 线示：示双肺散在多发密度稍高影（图 B）；图 C 第 11 天复查床旁 X 线示：双肺所有病灶均部分吸收（图 C）；图 D 第 14 天复查胸部 CT：双肺多发病灶以实变为主，病灶邻近胸膜局限性增厚粘连，并可见小叶间隔增厚；图 E 第 30 天复查胸部 CT：双肺多发实变、间质性改变较前明显吸收（图 E1、图 E2、图 E3）；图 F 第 35 天复查胸部 CT：双肺病变以磨玻璃和纤维索条为主（图 F1、图 F2、图 F3）]

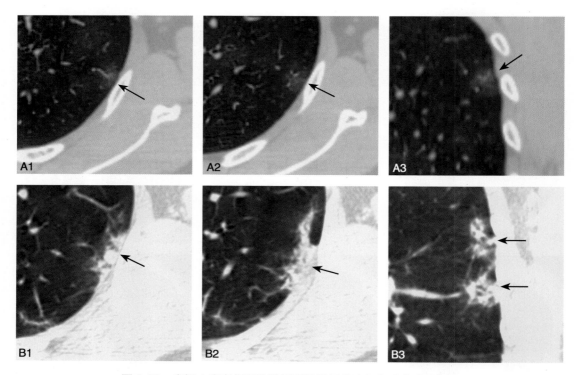

图 4-10　病例 4 病变邻近胸膜局限性增厚粘连征象动态 CT 表现

[图 A 发病第 1 天 CT 横断（图 A1、图 A2）及 MPR 冠状重建图（图 A3）示左肺上叶片状 GGO 内可见增粗血管穿行、病灶邻近胸膜牵拉（黑箭）；图 B 第 14 天复查 CT 横断（图 B1、图 B2）及 MPR 冠状重建图（图 B3）示原左肺上叶病变实变，增粗血管与病灶紧密相连，邻近胸膜局限性增厚粘连较前明显（黑箭）]

本病例特点

- 患者为景洪本地人,于发病前4天接触过湖北武汉人,继出现发热、畏寒、盗汗、乏力、咳嗽症状,血常规白细胞、淋巴结细胞降低,临床症状与肺部典型CT表现同步,该患者具有流行病学武汉接触史、出现相应临床症状和典型CT表现,临床初步判定为高度疑似病例,给予隔离及查核酸,痰核酸检测为阳性,最终定为确诊病例。
- 该患者为典型二代感染者,患者接触武汉人4天后出现症状,该患者临床症状、胸部CT、血常规均出现典型改变,为输入性病例造成本地人员感染的典型案例。
- 临床分型:患者按新冠肺炎诊疗方案,患者无呼吸困难,呼吸频率一直在18~20次/min之间,血氧饱和度>95%,该患者分型为普通型,肺部CT病灶逐渐吸收,最终治愈出院。
- 该病例CT表现典型:发病早期即出现多发GGO,GGO内可见增粗血管穿行,病灶分布于胸膜下肺野外带,邻近胸膜早期即可出现局限性胸膜反应,至进展期、恢复期时病灶内穿行血管与实变、纤维化病灶分界不清,邻近胸膜增厚粘连更明显,呈局限性。提示胸部CT影像病灶具有胸膜下分布、病灶内增粗血管穿行、病灶邻近胸膜局限性反应等特征。

病例5

病例介绍

女性,40岁,湖北武汉人,8年前曾行剖宫产手术。因"发热、咽痛6h余"收治入院。患者入院时体温38.0℃,咽稍充血,双肺呼吸清晰。入院后体温波动于36.5~37.7℃之间。入院后经使用洛匹那韦/利托那韦抗病毒、阿奇霉素等抗生素及岩白菜、吸入性半胱氨酸等止咳、化痰治疗,患者接受治疗后6天体温恢复正常,15天后治愈出院。

流行病学史

患者长期生活于武汉,3天前与家人乘火车从武汉至昆明,1天前与家人自驾到版纳,今出现发热至当地新冠肺炎定点收治医院隔离治疗。

新冠病毒核酸检测(表4-9)

表4-9　病例5新冠病毒核酸检测结果

检测时间	标本	结果
入院后第2天	咽拭子	(+)
第10天	咽拭子	(−)
第14天	咽拭子	(−)

相关实验室及其他检查(表4-10)

表4-10　病例5相关实验室检查结果

项目	WBC	LYMPH%	LYMPH#	ESR	CRP	SpO$_2$
单位	10^9/L	%	10^9/L	mm/h	mg/L	%
参考值	3.5~9.5	20~50	1.1~3.2	0~15	0~5	95~98
入院当天	10.08	30.95	3.12	—	25.5	96
第3天	4.00	22.00	0.88	14	3.2	96
第9天	3.67	35.97	1.32	—	<5.0	97

(WBC:white blood cell,白细胞;LYMPH:lymphocyte,淋巴细胞;ESR:erythrocyte sedimentation rate,红细胞沉降率;CRP:C-reactive protein,C-反应蛋白;SpO$_2$:血氧饱和度。黑体代表异常)

影像学表现(图4-11~图4-12)

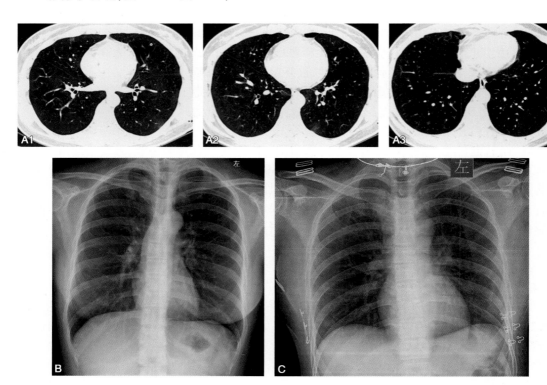

图 4-11 病例 5 动态 CT/床旁 X 线表现

[图 A 住院当天即发病第 1 天 CT:示右肺中叶、双肺下叶多发片状 GGO(图 A1、图 A2、图 A3);图 B 发病第 1 天床旁 X 线:示双肺下野肺纹理稍增粗,余肺野未见异常(图 B);图 C 第 14 天复查床旁 X 线:双肺下野增粗纹理减少,余双肺未见异常病灶(图 C)]

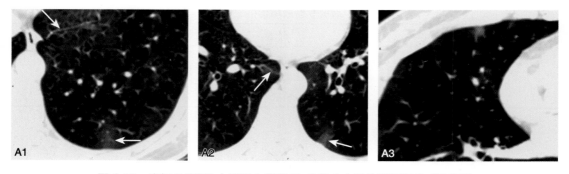

图 4-12 病例 5 GGO 内增粗血管穿行、病灶分布于胸膜下征象 CT 表现

[图 A 发病第 1 天 CT 示:右肺中叶内侧段胸膜下结节状 GGO 及双肺下叶多发片状 GGO 内均有增粗血管穿行,病灶边缘模糊呈现晕征,病灶多分布于胸膜下,部分紧贴胸膜,邻近胸膜局限性反应(白箭)(图 A1、图 A2、图 A3)]

本病例特点

- 患者具有明确流行病学史,并出现相应临床症状和典型的 CT 表现,且核酸检测为阳性,因此为确诊病例。
- 该患者入院当天血常规并未出现 WBC 和淋巴细胞降低,入院第 3 天淋巴细胞降低,之后血常规正常。

- 临床分型：患者具有发热、呼吸道症状，影像学可见肺炎表现，但无呼吸窘迫等征象，血氧饱和度一直>95%，按新冠肺炎诊疗方案，该患者分型为普通型，最终治愈出院。
- 该病例 CT 表现典型：双肺多发片状、结节状 GGO，其内见增粗血管穿行，边界模糊呈现晕征，病变多位于双肺下叶胸膜下，病灶部分紧贴胸膜，邻近胸膜出现局限性胸膜反应。提示如果肺部 CT 示双肺多发 GGO，主要分布于双肺下叶，边界模糊呈晕征，病灶多位于胸膜下，邻近胸膜出现局限性胸膜反应，则为高度疑似新冠肺炎。

病例 6

病例介绍

男性，41 岁，湖北武汉人，因"无明显诱因发热 11h"收治入院。患者入院时体温 39.4℃，感乏力、胸闷，心率 102 次/min，率齐。入院后体温波动于 36.3～37.3℃之间。入院后经使用洛匹那韦/利托那韦和干扰素等抗病毒及左氧氟沙星、头孢哌酮舒巴坦、阿奇霉素等抗生素及甲泼尼龙琥珀酸钠等激素治疗，患者接受治疗后 8 天体温恢复正常，24 天后治愈出院。

流行病学史

患者长期生活于武汉，3 天前乘机从武汉至昆明，1 天前乘车到版纳，今出现发热至当地新冠肺炎定点收治医院隔离治疗。

新冠病毒核酸检测（表 4-11）

表 4-11　病例 6 新冠病毒核酸检测结果

检测时间	标本	结果
入院后第 2 天	咽拭子	（+）
第 11 天	痰	（+）
第 17 天	咽拭子、痰	（－）
第 20 天	咽拭子	（－）
第 22 天	咽拭子	（－）

相关实验室及其他检查（表 4-12）

表 4-12　病例 6 相关实验室检查结果

项目	WBC	LYMPH%	LYMPH#	ESR	CRP	SpO$_2$	PaO$_2$/FiO$_2$
单位	10^9/L	%	10^9/L	mm/h	mg/L	%	mmHg
参考值	3.5～9.5	20～50	1.1～3.2	0～15	0～5	95～98	400～500
入院当天	5.90	16.95	1.00	30	4.80	95	—
第 7 天	4.27	21.08	0.90	30	15.20	96	405
第 16 天	7.62	21.13	1.61	—	<5.0	97	—
第 22 天	4.55	26.81	1.22	25	—	97	413

（WBC：white blood cell，白细胞；LYMPH：lymphocyte，淋巴细胞；ESR：erythrocyte sedimentation rate，红细胞沉降率；CRP：C-reactive protein，C-反应蛋白；SpO$_2$：血氧饱和度；PaO$_2$/FiO$_2$：动脉血氧分压/吸氧浓度＝氧合指数。黑体代表异常）

影像学表现(图 4-13 ~ 图 4-14)

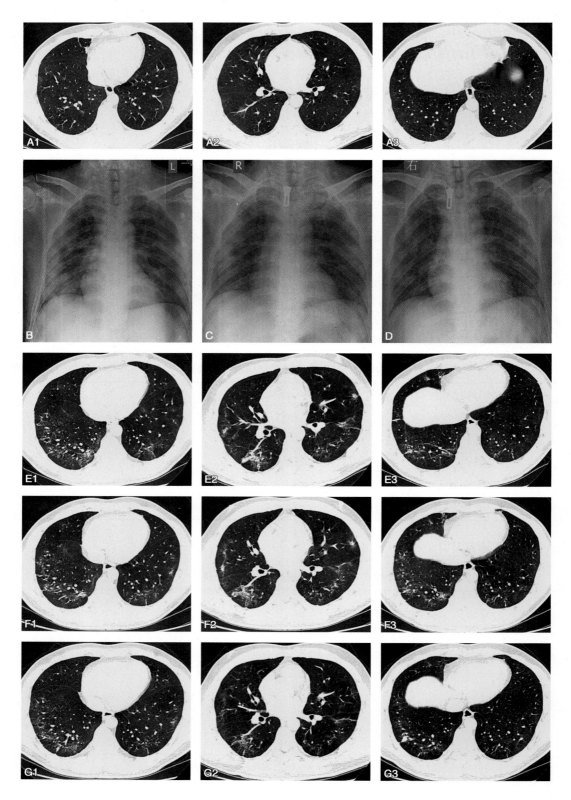

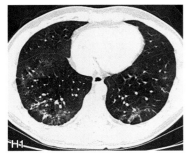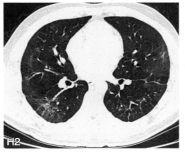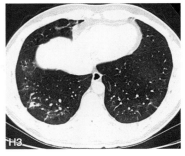

图 4-13　病例 6 动态 CT/床旁 X 线表现

［图 A 住院当天即发病当天 CT:示双肺散在多发 GGO,病灶分布以胸膜下为主,病灶内大多可见增粗血管穿行(图 A1、图 A2、图 A3);图 B 发病第 6 天复查床旁 X 线示双肺斑片状密度增高影;图 C 第 11 天复查床旁 X 线示双肺斑片状密度增高影较前稍有减少、范围较前无显著变化;图 D 第 16 天复查床旁 X 线示双肺渗出性病灶较前明显吸收;图 E 第 20 天复查 CT:双肺改变以磨玻璃、纤维索条为主,并可见局部实变(图 E1、图 E2、图 E3);图 F 第 24 天复查 CT:双肺实变较前吸收,纤维索条较前减少(图 F1、图 F2、图 F3);图 G 第 36 天复查 CT:双肺磨玻璃影较前吸收,以间质性改变为主(图 G1、图 G2、图 G3);图 H 第 41 天复查 CT:双肺病变,较前未见明显变化(图 H1、图 H2、图 H3)］

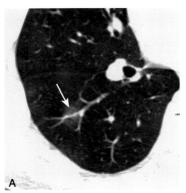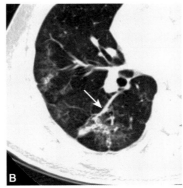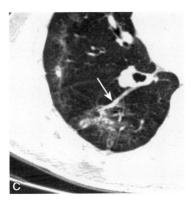

图 4-14　病例 6 GGO 病变内增粗血管动态 CT 表现

［图 A 发病当天 CT 示右肺下叶背段病灶周围分支血管可见增粗、血管穿行于病灶内(白箭);图 B 第 20 天复查 CT 示原右肺下叶背段病灶以间质改变和实变为主,与增粗血管紧密相贴;图 C 第 24 天复查实变较前有吸收,增粗血管位于病灶内(白箭)］

本病例特点

- 该患者具有流行病学史、出现相应临床症状和典型的 CT 表现,影像指导临床定为疑似病例,后核酸检测为阳性,故明确为确诊病例。
- 该患者血常规白细胞正常,淋巴细胞稍降低,CRP 未见异常,血常规特征不典型。
- 临床分型:按新冠肺炎诊疗方案,该患者分型为普通型,患者无呼吸困难,肺部 CT/CR 散在磨玻璃病灶出现明显进展出现实变,之后病情转归,双肺出现散在肺纤维化,呼吸频率一直在 20~22 次/min 之间,血氧饱和度一直>95%,出院时患者氧合指数 413mmHg,两次核酸检测阴性,患者病情好转出院。
- 该病例 CT 表现典型:病灶早期表现为双肺多发 GGO,以胸膜下为主,无论 GGO 大小,其内均可见增粗血管穿行。病灶进展变化快,从双肺多发 GGO,到实变及间质改变,历时 24 天。患者出院前复查双肺渗出灶明显吸收、间质病灶稍有吸收,并结合两次核酸阴性,临床表现消失,患者最后解除隔离好转出院。提示如果肺部 CT 出现实变,则转归易出现纤维索条,但患者血氧饱和度、氧合指数正常,肺功能正常,肺纤维化虽对肺功能造成影响,但可以代偿,该病例需随访观察肺部 CT 及肺功能,观察肺纤维化发展、肺功能变化。

病例 7

病例介绍

男性,7 岁,云南版纳人,既往体健,因"接触新冠病毒感染患者 6 天,伴干咳 2 天"收治入院。患者入院时体温 36.5℃,咽无充血。入院后体温波动于 36.4~37.3℃之间。入院后经使用岩白菜止咳治疗及干扰素等抗病毒治疗,患者接受治疗后 4 天咳嗽好转,16 天后治愈出院。

流行病学史

患者长期生活于版纳,6 天前与姑姑(确诊新冠肺炎)及母亲(疑似新冠肺炎)有接触史,患者居家隔离观察,2 天前出现干咳,今因干咳至当地新冠肺炎定点收治医院隔离治疗。

新冠病毒核酸检测(表 4-13)

表 4-13 病例 7 新冠病毒核酸检测结果

检测时间	标本	结果
入院当天	咽拭子	(+)
第 2 天	咽拭子	(+)
第 8 天	咽拭子	(−)
第 11 天	咽拭子、痰	(−)

相关实验室及其他检查(表 4-14)

表 4-14 病例 7 相关实验室检查结果

项目	WBC	LYMPH%	LYMPH#	ESR	CRP	SpO₂
单位	10⁹/L	%	10⁹/L	mm/h	mg/L	%
参考值	3.5~9.5	20~50	1.1~3.2	0~15	0~5	95~98
入院当天	3.46	54.62	1.89	20	0.4	96
第 11 天	5.16	36.63	1.89	25	2.6	97

(WBC:white blood cell,白细胞;LYMPH:lymphocyte,淋巴细胞;ESR:erythrocyte sedimentation rate,红细胞沉降率;CRP:C-reactive protein,C-反应蛋白;SpO₂:血氧饱和度。黑体代表异常)

影像学表现（图 4-15 ~ 图 4-17）

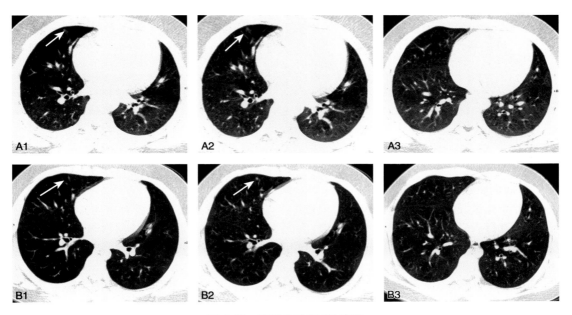

图 4-15 病例 7 动态 CT 表现

［图 A 住院当天即发病第 3 天 CT：示右肺中叶内侧段胸膜下单发结节状 GGO，边界模糊且可见晕征，病灶紧贴胸膜（图 A1、图 A2）（白箭），余肺内未见异常（图 A3）；图 B 第 15 天复查 CT：示原右肺中叶内侧段胸膜下病灶较前吸收，病灶较前实变（图 B1、图 B2）（白箭），未见新发病灶（图 B3）］

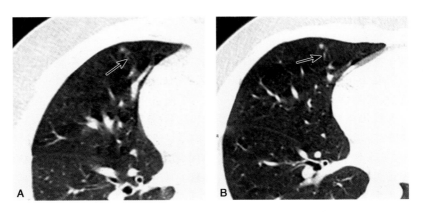

图 4-16 病例 7 病变内血管增粗征象动态 CT 表现

［图 A 发病第 3 天 CT 示右肺中叶内侧段胸膜下单发结节状 GGO 内可见稍增粗血管穿行（黑箭）；图 B 第 15 天复查 CT 示原右肺中叶内侧段胸膜下病变吸收，残留病灶内仍见稍增粗血管（黑箭）］

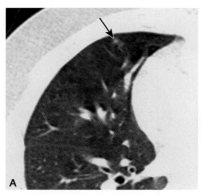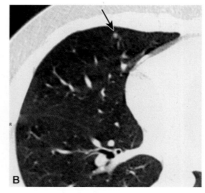

图 4-17　病例 7 病变孤立及紧贴胸膜动态 CT 表现

［图 A 发病第 3 天 CT 示右肺中叶内侧段胸膜下单发结节状 GGO，病变为孤立性结节状病灶，边界模糊呈晕征，病灶紧贴胸膜下（黑箭）；图 B 第 15 天复查 CT 示原右肺中叶内侧段胸膜下孤立性病变减小（黑箭）］

本病例特点

- 患者为儿童，起初无明显临床症状，但该患者与新冠病毒感染的患者有密切接触史，具有明确流行病学史和不典型的 CT 表现，因此为疑似病例，入院后连续两次核酸检测为阳性，最终为确诊病例。
- 该患者血常规出现 WBC 稍降低，淋巴细胞正常，血常规征象不典型。
- 临床分型：患者临床症状轻微，且无发热，但影像学可见肺炎表现，按新冠肺炎诊疗方案，该患者分型为普通型，患者咳嗽症状好转，无新发临床症状，呼吸频率一直在 17～20 次/min 之间，血氧饱和度一直>95%，肺部 CT 病灶吸收，最终治愈出院。
- 该病例 CT 表现典型：患者为儿童，肺部出现单发孤立性 GGO，病灶内可见血管穿行，边界模糊且可见晕征，病灶紧贴胸膜，治疗后较前吸收，并结合两次核酸阴性，临床症状消失，患者最后解除隔离治愈出院。提示如果患者为儿童或青少年，其肺部 CT 表现可能与成人有所不同。

病例 8

病例介绍

　　男性，5 岁，四川省筠连县人，患者因"咳嗽，流涕 6 天"，收治入院。患者入院时体温 36.0℃，心率 78 次/min，呼吸 25 次/min，血压 110/70mmHg，血氧饱和度 95%，神清，对答切题，查体合作。入院期间体温变化在 36.0～38.8℃ 间。入院后给予口服克立芝、干扰素雾化、阿奇霉素、止咳化痰对症支持等治疗。患者入院治疗 13 天后，治愈出院。

流行病学史

　　患儿 16 天前随母亲坐飞机赴武汉旅游，其间接触武汉人，13 天前坐飞机返回昆明，10 天前坐动车赴宜宾，3 天前坐动车返回昆明。在宜宾期间于 6 天出现咳嗽，有痰但无法咳出，流涕，自服"小儿感冒颗粒"，症状无明显好转，2 天前其母亲感患儿症状有加重，1 天前带至新冠肺炎定点医院留观病房，并行新冠病毒核酸检测阳性，患儿母亲为阴性。

新冠病毒核酸检测（表 4-15）

表 4-15　病例 8 新冠病毒核酸检测结果

检测时间	标本	结果
入院当天	咽拭子	（+）
第 3 天	咽拭子	（−）
第 5 天	咽拭子	（−）
第 7 天	咽拭子	（−）

相关实验室及其他检查(表 4-16)

表 4-16　病例 8 相关实验室检查结果

项目	WBC	LYMPH%	LYMPH#	ESR	CRP	SpO$_2$	PaO$_2$/FiO$_2$
单位	10^9/L	%	10^9/L	mm/h	mg/L	%	mmHg
参考值	3.5~9.5	20~50	1.1~3.2	0~15	0~5	95~98	400~500
入院当天	6.19	41.36	2.56	12	7.24	95	316
第 4 天	6.39	19.56	1.25	12	15.60	93	310
第 6 天	4.68	48.08	2.25	21	2.67	97	323

(WBC:white blood cell,白细胞;LYMPH:lymphocyte,淋巴细胞;ESR:erythrocyte sedimentation rate,红细胞沉降率;CRP:C-reactive protein,C-反应蛋白;SpO$_2$:血氧饱和度;PaO$_2$/FiO$_2$:动脉血氧分压/吸氧浓度=氧合指数。黑体代表异常)

影像学表现(图 4-18~图 4-20)

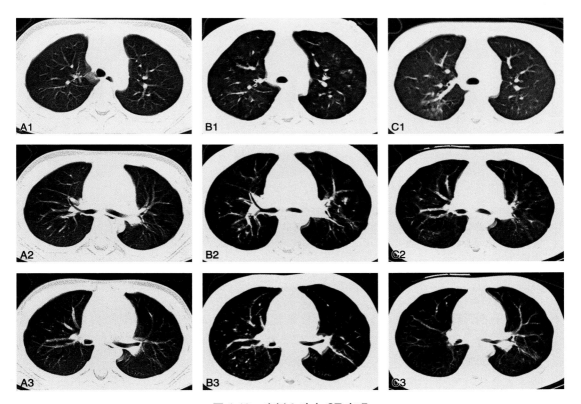

图 4-18　病例 8 动态 CT 表现

[图 A 住院前 2 天 CT:示左肺上叶尖后段支气管血管束稍增粗(图 A2、A3),余肺内未见异常(图 A1);图 B 住院后第 5 天复查 CT:示左肺上叶前段两枚实性小结节形成(图 B1、B2),结节周围并模糊影。右肺上叶后段出现散在 GGO(图 B1),左肺上叶尖后段纤维条索形成(图 B2、B3);图 C 住院后第 9 天复查 CT:左肺上叶前段两枚实性小结节均吸收密度减低(图 C1、C2)。左肺上叶尖后段条索吸收,密度较前减低(图 C2、C3)。右肺上叶后段 GGO 进展,范围较前增大(图 C1)]

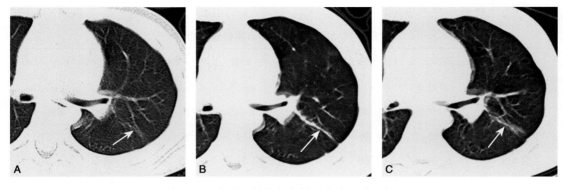

图 4-19　病例 8 纤维条索样病变动态 CT 表现

［图 A 入院前 2 天 CT 示左肺上叶尖后段支气管血管束增粗（白箭）；图 B 第 6 天复查 CT 示原左肺上叶增粗的支气管血管束密度增高，呈纤维条索影（白箭）图 C 第 10 天复查病灶部分吸收，密度较前减低（白箭）］

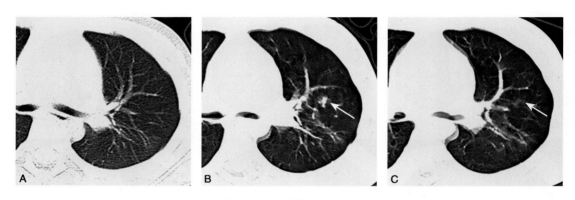

图 4-20　病例 8 实性结节样病变动态 CT 表现

［图 A 入院前 2 天 CT 示左肺上叶前段无异常；图 B 第 6 天复查 CT 示左肺上叶前段实性结节，并周围少许磨玻璃影（白箭）；图 C 第 10 天复查左肺上叶前段实性结节部分吸收、密度减低，呈斑片状磨玻璃影（白箭）］

本病例特点

- 患者具有明显流行病学史，出现症状后按常规感冒治疗无效果，至新冠肺炎定点医院就医后核酸检测阳性，虽然就医前双肺 CT 仅表现为左肺上叶尖后段支气管血管束增粗，CT 表现不够典型，但是仍然作为确诊病例收治入院。

- 该患者血常规并未出现 WBC 和淋巴细胞降低。

- 临床分型：住院期间患者多次轻微活动后测出氧合指数<93%，但是静息状态下患者氧合指数>93%，肺部 CT 病变轻微，咽拭子核酸检测第 3 天后为阴性。按新冠肺炎诊疗方案，该患者分型为普通型。治疗期间患者无呼吸困难，呼吸频率一直在 18~23 次/min 之间，肺部 CT 病灶无明显加重，最终治愈出院。

- 该病例 CT 表现多样：实性结节、纤维条索及多发斑片状 GGO 都有出现，进展变化快，且与成人表现有所不同。CT 显示本例患者肺内不同部位病灶吸收和进展可同时出现。最后完全吸收，并结合两次核酸阴性，临床表现消失，患者最后解除隔离治愈出院。提示：

肺部CT影像表现多期(吸收/进展)同时出现时,可能与病毒在肺内传播或转移的先后顺序有关,但有待研究证实。

病例9

病例介绍

女性,51岁,昆明本地人,因"咽痛、发热、畏寒、流涕"而就诊。患者入院时体温38.5℃,曾自服"连花清瘟胶囊、黄连上清丸、阿奇霉素"后症状不缓解。入院后体温波动于36.3~37.8℃之间。入院后给予口服克立芝及重组人干扰素雾化抗病毒、盐酸莫西沙星抗感染、血必净解毒化瘀、胸腺喷丁调节免疫、止咳化痰、对症支持等治疗。治疗17天后出院。

流行病学史

患者属昆明人,入院前12天曾乘飞机至武汉,并于3天后乘飞机返回昆明。回昆明后第4天出现咽痛、发热、畏寒、流涕症状,今因出现上述症状至当地新冠肺炎定点医疗机构诊治,因咽拭子核酸检测阳性,于31日收入院隔离治疗。

新冠病毒核酸检测(表4-17)

表4-17　病例9新冠病毒核酸检测结果

检测时间	标本	结果
入院当天	咽拭子	(+)
第2天	咽拭子	(+)
第4天	咽拭子	(+)
第12天	咽拭子	(−)
第14天	咽拭子、痰	(−)

相关实验室及其他检查(表4-18)

表4-18　病例9相关实验室检查结果

项目	WBC	LYMPH%	LYMPH#	ESR	CRP	SpO$_2$	PaO$_2$/FiO$_2$
单位	10^9/L	%	10^9/L	mm/h	mg/L	%	mmHg
参考值	3.5~9.5	20~50	1.1~3.2	0~15	0~5	95~98	400~500
入院当天	3.19	22.88	0.73	22	14.50	94	313
第3天	3.45	32.17	1.11	52	14.70	90	300
第5天	3.63	23.97	0.87	46	11.02	95	316

(WBC:white blood cell,白细胞;LYMPH:lymphocyte,淋巴细胞;ESR:erythrocyte sedimentation rate,红细胞沉降率;CRP:C-reactive protein,C-反应蛋白;SpO$_2$:血氧饱和度;PaO$_2$/FiO$_2$:动脉血氧分压/吸氧浓度=氧合指数。黑体代表异常)

影像学表现(图 4-21~图 4-23)

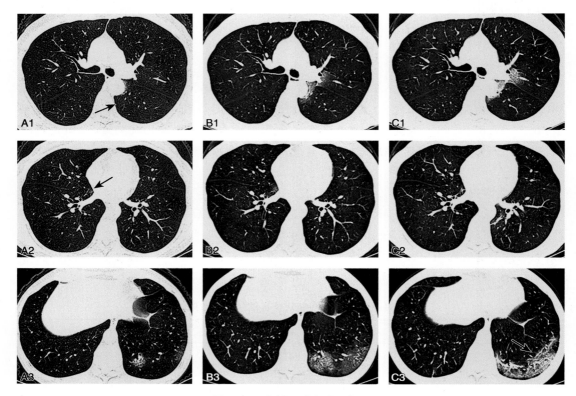

图 4-21　病例 9 动态 CT 表现

[图 A 住院当天 CT:示左肺下叶背段胸主动脉旁片状 GGO(图 A1 黑箭),心右缘右肺下叶前内内基底段片状 GGO(图 A2 黑箭),左肺下叶后基底段、外侧基底段片状 GGO(图 A3);图 B 入院第 3 天复查 CT:示原肺内各处病变进展,范围不同程度变大(图 B1、图 B2、图 B3);图 C 入院后第 7 天复查 CT:除心右缘右肺下叶前内内基底段病变减小外,其余病灶进展,范围较前变大,密度增高,局部可见纤维条索形成(图 C3 黑箭),并可见胸膜下透亮影]

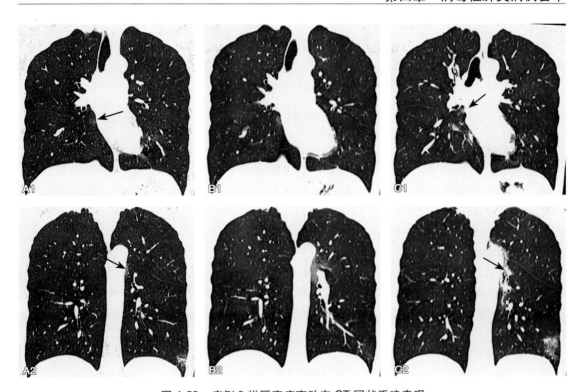

图 4-22 病例 9 纵隔旁病变动态 CT 冠状重建表现

[图 A 入院当天 CT 示右肺(纵隔右心缘旁)及左肺(胸主动脉旁)片状 GGO(图 A1、图 A2)(黑箭);
图 B、图 C 病灶沿纵向进展,密度增高,纤维条索形成(图 C1、图 C2)(黑箭)]

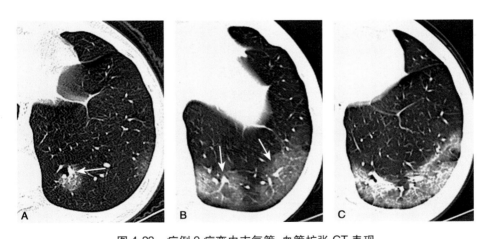

图 4-23 病例 9 病变内支气管、血管扩张 CT 表现

[图 A 入院当天 CT 示左肺下叶后基底段磨玻璃病灶内支气管扩张(白箭);图 B 入院第 3 天复查 CT 示左肺后、外侧基底段病变进展,其内可见增粗血管影(白箭);图 C 入院后第 7 天复查病灶进展融合,部分实变]

本病例特点

- 患者具有疫区接触史、并出现相应临床症状和典型的 CT 表现,且入院核酸检测阳性,最终以确诊病例收治入院。
- 该患者血常规白细胞和淋巴细胞有所降低。

- 临床分型:病程中患者血氧饱和度一直>94%,呼吸频率<22 次/min,肺部 CT 病变 48h 内进展<50%。按新冠肺炎诊疗方案,该患者分型为普通型。
- 该病例 CT 表现典型:从多发片状 GGO 快速进展融合至大片状 GGO,病灶累及肺门,并纵向扩展,较小的病灶先吸收减小,余病灶增大融合。

病例 10

病例介绍

男性,56 岁,武汉市青山区人。既往有甲状腺腺瘤手术,因"发热,全身酸痛 2 天"收治入院。患者入院时体温 36.9℃。临床查体无异常。入院后体温波动于 36.1~37.8℃之间。入院后给予口服克立芝、干扰素雾化抗病毒,血必净化瘀解毒,盐酸莫西沙星抗感染,双歧杆菌调节肠道微生态,止咳化痰对症支持等治疗,隔离治疗 19 天后治愈出院。

流行病学史

患者属武汉人,入院前 13 天曾在武汉与单位同事年饭聚餐,7 天前自驾离开湖北到昆明旅游,次日便达昆明并入住酒店,被酒店隔离并筛查体温,3 天后出现发热,最高体温37.8℃,并伴有全身酸痛,即送至昆明新冠肺炎定点医疗单位隔离,咽拭子核酸检测阳性,收治入院。

新冠病毒核酸检测(表 4-19)

表 4-19　病例 10 新冠病毒核酸检测结果

检测时间	标本	结果
入院当天	咽拭子	(+)
第 3 天	咽拭子	(+)
第 5 天	咽拭子	(+)
第 11 天	咽拭子	(+)
第 15 天	咽拭子	(−)
第 17 天	咽拭子	(−)

相关实验室及其他检查(表 4-20)

表 4-20　病例 10 相关实验室检查结果

项目	WBC	LYMPH%	LYMPH#	ESR	CRP	SpO_2	PaO_2/FiO_2
单位	10^9/L	%	10^9/L	mm/h	mg/L	%	mmHg
参考值	3.5~9.5	20~50	1.1~3.2	0~15	0~5	95~98	400~500
入院当天	4.39	26.20	1.15	10	14.50	97	323
第 4 天	4.61	19.31	0.89	30	63.50	95	316
第 9 天	8.87	18.94	1.68	91	2.81	95	316

(WBC:white blood cell,白细胞;LYMPH:lymphocyte,淋巴细胞;ESR:erythrocyte sedimentation rate,红细胞沉降率;CRP:C-reactive protein,C-反应蛋白;SpO_2:血氧饱和度;PaO_2/FiO_2:动脉血氧分压/吸氧浓度=氧合指数。黑体代表异常)

影像学表现(图 4-24~图 4-26)

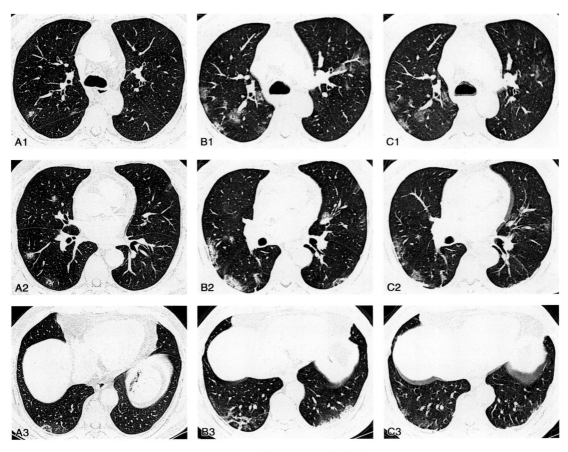

图 4-24 病例 10 动态 CT 表现

[图 A 住院当天 CT:示双肺多发结节影,呈 GGO、混合和实性多种改变(图 A1、图 A2、图 A3);图 B 入院第 5 天复查 CT:示原病灶进展,范围较前增多增大,密度增高,实变,并纤维条索形成(图 B1、图 B2、图 B3);图 C 入院第 9 天复查 CT:原病实性病灶及纤维条索灶吸收密度减低,呈斑片状 GGO 影(图 C1、图 C2、图 C3)]

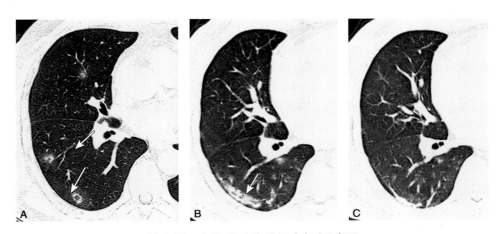

图 4-25 病例 10 病变晕征动态 CT 表现

[图 A 入院当天 CT 示右肺下叶背段多发结节,周围伴稍高密度影晕征(白箭);图 B 入院第 5 天复查 CT 示原右肺下叶背段病变进展、实变,范围增大(白箭),可见胸膜下透亮影;图 C 第 9 天复 CT 示病灶吸收,残留少许条索影及斑片状 GGO]

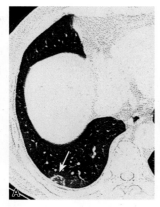
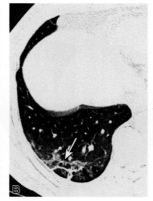
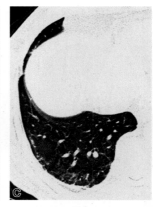

图 4-26　病例 10 病变小叶间隔增厚动态 CT 表现

[图 A 发病第当天 CT 示右肺下叶外侧基底段半圆形病变,由小叶间隔增厚所导致(白箭);
图 B 入院第 5 天复查 CT 示原病变进展、纤维条线形成。病灶半圆内病变吸收密度减低,病
灶呈反晕征(白箭)表现;图 C 入院第 9 天复查 CT 示病灶吸收,仅残留片状模糊影]

本病例特点

- 患者武汉人,具有流行病学史,出现"发热、肌肉酸痛"临床症状时到昆明医疗机构就诊,咽拭子核酸检测阳性且出现典型 CT 表现,故患者为确诊病例并采取隔离治疗;
- 该患者血常规白细胞正常、淋巴细胞稍降低。
- 临床分型:入院隔离治疗期间患者未出现呼吸困难等临床表现,治疗期间血氧饱和度>93%,呼吸频率<21 次/min。按新冠肺炎诊疗方案,该患者分型为普通型,肺部 CT 病灶无明显加重,最终治愈出院。
- 该病例 CT 表现典型:从多发实性结节并晕征到实变、纤维条索形成,进展变化快,最后完全吸收,并结合两次核酸阴性,临床表现消失,患者最后解除隔离治愈出院。半晕征:由于疾病位于胸膜下,受到胸膜限制,病灶晕征仅呈现半圆形。

病例 11

病例介绍

男性,37 岁,原籍云南省宣威市,家住云南省昆明市盘龙区。因"咳嗽、咳痰 6 天,伴发热、全身肌肉酸痛 2 天"到医院就诊。患者无基础病史,入院时体温 36.7℃,咽充血,其余查体无特殊。入院后体温波动于 36.1~38.3℃之间。入院后给予口服克立芝、干扰素雾化抗病毒、盐酸莫西沙星抗感染、止咳化痰对症支持等治疗。患者经过隔离治疗 20 天后治愈出院。

流行病学史

患者长期生活于昆明,无明显流行病学史。自述曾经在所居住小区附近购买水果及干货,后因"咳嗽、咳痰 6 天,伴发热、全身肌肉酸痛 2 天"到医院就诊,咽拭子核酸检测阳性后,收入当地新冠肺炎定点收治医疗机构进行隔离治疗。

新冠病毒核酸检测(表 4-21)

表 4-21　病例 11 新冠病毒核酸检测结果

检测时间	标本	结果
入院当天	咽拭子	(+)
第 4 天	咽拭子	(−)
第 5 天	咽拭子	(−)
第 10 天	咽拭子	(−)
第 12 天	咽拭子	(−)

相关实验室及其他检查(表 4-22)

表 4-22　病例 11 相关实验室检查结果

项目	WBC	LYMPH%	LYMPH#	ESR	CRP	SpO₂	PaO₂/FiO₂
单位	10^9/L	%	10^9/L	mm/h	mg/L	%	mmHg
参考值	3.5~9.5	20~50	1.1~3.2	0~15	0~5	95~98	400~500
入院当天	4.75	19.58	0.93	31	19.2	100	333
第 6 天	9.30	6.88	0.64	86	6.60	95	316
第 9 天	6.41	29.02	1.86	48	0.37	96	320

(WBC：white blood cell，白细胞；LYMPH：lymphocyte，淋巴细胞；ESR：erythrocyte sedimentation rate，红细胞沉降率；CRP：C-reactive protein，C-反应蛋白；SpO₂：血氧饱和度；PaO₂/FiO₂：动脉血氧分压/吸氧浓度＝氧合指数。黑体代表异常)

影像学表现(图 4-27 ~ 图 4-29)

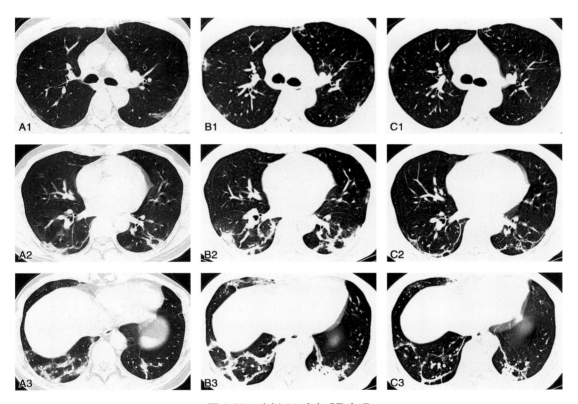

图 4-27　病例 11 动态 CT 表现

[图 A 外院(入院前 1 天)CT：示左肺上叶前段、尖后段及右肺上叶后段多发斑片状 GGO(图 A1)，双肺下叶背段、后基底段多发片状实变及条索(图 A2、图 A3)；图 B 第 4 天复查 CT：原双肺内病变进展，GGO 范围较前增大，实变较前增多(图 B1、图 B2、图 B3)；图 C 第 8 天复查 CT：双肺上叶 GGO 吸收变小(图 C1)，双肺下叶背段、双肺下叶后、外侧基底段实变吸收，残留纤维条索(图 C2、图 C3)]

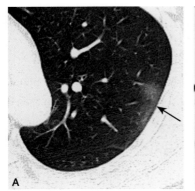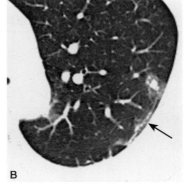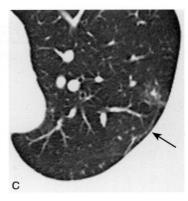

图 4-28　病例 11 病变胸膜下病变动态 CT 表现

[图 A 入院前 1 天(外院)CT 示左肺上叶尖后段胸膜下片状 GGO,病灶与胸膜间可见透亮影(黑箭);图 B 第 4 天复查 CT 示原病灶实变,呈胸膜下线样改变(黑箭);图 C 第 8 天复查 CT 示病灶吸收,残留与邻近胸膜平行的高密度线状影"胸膜下线"(黑箭)]

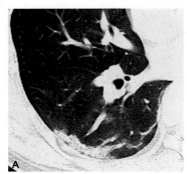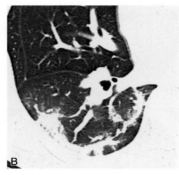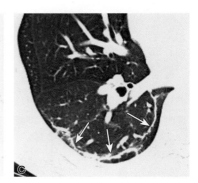

图 4-29　病例 11 病变胸膜下线动态 CT 表现

[图 A 入院前 1 天(外院)CT 示右肺下叶背段大片实变及纤维条索影;图 B 第 4 天复查 CT 示原病灶进展、实变范围增大(病灶似以原纤维条索为中心进展);图 C 第 8 天复查 CT 示原病灶吸收,残留与胸膜平行的条带状高密度线性影(白箭)]

本病例特点

- 患者虽然无明显流行病学史,但出现相应临床症状和典型 CT 表现,且咽拭子核酸检测为阳性,而最终确诊收治隔离治疗。
- 该患者血常规淋巴细胞有所减低,血沉增快。
- 临床分型:住院过程中患者血氧饱和度一直>93%,呼吸频率<23 次/min,肺部病变 48h 内进展<50%。按新冠肺炎诊疗方案,该患者分型为普通型。病程中患者无呼吸困难,隔离治疗后肺部 CT 病灶逐渐吸收,最终治愈出院。
- 该病例 CT 表现典型:从多发 GGO 到大片实变,进展变化快,最后完全吸收,并结合两次核酸阴性,临床表现消失,患者最后解除隔离治愈出院。提示患者入院后第 4 天咽拭子核酸检测阴性,但当天 CT 提示双肺病灶进展(出现多发 GGO 及实变影像),提示影像病变吸收可能滞后于核酸检测变阴。

病例 12

病例介绍

男性,23 岁,云南曲靖人,因"咳嗽 10 天,头晕乏力 3 天,发热 1 天"收治入院。患者入院时体温 36.4℃,双肺呼吸音正常,未闻及明显干湿啰音。入院后体温波动于 36.0~36.4℃。入院后经使用奥司他韦、洛匹那韦/利托那韦和干扰素等抗病毒及莫西沙星抗感染治疗,住院期间患者出现血糖升高及肝损伤,经使用胰岛素控制血糖及双环醇片保肝治疗,患者于 16 天后治愈出院。

流行病学史

患者曾于武汉工作,16 天前无明显诱因出现头晕、乏力,2 天后出现发热,最高体温 38℃,经退热处理后可降至正常,遂到当地医院就诊,疾控部门采样呼吸道分泌物新冠肺炎核酸阳性,今至新冠肺炎定点收治医院隔离治疗。

新冠病毒核酸检测(表 4-23)

表 4-23　病例 12 新冠病毒核酸检测结果

检测时间	标本	结果
入院前 1 天	咽拭子	(+)
入院后第 13 天	咽拭子	(−)
入院后第 15 天	咽拭子	(−)

相关实验室及其他检查(表 4-24)

表 4-24　病例 12 相关实验室检查结果

项目	WBC	LYMPH%	LYMPH#	ESR	CRP	SpO$_2$	PaO$_2$/FiO$_2$
单位	10^9/L	%	10^9/L	mm/h	mg/L	%	mmHg
参考值	3.5~9.5	20~50	1.1~3.2	0~15	0~5	95~98	400~500
入院前 1 天	6.90	15.94	1.10	—	12.51	90	325.8
入院第 10 天	9.00	24.44	2.20	—	5.45	—	—
第 12 天	8.60	38.02	3.27	—	2.70	97	468
第 15 天	8.60	21.51	1.85	32	2.80	96	481

(WBC:white blood cell,白细胞;LYMPH:lymphocyte,淋巴细胞;ESR:erythrocyte sedimentation rate,红细胞沉降率;CRP:C-reactive protein,C-反应蛋白;SpO$_2$:血氧饱和度;PaO$_2$/FiO$_2$:动脉血氧分压/吸氧浓度=氧合指数。黑体代表异常)

影像学表现(图4-30~图4-32)

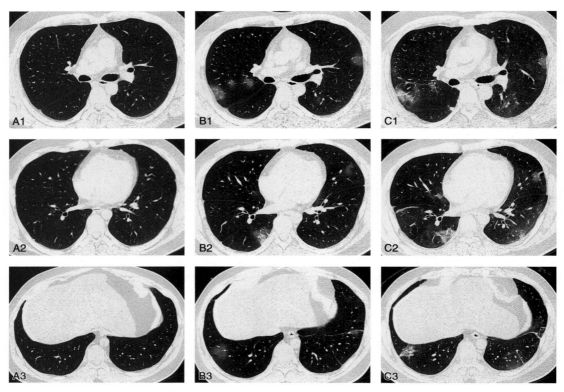

图 4-30 病例 12 动态 CT 表现(一)

[图 A 发病第 3 天 CT:肺内未见异常(图 A1、图 A2、图 A3);图 B 第 7 天复查 CT:双肺多发斑片状 GGO(图 B1、图 B2),左肺下叶见少许纤维索条(图 B3);图 C 第 10 天复查 CT:双肺病灶较前明显变实(图 C1、图 C2),左肺下叶新增片状 GGO(图 C3)]

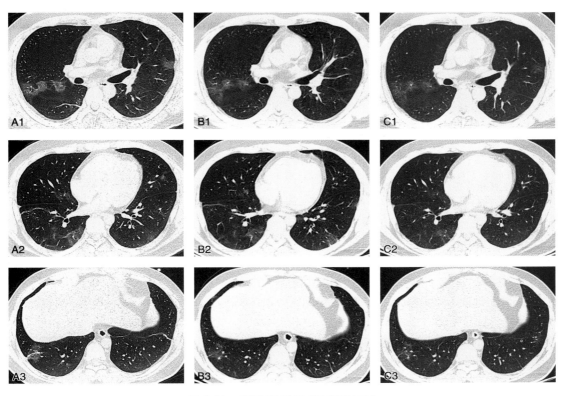

图 4-31　病例 12 动态 CT 表现(二)

[图 A 第 14 天 CT:双肺 GGO 及实变影较前稍吸收变淡(图 A1、图 A2),右肺下叶 GGO 内出现纤维索条(图 A3);图 B 第 20 天复查 CT:双肺病灶较前进一步吸收、变淡(图 B1、图 B2),纤维索条较前稍吸收(图 B3);图 C 第 24 天复查 CT:双肺多发病灶部分较前基本吸收,残留小片状 GGO(图 C2),余肺内病灶较前变化不大(图 C1、图 C3)]

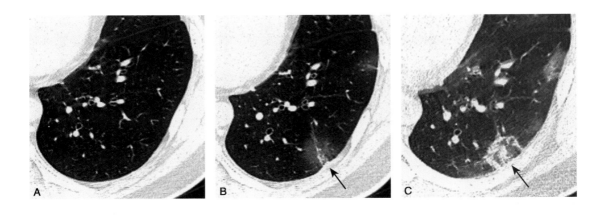

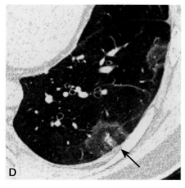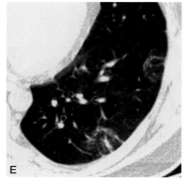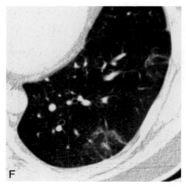

图4-32　病例12反晕征动态CT表现

[图A 发病第3天CT示左肺下叶未见明显病灶;图B 第7天复查CT示左肺下叶胸膜下见片状GGO,
GGO内见纤维索条(黑箭),周边可见晕征;图C 第10天复查病灶中央密度较低,外围为环状实变影,呈
反晕征(黑箭);图D 第14天CT:中央及外围实变影较前吸收变淡,仍呈反晕征(黑箭);图E. 第20天复
查CT:病灶较前进一步吸收、变淡;图F 第24天复查CT:病灶较前进一步吸收,仅呈纤维条索改变]

本病例特点

- 患者发病后首次核酸检测阳性,具有流行病学史、出现相应临床症状,但是首次CT检查
  未发现异常,对于此类患者,应该短期内复查CT。
- 该患者血常规于发病第5天出现淋巴细胞百分比降低,但入院后恢复正常,白细胞未升高。
- 临床分型:尽管患者发病第5天血氧饱和度<94%(文中仅显示了一次),但氧合指数>
  300mmHg,按新冠肺炎诊疗方案,该患者分型为普通型,患者经过治疗后入院第2天血氧
  饱和度>94%且患者无呼吸困难,呼吸频率一直在18~20次/min之间,肺部CT病灶基本
  吸收,最终好转出院。
- 该病例CT表现典型:从多发GGO到实变及纤维化,进展变化快,最后明显吸收,并结合
  两次核酸阴性,临床表现消失,患者最后解除隔离好转出院。提示虽然肺部CT出现实
  变,但患者较年轻,预后较好。

病例13

病例介绍

女性,56岁,广东吴州人。高血压病史多年,因"乏力6天,咳嗽3天"收治入院。患者
入院时体温36.5℃,双肺呼吸音粗。入院后体温波动于36.0~37.0℃之间。入院后经使用
洛匹那韦/利托那韦、重组人干扰素抗病毒治疗,患者14天后治愈出院。

流行病学史

患者长期生活于武汉,8天前乘机从武汉至昆明,6天前出现乏力、伴恶心、干呕,3天前
出现咳嗽、咳痰,至当地医疗机构就诊,后转入新冠肺炎定点收治医院隔离治疗。

新冠病毒核酸检测(表4-25)

表4-25　病例13新冠病毒核酸检测结果

检测时间	标本	结果
入院前1天	咽拭子	(+)
入院第11天	痰、粪便	(+)
第13天	咽拭子	(-)
第14天	咽拭子	(-)

相关实验室及其他检查（表 4-26）

表 4-26 病例 13 相关实验室检查结果

项目	WBC	LYMPH%	LYMPH#	ESR	CRP	SpO$_2$	PaO$_2$/FiO$_2$
单位	10^9/L	%	10^9/L	mm/h	mg/L	%	mmHg
参考值	3.5~9.5	20~50	1.1~3.2	0~15	0~5	95~98	400~500
入院前 1 天	5.52	**17.75**	**0.98**	—	**44.76**	—	—
入院第 2 天	5.47	**16.64**	**0.91**	**83**	**48.92**	97	**342**
第 6 天	4.25	29.88	1.27	**36**	**27.76**	96	**350**
第 13 天	4.14	32.85	1.36	—	2.12	97	—

（WBC：white blood cell，白细胞；LYMPH：lymphocyte，淋巴细胞；ESR：erythrocyte sedimentation rate，红细胞沉降率；CRP：C-reactive protein，C-反应蛋白；SpO$_2$：血氧饱和度；PaO$_2$/FiO$_2$：动脉血氧分压/吸氧浓度＝氧合指数。黑体代表异常）

影像学表现（图 4-33~图 4-35）

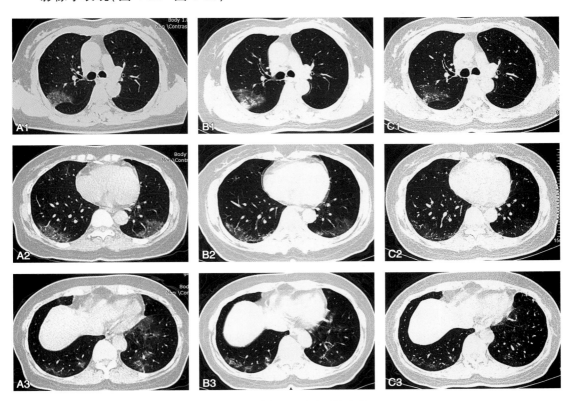

图 4-33 病例 13 动态 CT 表现

［图 A 入院前 1 天即发病第 5 天 CT 检查：示两肺多发斑片状 GGO，呈"铺路石"征（图 A1、图 A2），病灶内可见少量条索影形成，为小叶间隔增厚（图 A3）；图 B 住院后第 5 天即发病第 10 天 CT 复查：示右肺上叶尖后段病灶 GGO 范围有扩大，病灶内实变，密度较前增高（图 B1），右肺中叶、下叶后基底段及左肺下叶多发 GGO 范围缩小，密度减低，病灶内出现小斑片状实变（图 B2），右肺下叶外侧基底段病灶范围有增大，病灶内密度增高（图 B3）；图 C 入院第 11 天复查 CT：示原有 GGO 及实变病灶明显吸收，病灶范围缩小，密度变淡（图 C1、图 C2），病灶内血管增粗（图 C3）］

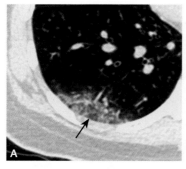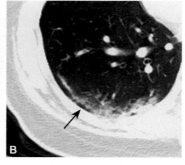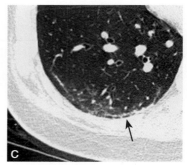

图 4-34　病例 13 病灶转归胸膜下线形成动态 CT 表现

[图 A 入院前 1 天 CT 示右肺下叶后基底段 GGO 病灶与邻近胸膜间少量泡状含气间隙（黑箭）；图 B 入院后第 5 天复查 CT 示原 GGO 病灶吸收，内条状、斑片状实变形成，胸膜间可见胸膜下透亮影（黑箭）；图 C 第 11 天复查病灶进一步吸收，实变影消散，胸膜下线征象形成（黑箭）]

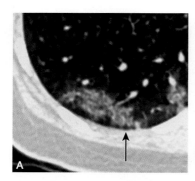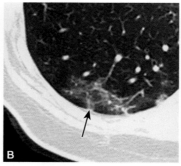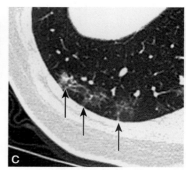

图 4-35　病例 13 病灶转归期胸膜下小叶间隔增厚 CT 表现

[图 A 发病第 5 天即入院前 1 天 CT 示右肺下叶后基底段病灶与邻近胸膜间透亮带内少量短条索粘连（黑箭）；图 B 入院后第 5 天复查 CT 示胸膜下间隙内条索样影明显形成（黑箭）；图 C 第 11 天 CT 复查示磨玻璃影进一步吸收，胸膜下多发短条索影与胸膜相连，与病灶构合，形似"蟹足"（黑箭）]

本病例特点

- 患者病程中无发热，但有明显呼吸道症状。

- 该患者血常规并未出现白细胞异常，但有淋巴细胞计数与淋巴细胞百分比下降，血沉增快，CRP 增高的血象特点。

- 临床分型：患者入院咽拭子病毒核酸检测阳性，氧合指数一直在 300~400mmHg 之间，肺部感染征象提示病毒性肺炎，按新冠肺炎诊疗方案，该患者分型为普通型，患者无呼吸困难，呼吸频率一直在 18~21 次/min 之间，血氧饱和度一直>95%，病程中后期肺部 CT 复查示病灶持续吸收，急性渗出明显减少，且无新发病灶，呼吸道症状明显改善，最终治愈出院，并建议隔离康复休养 2~4 周。

- 该病例 CT 表现典型：两肺多发 GGO，发病第 10 天左右，原发病灶出现部分吸收、部分增多，病灶内斑片、结节样密度增高；进入转归期，病灶 GGO 吸收明显，实变范围缩小，同时，连续两次核酸检测阴性，临床表现消失，患者最终治愈解除隔离。提示 GGO 病灶进入转归期时 GGO 吸收，病灶内出现条片状、条索状实变，形成胸膜下线及"蟹足"样改变，无明显纤维化征象，病灶持续吸收。

病例 14

病例介绍

女性,32 岁,云南昭通人。既往体健,因"发热 6 天"转诊入院。患者入院时体温 36.5℃,有鼻塞、流涕、咽部不适、咳痰症状。入院后无发热,体温波动于 36.0 ~ 36.9℃ 之间。入院后经使用奥司他韦、洛匹那韦/利托那韦、干扰素雾化吸入、复方甘草酸苷等抗病毒、中药方剂对支持治疗,患者于 25 天后治愈出院。

流行病学史

患者长期生活于武汉,8 天前乘机从武汉至昆明,5 天前发热,体温 38.2℃,2 天前病毒核酸检测阳性,转入新冠肺炎定点收治医院隔离治疗。

新冠病毒核酸检测 (表 4-27)

表 4-27　病例 14 新冠病毒核酸检测结果

检测时间	标本	结果
入院前 4 天	咽拭子	(−)
入院前 2 天	咽拭子	(+)
入院第 10 天	咽拭子	(−)
第 11 天	咽拭子、痰	(+)
第 15 天	咽拭子	(−)
第 17 天	咽拭子	(−)
第 25 天	咽拭子	(−)

相关实验室及其他检查 (表 4-28)

表 4-28　病例 14 相关实验室检查结果

项目	WBC	LYMPH%	LYMPH#	ESR	CRP	SpO_2	PaO_2/FiO_2
单位	10^9/L	%	10^9/L	mm/h	mg/L	%	mmHg
参考值	3.5 ~ 9.5	20 ~ 50	1.1 ~ 3.2	0 ~ 15	0 ~ 5	95 ~ 98	400 ~ 500
发病当日	4.28	28.03	1.20	——	3.96	——	——
入院当天	5.39	29.31	1.58	13	0.50	98	463
第 5 天	4.29	30.06	1.29	15	0.87	96	500
第 11 天	4.59	27.89	1.28	49	1.15	97	——
第 19 天	7.81	**17.80**	1.39	——	6.99	95	——

(WBC:white blood cell,白细胞;LYMPH:lymphocyte,淋巴细胞;ESR:erythrocyte sedimentation rate,红细胞沉降率;CRP:C-reactive protein,C-反应蛋白;SpO_2:血氧饱和度;PaO_2/FiO_2:动脉血氧分压/吸氧浓度=氧合指数。黑体代表异常)

影像学表现(图 4-36～图 4-38)

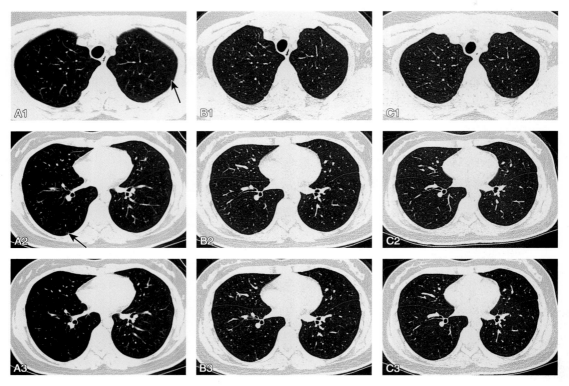

图 4-36　病例 14 动态 CT 表现

[入院前 2 天患者 CT 检查未见异常(此处未展示图像),图 A 住院第 5 天即发病第 10 天 CT:左肺上叶尖后段胸膜下磨玻璃小结节影(图 A1)(黑箭),右肺下叶后基底段胸膜下磨玻璃小结节影,似晕征(图 A2)(黑箭),可见血管影穿入(图 A3);图 B 第 11 天复查 CT:示左肺上叶病已吸收(图 B1),右肺下叶后基底段病灶缩小(图 B2、图 B3);图 C 第 19 天复查 CT:右肺下叶后基底段病灶进一步缩小(图 C2、图 C3),余肺内未见异常(图 C1)]

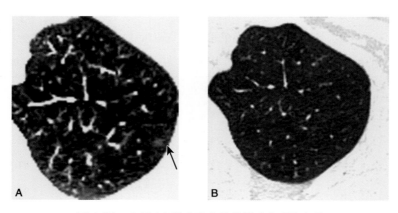

图 4-37　病例 14 磨玻璃小结节影动态 CT 表现

[图 A 发病第 5 天 CT 示左肺上叶磨玻璃小结节影,直径约 0.4cm,层厚 2.5mm 肺窗易漏诊,调整窗宽、窗位观察到左肺上叶尖后段胸膜下浅淡结节灶(黑箭);图 B 第 11 天后复查 CT,病变已吸收]

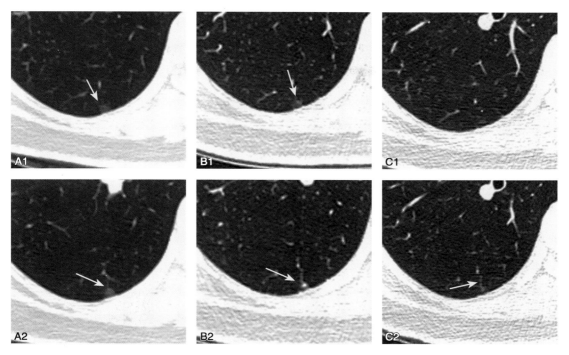

图 4-38　病例 14 病变内支气管扩张动态 CT 表现

[图 A 发病第 5 天 CT 示右肺下叶后基底段胸膜下小磨玻璃影(白箭),直径 0.5cm,可见细分支血管穿入(图 A1、图 A2);图 B 第 11 天复查 CT 示病灶缩小但密度增高,并可见与病灶相连的纤维索条(图 B1、图 B2)(白箭);图 C 第 19 天复查病灶已吸收,纤维索条变细,密度减低(图 C1、图 C2)(白箭)]

本病例特点

- 患者发病后出现发热伴上呼吸道卡他症状,外院 CT 未见异常,但该患者具有确切流行病学史,且核酸检测阳性,为确诊病例。
- 该患者血常规并未出现白细胞和淋巴细胞异常指标。
- 临床分型:患者氧合指数一直>400mmHg,呼吸频率 18~21 次/min 之间,入院后肺 CT 发现不典型病灶,按新冠肺炎诊疗方案,该患者分型为普通型,住院期间无发热,经治疗后肺部病灶吸收,连续 2 次核酸检测阴性,治愈出院,并建议隔离康复休养 2~4 周。
- 该病例 CT 表现不典型:多肺叶内多发磨玻璃小结节影,经治疗后病灶缩小、吸收,住院期间无发热,临床症状消失,CT 复查病灶吸收,连续两次核酸检测阴性,解除隔离治愈出院。因此新冠肺炎 CT 检查,建议使用 1mm 薄层扫描,提高微小结节病灶检出率。

病例 15

病例介绍

　　女性,39 岁,湖北荆门人。既往体健,因"咳嗽 10 天、发热 4 天"收治入院。患者入院时体温 36.9℃,一般情况可,双肺呼吸音粗。入院后体温波动于 36.0~37.5℃ 之间。入院后经使用奥司他韦、洛匹那韦/利托那韦和干扰素、利巴韦林抗病毒治疗,结合中医辨证治疗,患者接受治疗后 13 天体温恢复正常,25 天后治愈出院。

流行病学史

患者长期生活于武汉,6 天前乘机从武汉至昆明,4 天前出现发热,至医疗机构就诊,后转入新冠肺炎定点收治医院隔离治疗。

新冠病毒核酸检测(表 4-29)

表 4-29　病例 15 新冠病毒核酸检测结果

检测时间	标本	结果
入院前 1 天	咽拭子	(+)
第 10 天	血清	(+)
第 15 天	咽拭子	(+)
第 23 天	咽拭子	(−)
第 25 天	咽拭子	(−)

相关实验室及其他检查(表 4-30)

表 4-30　病例 15 相关实验室检查结果

项目	WBC	LYMPH%	LYMPH#	ESR	CRP	SpO$_2$	PaO$_2$/FiO$_2$
单位	10^9/L	%	10^9/L	mm/h	mg/L	%	mmHg
参考值	3.5~9.5	20~50	1.1~3.2	0~15	0~5	95~98	400~500
入院前 3 天	5.15	24.85	1.28	—	—	—	—
入院当天	5.85	20.85	1.22	4	1.12	96	500
第 11 天	7.93	**12.30**	1.03	—	1.14	97	480
第 15 天	6.72	**17.26**	1.16	—	**15.88**	95	—
第 21 天	5.76	30.21	1.74	—	1.60	96	—

(WBC:white blood cell,白细胞;LYMPH:lymphocyte,淋巴细胞;ESR:erythrocyte sedimentation rate,红细胞沉降率;CRP:C-reactive protein,C-反应蛋白;SpO$_2$:血氧饱和度;PaO$_2$/FiO$_2$:动脉血氧分压/吸氧浓度=氧合指数。黑体代表异常)

影像学表现（图 4-39～图 4-40）

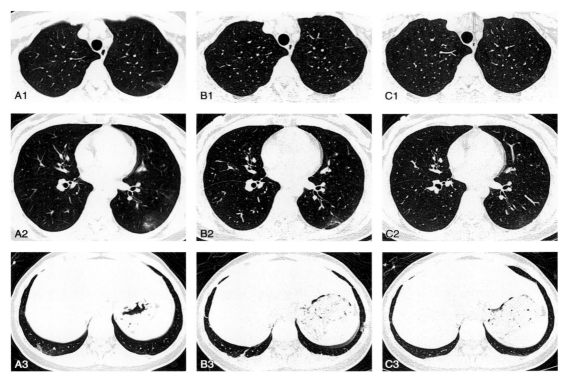

图 4-39　病例 15 动态 CT 表现

［图 A 住院第 6 天即发病第 10 天 CT：示左肺上叶尖后段、双肺下叶肺野外带多发片状 GGO，病灶内少量斑片状实变（图 A1、图 A2、图 A3）；图 B 入院第 11 天复查 CT：示原肺内 GGO 吸收、减少（图 B1），病灶内形成条索、条片状实变，邻近胸膜增厚粘连（图 B2、图 B3）；图 C 第 16 天复查 CT：示双肺 GGO 及实变病灶较前明显吸收（图 C1、图 C2、图 C3）］

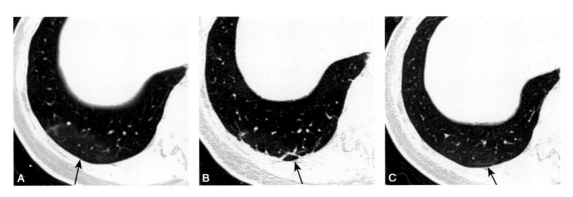

图 4-40　病例 15 GGO 动态 CT 表现

［图 A 住院第 6 天即发病第 10 天 CT：示右肺下叶胸膜下片状浅淡磨玻璃影（黑箭）；图 B 入院第 11 天复查 CT：示 GGO 吸收、减少，邻近胸膜增厚粘，其间形成弧形条索状实变，形似"拱桥"（黑箭）；图 C 第 16 天复查 CT：示病灶较前明显吸收，残留少量浅淡"胸膜下线"（黑箭）］

本病例特点

- 该患者流行病学史明确,一家四口均为确诊病例,为家庭聚集性发病,患者为最先出现的临床症状者,入院前胸片未见异常,核酸检测阳性确诊。
- 该患者发病初期血常规并未出现白细胞和淋巴细胞降低,治疗第 23 天核酸检测转阴。
- 临床分型:患者无呼吸困难,呼吸频率一直在 17 ~ 20 次/min 之间,血氧饱和度一直> 94%,按新冠肺炎诊疗方案,该患者分型为普通型,治疗后患者体温恢复正常,肺部 CT 病灶明显吸收,呼吸道症状消失,并连续 2 次核酸检测阴性,治愈出院,继续随访观察 2 ~ 4 周。
- 该病例 CT 表现典型:发病第 10 天 CT 扫描见肺野外带多发片状 GGO,并少量实变影,后复查 CT 示 GGO 吸收,实变增多并累及胸膜,继续治疗病灶明显吸收,预后良好。

病例 16

病例介绍

男性,40 岁,湖北武汉人。既往体健,因"发热、咳嗽 1 天"收治入院。患者入院时体温 37.0℃,咳嗽、咳痰,双肺呼吸音粗。入院后体温波动于 36.0 ~ 37.5℃ 之间。入院后经使用奥司他韦、洛匹那韦/利托那韦和干扰素抗病毒治疗,中医辨证治疗,患者入院后第 3 天体温恢复正常,25 天后治愈出院。

流行病学史

患者长期生活于武汉,7 天前乘高铁从武汉至昆明,其间其妻子、儿子确诊为新冠肺炎,患者 2 天前发热,后出现咳嗽咳痰,1 天前就医,后转入新冠肺炎定点收治医院隔离治疗。

新冠病毒核酸检测(表 4-31)

表 4-31 病例 16 新冠病毒核酸检测结果

检测时间	标本	结果
入院前 1 天	咽拭子	(+)
第 9 天	粪、尿、痰	(+)
第 14 天	咽拭子	(+)
第 21 天	鼻咽拭子	(+)
第 23 天	咽拭子	(−)
第 25 天	咽拭子	(−)

相关实验室及其他检查（表4-32）

表4-32　病例16相关实验室检查结果

项目	WBC	LYMPH%	LYMPH#	ESR	CRP	SpO$_2$	PaO$_2$/FiO$_2$
单位	10^9/L	%	10^9/L	mm/h	mg/L	%	mmHg
参考值	3.5~9.5	20~50	1.1~3.2	0~15	0~5	95~98	400~500
入院前1天	8.68	**19.47**	1.69	—	1.60	—	—
入院当天	8.56	30.26	2.59	5	2.52	97	422
第5天	**11.29**	29.23	3.30	6	1.20	96	560
第9天	9.78	27.40	2.68	10	3.71	95	—
第18天	7.89	31.05	2.45	—	0.74	96	—
第24天	7.17	32.50	2.33	0.55	1.06	96	—

（WBC：white blood cell，白细胞；LYMPH：lymphocyte，淋巴细胞；ESR：erythrocyte sedimentation rate，红细胞沉降率；CRP：C-reactive protein，C-反应蛋白；SpO$_2$：血氧饱和度；PaO$_2$/FiO$_2$：动脉血氧分压/吸氧浓度＝氧合指数。黑体代表异常）

影像学表现（图4-41~图4-42）

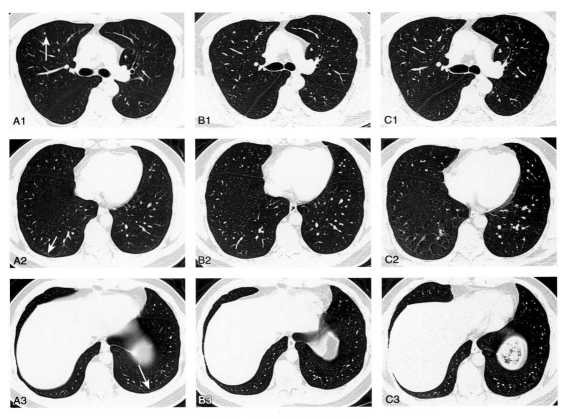

图4-41　病例16动态CT表现

［图A入院第5天即发病第7天CT：示右肺上叶前段散在小点状影，其间钙化（图A1）（白箭），两肺下叶见细线状胸膜下线（图A2、图A3）（白箭）；图B入院第10天复查CT：示右肺上叶病灶无变化，考虑陈旧性病灶（图B1），两肺下叶"胸膜下线"已吸收，余肺内无新发病灶（图B2、图B3）；图C第18天复查CT：示左肺上叶前段陈旧性病灶（图C1），余肺内未见异常征象（图C2、图C3）］

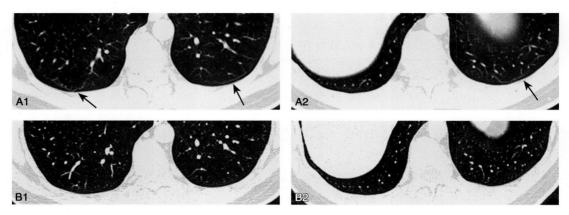

图 4-42 病例 16 胸膜下线 CT 征象

[入院前至入院后第 4 天均行胸部 X 线检查,双肺未见异常征象;入院第 5 天即发病第 7 天 CT 仅见两肺下叶胸膜下弧形条索状影,边界清晰(黑箭)(图 A1、A2);入院第 10 天复查 CT 示两肺下叶"胸膜下线"已完全吸收(图 B1、B2)]

本病例特点

- 患者有明确流行病史,其妻儿先于其确诊,为家庭聚集性发病。
- 该患者血常规并未出现白细胞和淋巴细胞降低;入院后 21 天内检测病毒核酸持续阳性,第 23 天转阴。
- 临床分型:患者发病前 5 天均有发热、上呼吸道症状,治疗后体温恢复,症状消失,患者无呼吸困难,呼吸频率一直在 17~20 次/min 之间,血氧饱和度一直>95%,按新冠肺炎诊疗方案,该患者分型为普通型,经治疗后连续 2 次核酸检测阴性,最终治愈出院。
- 该病例 CT 不典型:患者入院后第 5 天进行 CT 检查,除右肺上叶前段陈旧性病灶外,仅可见两肺下叶少量"胸膜下线",边界清晰,入院 10 天复查病灶已完全吸收,后续复查无新发病灶出现。

病例 17

病例介绍

男性,52 岁,湖北武汉人。糖尿病史 2 年,因"发热 7 天"转诊入院。患者入院时体温 36.3℃,一般情况可,双肺呼吸音粗。入院后体温波动于 36.2~37.3℃之间。入院后经使用奥司他韦、洛匹那韦/利托那韦和干扰素、盐酸阿比多尔抗病毒治疗,中医辨证治疗,治疗期间无发热,30 天后治愈出院。

流行病学史

患者长期生活于昆明,2 个月前去往武汉,12 天前返回昆明,5 天前出现发热等临床症状就医,后转入当地新冠肺炎收治定点医院隔离治疗。

新冠病毒核酸检测(表 4-33)

表 4-33 病例 17 新冠病毒核酸检测结果

检测时间	标本	结果
入院前 1 天	咽拭子	(+)
第 14 天	痰、粪便	(+)
第 15 天	咽拭子	(+)
第 19 天	咽拭子	(+)

续表

检测时间	标本	结果
第 27 天	咽拭子	（＋）
第 28 天	咽拭子	（－）
第 29 天	咽拭子	（－）

相关实验室及其他检查（表 4-34）

表 4-34　病例 17 相关实验室检查结果

项目	WBC	LYMPH%	LYMPH#	ESR	CRP	SpO$_2$	PaO$_2$/FiO$_2$
单位	10^9/L	%	10^9/L	mm/h	mg/L	%	mmHg
参考值	3.5~9.5	20~50	1.1~3.2	0~15	0~5	95~98	400~500
入院当天	4.48	18.30	0.82	10	15.63	93	446
第 5 天	6.14	20.85	1.28	35	16.17	95	352
第 13 天	5.26	32.51	1.71	20	1.35	96	—
第 24 天	5.38	22.12	1.19	20	0.23	96	—
第 30 天	3.67	27.80	1.02	10	0.35	95	—

（WBC：white blood cell，白细胞；LYMPH：lymphocyte，淋巴细胞；ESR：erythrocyte sedimentation rate，红细胞沉降率；CRP：C-reactive protein，C-反应蛋白；SpO$_2$：血氧饱和度；PaO$_2$/FiO$_2$：动脉血氧分压/吸氧浓度＝氧合指数。黑体代表异常）

影像学表现（图 4-43 ~ 图 4-44）

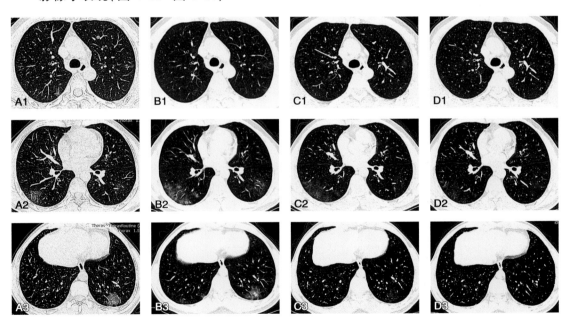

图 4-43　病例 17 动态 CT 表现

［图 A 入院前 1 天即发病第 4 天 CT：示双肺野外带多发片状 GGO（图 A1、图 A2），GGO 内可见穿行血管增粗征象（图 A3）；图 B 入院第 10 天复查 CT：示双肺上叶 GGO 吸收，胸膜下少量条索形成（图 B1），双下肺 GGO 增多、范围扩大，病灶密度不均、边界不清，内见不规则斑片状密度增高（图 B2），与邻近胸膜间短条索状影相粘连（图 B3）；图 C 入院第 20 天复查 CT：示双肺 GGO 及实变病灶吸收明显，病灶密度减低，范围缩小（图 C1、图 C2、图 C3）；图 D 入院第 30 天 CT：示病灶进一步吸收，仅见少量浅淡 GGO 存留（图 D1、图 D2、图 D3）］

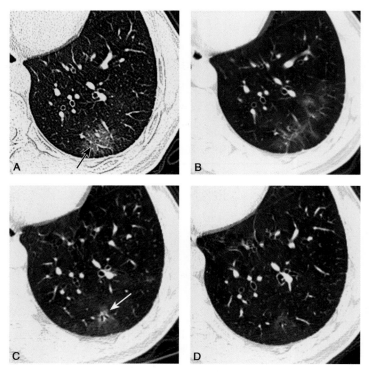

图 4-44　病例 17 病变内血管纠集增粗及支扩征象动态 CT 表现

[图 A 入院前 1 天即发病第 4 天 CT：左肺下叶后基底段片状 GGO，内见穿行血管向心性纠集，血管管径增粗，与邻近胸膜间见小叶间隔增厚影（黑箭）；图 B 入院第 10 天复查 CT：GGO 吸收，外侧基底段新增小斑片 GGO，病灶内少量条索形成，邻近胸膜均可见毛刺状粘连；图 C 入院第 20 天复查 CT：左肺下叶 GGO 及条索状病灶吸收明显，病灶"紧缩"，内见小囊状充气支气管影（白箭）；图 D 入院第 30 天 CT 示病灶进一步吸收，亚段扩张支气管及增粗血管较前恢复]

本病例特点

- 患者发病流行病学史明确，出现临床症状和典型的 CT 表现，经核酸检测阳性确诊。
- 该患者发病前期血常规出现白细胞和淋巴细胞降低，血沉增快，生化指标出现 CRP 增高，治疗后恢复。
- 临床分型：但患者无呼吸困难，呼吸频率一直在 17~20 次/min 之间，血氧饱和度一直＞94%，氧合指数＞300mmHg，按新冠肺炎诊疗方案，该患者分型为普通型，肺部 CT 炎性病灶明显吸收，连续 2 次核酸检测阴性，治愈出院，继续康复随访 2~4 周。
- 该病例 CT 表现典型：双肺多发 GGO，前期变化快，增多、新发与吸收并存，GGO 内可见穿行血管纠集、增粗征象，吸收期病灶内见牵拉性支扩，病灶与邻近胸膜"蟹足"状粘连，治疗后，病灶继续吸收，增粗纠集血管影及支扩征象恢复，增厚粘连胸膜吸收，预后良好，结合两次核酸阴性，临床表现消失，患者达到治愈出院标准。

病例 18

病例介绍

女性,37 岁,湖北武汉人。因密切接触新冠肺炎患者,行新冠病毒核酸检测阳性入院。患者入院时无异常症状,体温 37.0℃,双肺呼吸音粗。入院后体温波动于 36.0~38.6℃ 之间。入院后经使用洛匹那韦/利托那韦和干扰素、利巴韦林、阿比朵尔、磷酸氯喹等抗病毒、哌拉西林他唑巴坦抗感染、人免疫球蛋白等治疗,入院后患者出现发热,第 10 天后体温恢复正常,治疗过程中无其他症状,第 24 天出院。

流行病学史

患者长期生活于武汉,14 天前乘飞机从武汉至昆明,之后乘私家车到玉溪,与新冠肺炎患者密切接触。

新冠病毒核酸检测 (表 4-35)

表 4-35 病例 18 新冠病毒核酸检测结果

检测时间	标本	结果
入院后第 2 天	咽拭子	(+)
第 17 天	咽拭子、痰	(−)
第 18 天	咽拭子、痰	(+)
第 21 天	咽拭子、痰	(−)
第 23 天	咽拭子、痰	(−)

相关实验室及其他检查 (表 4-36)

表 4-36 病例 18 相关实验室检查结果

项目	WBC	LYMPH%	LYMPH#	ESR	CRP	SpO$_2$	PaO$_2$/FiO$_2$
单位	10^9/L	%	10^9/L	mm/h	mg/L	%	mmHg
参考值	3.5~9.5	20~50	1.1~3.2	0~15	0~5	95~98	400~500
入院当天	5.27	26.19	1.38	28	5.80	94	325
第 7 天	3.02	27.15	0.82	59	34.60	96	402
第 17 天	3.70	44.86	1.66	39	11.70	96	—
第 23 天	4.41	40.36	1.78	23	1.24	97	—

(WBC:white blood cell,白细胞;LYMPH:lymphocyte,淋巴细胞;ESR:erythrocyte sedimentation rate,红细胞沉降率;CRP:C-reactive protein,C-反应蛋白;SpO$_2$:血氧饱和度;PaO$_2$/FiO$_2$:动脉血氧分压/吸氧浓度=氧合指数。黑体代表异常)

影像学表现(图 4-45~图 4-46)

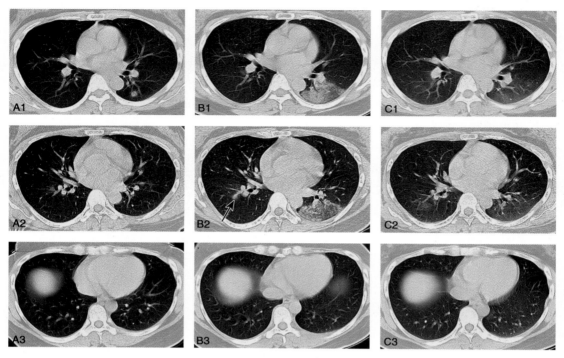

图 4-45　病例 18 动态 CT 表现

[图 A 入院当天 CT:示左肺下叶背段结节状 GGO(图 A1),余肺内未见异常(图 A2、A3)。图 B 第 4 天复查 CT:示左肺下叶背段病灶较前扩散,呈斑片状高密度病灶(图 B1),右肺下叶出现新发病灶(图 B2,黑箭),余肺内未见异常(图 B3);图 C 第 18 天复查 CT:双肺下叶背段病灶较前明显吸收减少、密度减低,呈消散期改变(图 C1、C2)]

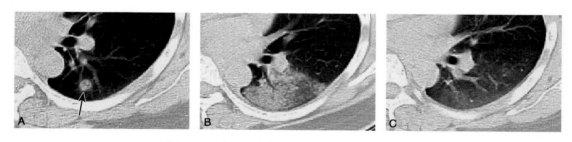

图 4-46　病例 18 病变伴晕征 GGO 动态 CT 表现

[图 A 入院当天 CT 示左肺下叶背段 GGO 结节,边缘可见晕征影像(黑箭);图 B 第 4 天复查:结节病灶较前明显增大,呈斑片状高密度病灶;图 C 第 18 天复查 CT 示左双肺下叶背段病灶较前明显吸收减少、密度减低,呈消散期改变]

本病例特点

- 该患者具有流行病学史、出现相应临床症状和典型的 CT 表现,两次核酸阳性,确定为新冠肺炎感染。
- 该患者入院诊疗过程中血常规均未出现白细胞和淋巴细胞降低。入院当天有 CRP 升高的情况,其后逐渐升高,经治疗出院前恢复至正常。患者血沉(ESR)在全病程中均升高。

- 临床分型：患者入院时无呼吸道症状，氧合指数<400mmHg 但>300mmHg，按新冠肺炎诊疗方案，该患者分型为普通型，入院后患者出现发热，无呼吸困难，呼吸频率一直在 17~22 次/min 之间，血氧饱和度一直>94%，治疗后肺部 CT 病灶较前明显吸收好转。
- 该病例 CT 表现典型：入院即表现为单发 GGO，有晕征影像，其后病灶扩散，并在右肺下叶出现新发病灶，病变变化较快，经治疗后大部吸收、消散，符合病灶转归影像。

病例 19

病例介绍

女性，62 岁，湖北武汉人。有"慢性支气管炎""2 型糖尿病"5 年，26 年前有"甲状腺癌"手术史。因"咳嗽、咳痰 1 月余，加重 5 天"收治入院。患者入院时体温 36.8℃，双肺呼吸音粗。入院后体温波动于 36.0~37.0℃ 之间。入院后经使用洛匹那韦/利托那韦和干扰素、阿比朵尔、磷酸氯喹等治疗，治疗中体温一直正常，咳嗽、咳痰症状明显减轻，两次咽拭子、痰检测核酸阴性，肺部 CT 明显好转，第 24 天予出院。

流行病学史

患者长期生活于武汉，12 天前乘飞机从武汉至昆明，之后乘私家车到玉溪，5 天前因症状加重至新冠肺炎定点收治医院隔离治疗。

新冠病毒核酸检测（表 4-37）

表 4-37　病例 19 新冠病毒核酸检测结果

检测时间	标本	结果
入院后第 2 天	咽拭子	（+）
第 17 天	咽拭子	（+）
第 21 天	咽拭子、痰	（－）
第 23 天	咽拭子、痰	（－）

相关实验室及其他检查（表 4-38）

表 4-38　病例 19 相关实验室检查结果

项目	WBC	LYMPH%	LYMPH#	ESR	CRP	SpO$_2$	PaO$_2$/FiO$_2$
单位	10^9/L	%	10^9/L	mm/h	mg/L	%	mmHg
参考值	3.5~9.5	20~50	1.1~3.2	0~15	0~5	95~98	400~500
入院当天	5.00	29.40	1.47	—	23.70	94	340.1
第 9 天	8.78	15.03	1.32	40	6.35	95	—
第 19 天	6.74	29.67	2.00	30	1.24	98	623.8
第 23 天	6.78	19.32	1.31	18	1.22	98	451

（WBC：white blood cell，白细胞；LYMPH：lymphocyte，淋巴细胞；ESR：erythrocyte sedimentation rate，红细胞沉降率；CRP：C-reactive protein，C-反应蛋白；SpO$_2$：血氧饱和度；PaO$_2$/FiO$_2$：动脉血氧分压/吸氧浓度＝氧合指数。黑体代表异常）

影像学表现（图 4-47~图 4-49）

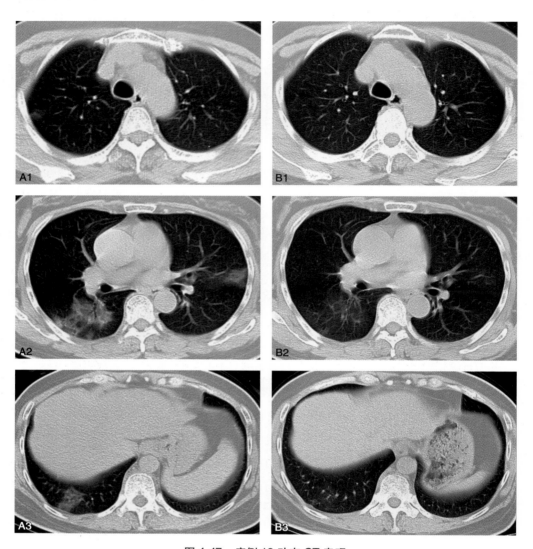

图 4-47 病例 19 动态 CT 表现

［图 A 住院当天即发病第 2 天 CT：示右肺上叶尖段、右肺下叶背段及后基底段、左肺上叶上下舌段多发斑片状 GGO（图 A1、A2、A3）；图 B 入院第 20 天复查 CT：示原双肺多发病灶已大部吸收，少量病灶有纤维索条改变（图 B1、图 B2、图 B3）］

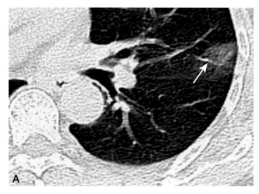
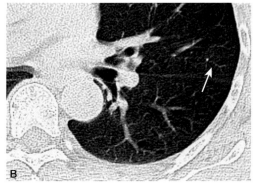

图 4-48　病例 19 病变内血管增粗征象动态 CT 表现

［图 A 发病第 2 天 CT 示左肺上叶片状 GGO 内可见血管增粗（白箭）；图 B 第 20 天复查病灶已基本吸收，原增粗血管已恢复（白箭）］

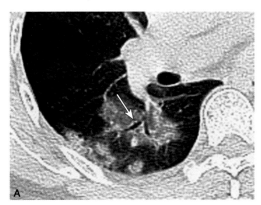
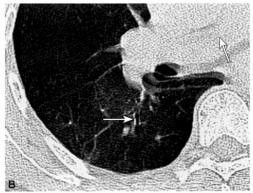

图 4-49　病例 19 病变内支气管扩张动态 CT 表现

［图 A 发病第 2 天 CT 示右肺下叶背段分支支气管可见局限性扩张，并可见壁增厚（白箭）；图 B 第 20 天复查 CT 示原右肺下叶背段病变较前明显吸收减少，原扩张支气管较前恢复，壁未见增厚（白箭）］

本病例特点

- 该患者具有流行病学史、出现相应临床症状和典型的 CT 表现，两次核酸阳性，确定为新冠肺炎感染，其临床症状时间较长，估计与慢支炎相关。
- 该患者入院当天血常规并未出现白细胞和淋巴细胞降低，但有 CRP 升高的情况，入院第 9 天出现淋巴细胞降低、白细胞仍正常及 CRP 略有升高的情况，入院后第 9 天、第 19 天查血沉均有增高的情况，第 23 天血沉恢复正常。
- 临床分型：患者入院后呼吸道症状减轻，氧合指数<400mmHg 但>300mmHg，按新冠肺炎诊疗方案，该患者分型为普通型，患者无发热症状、无呼吸困难，呼吸频率一直在 17~22 次/min 之间，血氧饱和度一直>94%，肺部 CT 病灶较前明显吸收好转。
- 该病例 CT 表现典型：入院即表现为多发 GGO，部分病灶内可见血管增粗及支气管扩张影像，最后大部吸收，符合病灶转归影像。

病例20

病例介绍

男性,23岁,云南保山人。既往体健,因"发热、干咳、咽痛6天"收治入院。患者入院时体温37.3℃,入院后体温波动于36.1~37.6℃之间。入院后经抗病毒等治疗,30天后治愈出院。

流行病学史

患者长期在武汉上学,7天前乘坐高铁从武汉至昆明,当天乘坐大巴从昆明到保山,6天前出现发热至诊所治疗未愈,后至新冠肺炎定点收治医院隔离治疗。

新冠病毒核酸检测(表4-39)

表4-39 病例20新冠病毒核酸检测结果

检测时间	标本	结果
入院后第1天	咽拭子	(+)
第10天	咽拭子	(+)
第27天	痰、血清	(-)

相关实验室及其他检查(表4-40)

表4-40 病例20相关实验室检查结果

项目	WBC	LYMPH%	LYMPH#	ESR	CRP
单位	10^9/L	%	10^9/L	mm/h	mg/L
参考值	3.5~9.5	20~50	1.1~3.2	0~15	0~5
入院当天	4.44	**59.91**	2.66	7	3.35
第9天	7.73	**15.91**	1.23	—	2.99
第18天	5.37	35.75	1.92	6	—
第26天	6.33	30.81	1.95	—	—
第28天	—	—	—	13	1.08

(WBC:white blood cell,白细胞;LYMPH:lymphocyte,淋巴细胞;ESR:erythrocyte sedimentation rate,红细胞沉降率;CRP:C-reactive protein,C-反应蛋白;SpO_2:血氧饱和度;PaO_2/FiO_2:动脉血氧分压/吸氧浓度=氧合指数。黑体代表异常)

影像学表现(图 4-50 ~ 图 4-52)

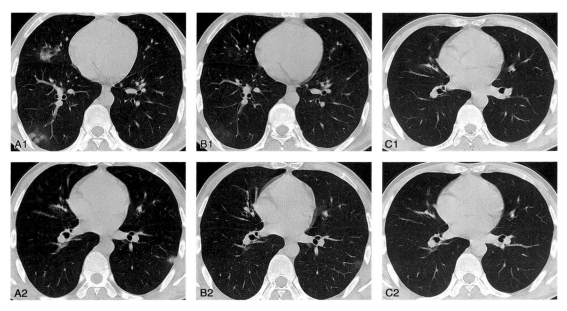

图 4-50　病例 20 动态 CT 表现

[图 A 住院当天即发病第 6 天 CT : 示右肺中叶、双肺下叶近胸膜处多发片状、片结状 GGO(图 A1、图 A2) ; 图 B 第 4 天复查 CT 示 : 原多发病灶较前明显吸收、变淡, 范围较前减小(图 B1、图 B2) ; 图 C 第 21 天复查所有病灶均完全吸收(图 C1、图 C2)]

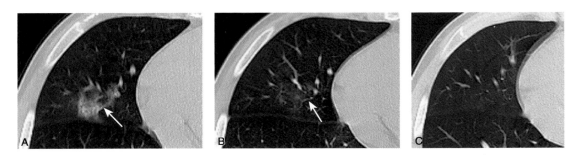

图 4-51　病例 20 病变伴发血管改变及肺间质增厚征象动态 CT 表现

[图 A 入院第 1 天 CT 示右肺中叶斜裂胸膜下片状 GGO, 其内可见血管增粗(白箭) 及血管集束征, 小叶内间质增厚呈铺路石征, 叶间胸膜牵拉移位 ; 图 B 第 4 天复查 CT 示原右肺中叶病变较前明显吸收, 原增粗血管恢复(白箭) ; 图 C 第 21 天复查所有病灶均吸收]

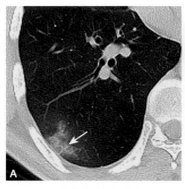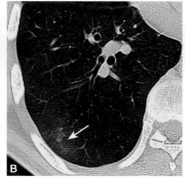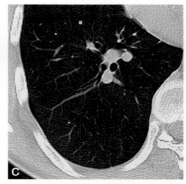

图 4-52　病例 20 病变内扩张的支气管动态 CT 表现

[图 A 入院第 1 天 CT 示右肺下叶后基底段近背侧胸膜处 GGO,周围可见晕征,其内可见小叶间隔增厚(白箭);图 B 第 4 天复查 CT 示原右肺下叶后基底段病变较前吸收,可见扩张的支气管(白箭);图 C 第 21 天复查病灶已完全吸收,扩张的支气管已恢复]

本病例特点

- 患者具有流行病学史,出现临床症状 6 天后就诊,连续二次核酸检测为阳性,并出现典型的 CT 表现,因此为典型确诊病例。
- 该患者血常规并未出现白细胞和淋巴细胞减少,CRP、血沉正常,仅入院当天血常规出现淋巴细胞百分比升高。
- 临床分型:患者具有干咳、发热等呼吸道症状,并具有典型的 CT 肺炎表现,按新冠肺炎诊疗方案,该患者分型为普通型。
- 该病例 CT 表现典型:双肺近胸膜处多发片状 GGO,伴铺路石征、晕征和小叶间隔增厚,入院第 4 天复查 CT 病灶较前明显吸收、消散,出现支气管扩张,第 21 天复查 CT 所有病灶均已吸收。患者临床表现消失,入院第 27 天痰、血清核酸检测结果阴性,最后解除隔离治愈出院。

病例 21

病例介绍

女性,66 岁,湖北武汉人。既往体健,因"胸闷、气促、乏力、发热 5 天"收治入院。患者入院时体温 37.0℃,入院后体温波动于 36.3~37.0℃ 之间,住院期间体温正常。入院后经抗病毒治疗,15 天后治愈出院。

流行病学史

患者长期生活于武汉,5 天前自武汉乘飞机抵达昆明,后乘动车到大理,今出现发热、乏力症状后主动到大理新冠肺炎定点收治医院隔离治疗。

新冠病毒核酸检测（表 4-41）

表 4-41　病例 21 新冠病毒核酸检测结果

检测时间	标本	结果
入院前一天	咽拭子	（−）
入院当天	咽拭子、血清	（＋）
第 12 天	咽拭子	（−）
第 14 天	咽拭子	（−）

相关实验室及其他检查（表 4-42）

表 4-42　病例 21 相关实验室检查结果

项目	WBC	LYMPH%	LYMPH#	ESR	CRP	D-二聚体
单位	10^9/L	%	10^9/L	mm/h	mg/L	mg/L
参考值	3.5~9.5	20~50	1.1~3.2	0~15	0~5	<0.5
入院前一天	4.40	20.45	0.90	—	—	—
第 2 天	5.04	21.23	1.07	63	49.5	0.54
第 7 天	5.73	21.47	1.23	—	—	—
第 10 天	5.32	23.50	1.25	—	49.5	—

（WBC：white blood cell，白细胞；LYMPH：lymphocyte，淋巴细胞；ESR：erythrocyte sedimentation rate，红细胞沉降率；CRP：C-reactive protein，C-反应蛋白。黑体代表异常）

影像学表现（图 4-53 ~ 图 4-55）

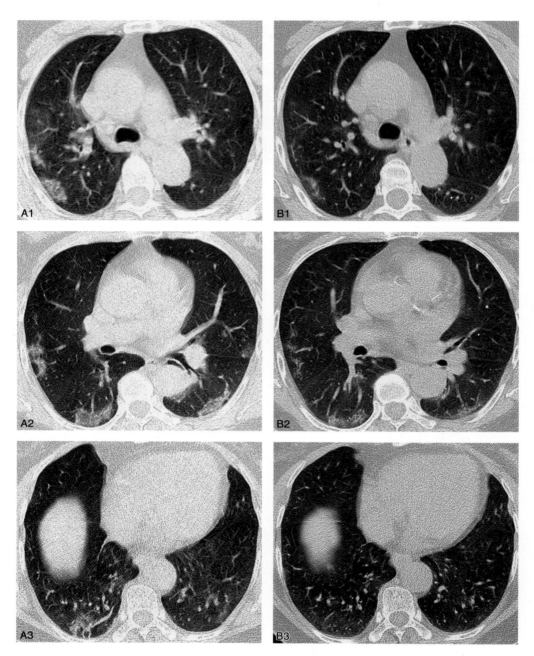

图 4-53 病例 21 动态 CT 表现

[图 A 住院第 6 天即发病第 11 天 CT 示：双肺胸膜下多发片状、条片状 GGO（图 A1、图 A2、图 A3）；
图 B 发病第 17 天复查 CT 示：原双肺病变较前吸收，双侧胸膜下多发 GGO 密度减低（图 B1、图 B2、
图 B3），可见与胸膜长轴平行的纤维条索（图 B1）]

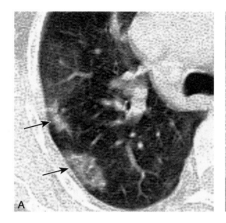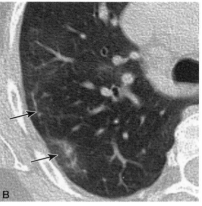

图 4-54 病例 21 病变伴发胸膜改变动态 CT 表现

[图 A 发病第 11 天 CT 示右肺上叶多发小斑片状 GGO,大部分病变沿胸膜下呈长条片状分布,可见胸膜下透亮影和与胸膜之间小叶间隔增厚(黑箭);图 B 发病第 17 天复查 CT 示原右肺上叶病变较前明显吸收变淡,可见胸膜下线(黑箭)]

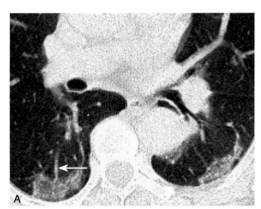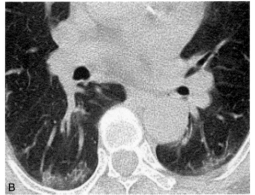

图 4-55 病例 21 病变伴发血管改变动态 CT 表现

[图 A 发病第 11 天 CT 示双肺下叶背段背侧胸膜下片状 GGO,其内血管增粗并可见血管集束征(白箭);图 B 发病第 17 天复查 CT 示原双肺下叶病变较前稍吸收变淡,血管增粗恢复]

本病例特点

- 虽然入院前 1 天的咽拭子核酸检测结果为阴性,但该患者具有流行病学史,出现相应临床症状,为疑似病例,因此需复查。入院当天复查咽拭子、血清核酸检测结果为阳性,该患者最终为确诊病例。

- 该患者多次查血常规及感染相关指标出现淋巴细胞降低,ESR、CRP 明显升高,D-二聚体稍增高,实验室结果较为典型。

- 临床分型:该患者出现典型临床症状,胸部 CT 出现肺炎表现,按新冠肺炎诊疗方案,该患者分型为普通型。

- 该病例 CT 表现典型:双侧胸膜下多发片状、条片状 GGO,治疗后复查胸部 CT 提示病变明显吸收消散,局部形成纤维条索,并未出现新发病灶,第3次复查核酸阴性,临床症状消失,患者最后解除隔离治愈出院。

病例 22

病例介绍

女性,70岁,湖北武汉人。既往体健,因"低热、咳嗽、乏力7天"收治入院。患者入院时体温37.5℃,入院后体温波动于36.1~37.5℃之间。入院经抗病毒治疗后体温恢复正常,18天后治愈出院。

流行病学史

患者长期生活于武汉,10天前乘高铁从武汉到昆明,换乘动车到达大理,其间自驾车在大理、丽江旅游,6天前返回大理,出现低热、咳嗽、乏力症状7天,今至当地新冠肺炎定点收治医院隔离治疗。

新冠病毒核酸检测(表 4-43)

表 4-43　病例 22 新冠病毒核酸检测结果

检测时间	标本	结果
入院当天	咽拭子	(+)
第 4 天	咽拭子	(−)
第 10 天	咽拭子	(−)
第 16 天	咽拭子	(−)

相关实验室及其他检查(表 4-44)

表 4-44　病例 22 相关实验室检查结果

项目	WBC	LYMPH%	LYMPH#	ESR	CRP	D-二聚体
单位	10^9/L	%	10^9/L	mm/h	mg/L	μg/L
参考值	3.5~9.5	20~50	1.1~3.2	0~15	0~5	<0.5
入院第 2 天	6.23	9.15	0.57	14	82.70	0.436
第 4 天	5.47	16.27	0.89	—	7.40	>0.50
第 6 天	4.84	18.60	0.90	—	26.70	0.215

(WBC:white blood cell,白细胞;LYMPH:lymphocyte,淋巴细胞;ESR:erythrocyte sedimentation rate,红细胞沉降率;CRP:C-reactive protein,C-反应蛋白。黑体代表异常)

影像学表现(图 4-56~图 4-57)

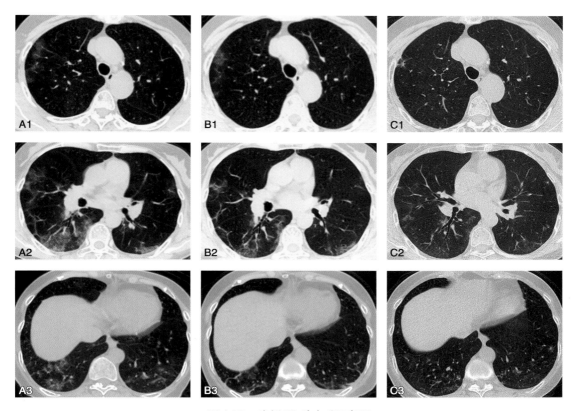

图 4-56　病例 22 动态 CT 表现

[图 A 住院当天即发病第 7 天 CT 示:双肺多发斑片状、条片状 GGO(图 A1 图 A2、图 A3);图 B 第 11 天复查 CT 示:原双肺下叶病变较前吸收,但仍可见片状、结节状密度不等 GGO 及多发条索影(图 B1、图 B2、图 B3);图 C 第 18 天复查 CT:双肺大部分病灶已吸收消散,双肺下叶各基底段残留部分 GGO 伴纤维化(图 C1、图 C2、图 C3)]

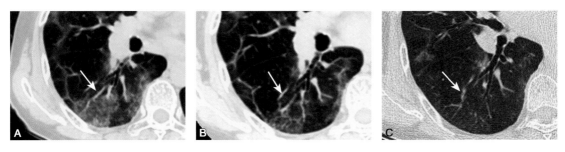

图 4-57　病例 22 病变内肺间质间隔网格样增厚及血管增粗动态 CT 表现

[图 A 发病第 7 天 CT 示:右肺下叶背段背侧胸膜下片状 GGO,其内血管增粗(白箭)、小叶内间质增厚;图 B 第 11 天复查 CT 示原右肺下叶病变较前稍吸收变淡,但仍可见血管增粗(白箭),并可见胸膜下线;图 C 第 18 天复查 CT:原右肺下叶病灶已完全吸收,仅残留少量条索,增粗血管恢复(白箭)]

本病例特点

- 患者具有流行病学史,出现临床症状 7 天后就诊,首次核酸检测结果即为阳性,并出现典型的胸部 CT 表现,因此为典型确诊病例。

- 该患者入院后三次血常规均出现淋巴细胞计数降低,淋巴细胞百分比下降,感染指标 CRP 明显升高,入院第 4 天出现 D-二聚体升高。
- 临床分型:该患者出现了典型临床症状及肺炎影像学表现,按新冠肺炎诊疗方案,该患者分型为普通型。患者早期肺内病灶范围较大,经积极治疗后肺内病灶逐渐吸收,最终治愈出院。
- 该病例 CT 表现较为典型:发病早期双肺多发片状、条片状 GGO,范围较大,后经积极治疗,肺内病灶变化快,最后大部分吸收消散,残留纤维条索及小结片状 GGO,结合三次核酸阴性,临床症状消失,患者最后解除隔离治愈出院。

病例 23

病例介绍

女性,40 岁,湖北武汉人。既往体健,因"无明显诱因咳嗽、咳痰 2 天"收治入院。患者入院时体温 36.6℃,入院后体温波动于 36.5~36.6℃之间。入院后经洛匹那韦/利托那韦、奥司他韦抗病毒、干扰素雾化等治疗,同时加用"阿奇霉素"抗感染治疗,19 天后治愈出院。

流行病学史

患者长期在武汉打工,13 天前乘动车达到昆明,曾在昆明酒店居住一晚,次日乘动车回到楚雄,曾到楚雄酒店居住一晚,11 天前乘客车回家中。今出现症状后至当地新冠肺炎定点收治医院隔离治疗。

新冠病毒核酸检测（表 4-45）

表 4-45　病例 23 新冠病毒核酸检测结果

检测时间	标本	结果
入院前 1 天	咽拭子、痰液、血液	(+)
入院第 3 天	咽拭子	(-)
第 7 天	咽拭子	(+)
第 10 天	咽拭子、痰液	(+)
第 15 天	痰液	(-)
第 16 天	咽拭子、痰液	(-)

相关实验室及其他检查（表 4-46）

表 4-46　病例 23 相关实验室检查结果

项目	WBC	LYMPH%	LYMPH#	ESR	CRP
单位	10^9/L	%	10^9/L	mm/h	mg/L
参考值	3.5~9.5	20~50	1.1~3.2	0~15	0~5
入院当天	4.40	22.50	0.99	-	-
第 6 天	4.27	33.36	1.42	59	20.80
第 18 天	4.62	28.35	1.31	-	15.60

（WBC:white blood cell,白细胞;LYMPH:lymphocyte,淋巴细胞;ESR:erythrocyte sedimentation rate,红细胞沉降率;CRP:C-reactive protein,C-反应蛋白。黑体代表异常。）

影像学表现(图 4-58~图 4-60)

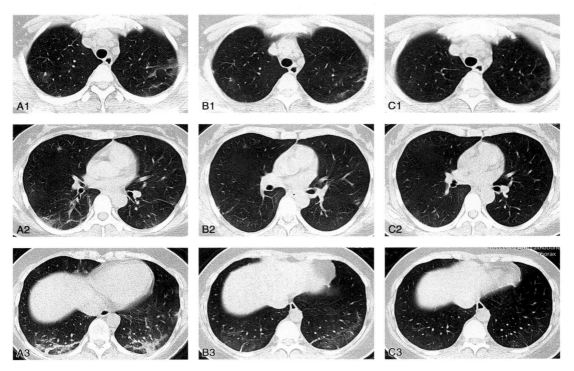

图 4-58　病例 23 动态 CT 表现

[图 A 入院第 3 天即发病第 5 天 CT:示双肺多发大小、密度不等斑片、结片状 GGO,基底段伴部分斑片状实变影(图 A1、图 A2、图 A3);图 B 发病第 11 天复查 CT:示原双肺上叶多发病灶较前吸收变淡,但仍可见血管增粗(图 B1),双肺下叶背段迂曲、增粗血管束较前明显变细(图 B2),双肺下叶后基底段多发病灶由实变密度逐渐吸收消散,范围较前明显缩小(图 B3);图 C 第 20 天复查 CT:示双肺病灶均较前明显吸收(图 C1、图 C2、图 C3)]

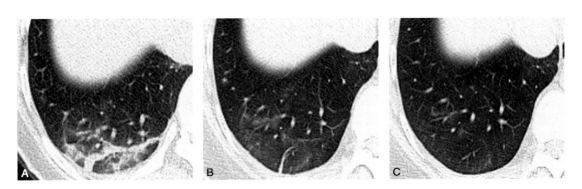

图 4-59　病例 23 病变内实变影动态 CT 表现

[图 A 发病第 5 天 CT:示右肺下叶后基底段胸膜下弧形实变影周围伴 GGO,大致与胸膜长轴平行;图 B 第 11 天复查 CT 示:原实变影较前明显减小,仅残留背侧胸膜下条索状密度增高影,伴浅淡 GGO;图 C 第 20 天复查 CT:原病灶基本吸收]

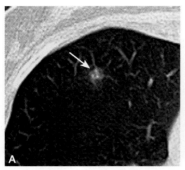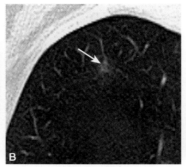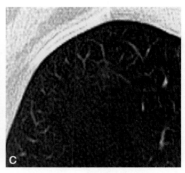

图 4-60　病例 23 病变内增粗小血管动态 CT 表现

［图 A 发病第 5 天 CT 示右肺中叶内侧段 GGO 结节（白箭），其内血管增粗；图 B 第 11 天复查 CT 示结节密度减低，原增粗血管较前恢复（白箭）；图 C 第 20 天复查原病灶完全消失］

本病例特点

- 该病例具有明确的流行病学接触史（长期居住疫区），出现了相应临床症状，并查胸部 CT 出现典型新冠肺炎影像学表现，咽拭子、痰液、血液核酸检测均显示阳性，表明该病例为确诊病例。
- 该患者入院血常规发现淋巴细胞计数降低，感染指标中血沉及 CRP 均明显升高。
- 临床分型：该患者出现了部分新冠肺炎临床症状及典型影像学表现，按新冠肺炎诊疗方案，该患者分型为普通型，后肺部 CT 病灶吸收较好，未出现新发及进展，最终治愈出院。
- 该病例 CT 表现典型：该患者自就诊初查 CT 时已处于进展期，之后多次复查胸部 CT，从多发 GGO 到部分实变密度影再到消散吸收，进展变化快，符合新冠肺炎影像学表现。结合复查两次核酸阴性，临床表现消失，患者最后解除隔离治愈出院。

病例 24

病例介绍

女性，43 岁，湖北武汉人。既往体健，因"咳嗽 8 天"收治入院。患者入院时体温 37.3℃，入院后体温波动于 36.3~37.3℃ 之间。入院后经抗病毒等治疗，9 天后治愈出院。

流行病学史

患者长期生活于武汉，15 天前乘高铁从武汉到昆明，换乘动车到达大理，其间自驾车在大理、丽江旅游，11 天前返回大理，出现咳嗽症状 8 天，4 天前其母亲确诊新冠肺炎，本人经密切接触者医学观察发现，今至当地新冠肺炎定点收治医院隔离治疗。

新冠病毒核酸检测（表 4-47）

表 4-47　病例 24 新冠病毒核酸检测结果

检测时间	标本	结果
入院前 1 天	咽拭子	（+）
第 6 天	咽拭子	（-）
第 8 天	咽拭子	（-）

相关实验室及其他检查（表 4-48）

表 4-48 病例 24 相关实验室检查结果

项目	WBC	LYMPH%	LYMPH#	ESR	CRP
单位	$10^9/L$	%	$10^9/L$	mm/h	mg/L
参考值	3.5~9.5	20~50	1.1~3.2	0~15	0~5
入院当天	4.64	21.34	0.99	39	20.10
第 5 天	4.70	21.50	1.01	—	—

（WBC：white blood cell，白细胞；LYMPH：lymphocyte，淋巴细胞；ESR：erythrocyte sedimentation rate，红细胞沉降率；CRP：C-reactive protein，C-反应蛋白。黑体代表异常。）

影像学表现（图 4-61~图 4-63）

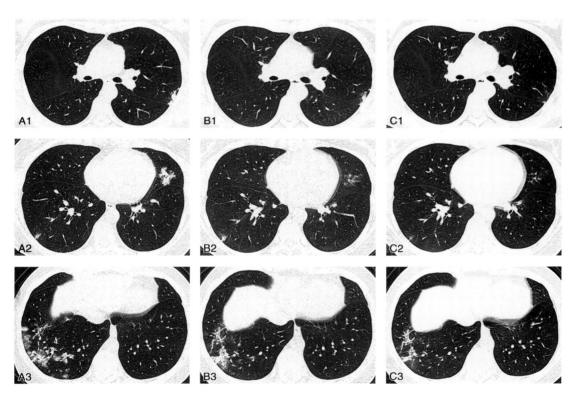

图 4-61 病例 24 动态 CT 表现

［图 A 入院当天即发病第 9 天 CT：示双肺多发斑片、结片状 GGO 伴实变影（图 A1、图 A2、图 A3）；图 B 第 11 天复查 CT：示病变较前吸收减少减小（图 B1、图 B2），右肺下叶外基底段、后基底段多发病灶以小叶间隔增厚为主，邻近局部胸膜增厚（图 B3）；图 C 第 15 天复查 CT：右肺下叶外基底段、后基底段病灶进一步吸收（图 C3），其余双肺病灶均较前明显吸收，残留少许纤维条索和浅淡模糊影（图 C1、图 C2）］

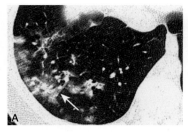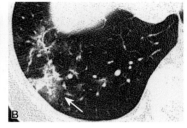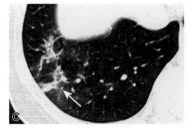

图 4-62　病例 24 病变内肺实变动态 CT 表现

［图 A 发病第 9 天 CT 示右肺下叶外基底段、后基底段多发斑片 GGO,其内可见实变影(白箭),伴小叶间隔增厚和胸膜下透亮影,其内可见血管增粗;图 B 第 11 天复查 CT 示原 GGO 病灶范围较前减小,背侧胸膜下病变实变范围较前稍增大(白箭),伴邻近胸膜稍增厚;图 C 第 15 天复查 CT 示原小斑片状实变密度影较前吸收,残留条索影(白箭)]

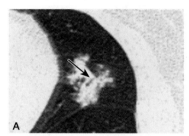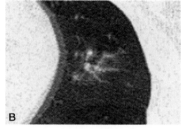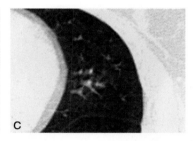

图 4-63　病例 24 病变内支气管扩张动态 CT 表现

［图 A 发病第 9 天 CT 示左肺上叶下舌段小斑片状实变病灶内可见空气支气管影,支气管局限性扩张(黑箭),叶间胸膜可见牵拉移位;图 B 第 11 天复查 CT 示原病变较前吸收,原扩张支气管较前恢复,肺纹理仍增粗模糊;图 C 第 15 天复查所有病灶均吸收,未见扩张的支气管,仅可见稍增粗的肺纹理]

本病例特点

- 该患者具有明确的流行病学史,经核酸检测阳性,出现咳嗽症状,入院后胸部 CT 发现典型新冠肺炎影像学表现,为典型确诊病例。
- 该患者入院血常规发现淋巴细胞计数降低,感染指标中血沉及 CRP 均明显升高,入院第5 天复查血常规淋巴细胞计数仍然低于参考值。
- 临床分型:患者临床症状较轻,仅出现咳嗽症状,但胸部 CT 可见明显肺炎改变,甚至部分病变出现实变,复查肺部 CT 病灶吸收较好,未出现新发及进展,按新冠肺炎诊疗方案,最终分型为普通型。
- 该病例 CT 表现典型:病变多位于胸膜下,可见多发 GGO、实变影,治疗过程中部分病灶出现 GGO-实变-纤维条索转化过程。结合复查两次核酸阴性,临床表现消失,患者最后解除隔离治愈出院。

病例25

病例介绍

男性,15岁,湖北武汉人。既往体健,因"核酸检测阳性1天"收治入院。患者入院时体温37.1℃,无明显临床症状。入院后体温波动于36.2~37.1℃之间。入院后经抗病毒等治疗,9天后治愈出院。

流行病学史

患者长期生活于武汉,15天前乘高铁从武汉到昆明,换乘动车到达大理,其间随自驾车在大理、丽江旅游,11天前返回大理,无明显临床症状,4天前其外婆确诊,本人经密切接触者排查发现,隔离医学观察,今至当地新冠肺炎定点收治医院隔离治疗。

新冠病毒核酸检测(表4-49)

表4-49 病例25新冠病毒核酸检测结果

检测时间	标本	结果
入院前1天	咽拭子	(+)
第6天	咽拭子	(−)
第8天	咽拭子	(−)

相关实验室及其他检查(表4-50)

表4-50 病例25相关实验室检查结果

项目	WBC	LYMPH%	LYMPH#	ESR	CRP
单位	10^9/L	%	10^9/L	mm/h	mg/L
参考值	3.5~9.5	20~50	1.1~3.2	0~15	0~5
入院当天	5.50	34.91	1.92	3	2.70
第5天	6.13	26.75	1.64	—	—

(WBC:white blood cell,白细胞;LYMPH:lymphocyte,淋巴细胞;ESR:erythrocyte sedimentation rate,红细胞沉降率;CRP:C-reactive protein,C-反应蛋白)

影像学表现 (图 4-64 ~ 图 4-66)

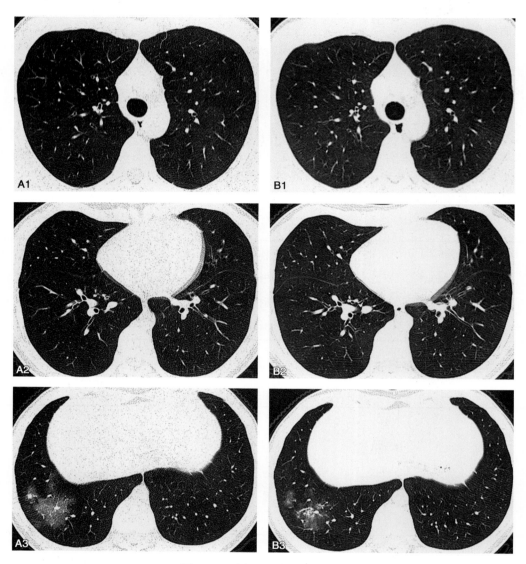

图 4-64　病例 25 动态 CT 表现

[图 A 入院当天 CT 示:右肺下叶外、后基底段片状 GGO(图 A3),余肺内未见异常(图 A1、图 A2);
图 B 第 7 天复查 CT:示原右肺下叶病变明显吸收(图 B3),余肺内未见新发病灶(图 B1、B2)]

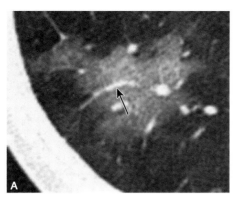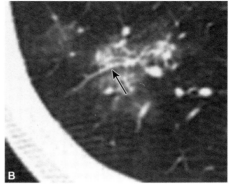

图 4-65　病例 25 病变内铺路石、血管增粗征象动态 CT 表现

［图 A 入院当天 CT：示右肺下叶外、后基底段片状 GGO，其内肺间质间隔细网格状增厚，呈铺路石状，病灶内血管增粗（黑箭）；图 B 第 7 天复查 CT 示原病变较前吸收变淡，病灶内小叶间隔增厚，增粗血管较前变细（黑箭）］

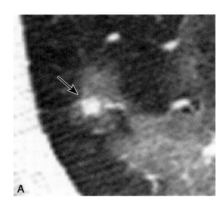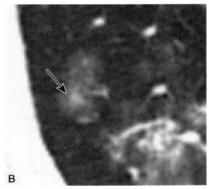

图 4-66　病例 25 病变内结节伴晕征动态 CT 表现

［图 A 入院当天 CT：示右肺下叶外基底段实性结节灶周围出现 GGO，边缘模糊，称为晕征（黑箭）；图 B 第 7 天复查 CT 示原结节消失，仅残留浅淡 GGO（黑箭）］

本病例特点

- 该病例为青少年，未出现咳嗽、发热、乏力等典型临床症状，但有明确流行病学接触史（其外婆为确诊病例），为疑似病例，经医学隔离观察时核酸检测阳性收治入院，入院当天查胸部 CT 出现典型的影像学表现，因此为确诊病例。
- 该病例血常规并未出现白细胞和淋巴细胞降低，感染相关指标亦未出现异常。
- 临床分型：尽管患者未出现新冠肺炎相关临床表现，但胸部 CT 出现了局灶性 GGO 等典型新冠肺炎早期影像学表现，复查肺部 CT 病灶明显吸收好转，按新冠肺炎诊疗方案，该患者分型为普通型。
- 该病例 CT 表现典型：肺内片状 GGO 病灶内可见血管增粗、小叶中心结节及周围晕征，经积极治疗，病变消散快，并结合两次复查核酸阴性，患者最后解除隔离治愈出院。

病例 26

病例介绍

男性,63 岁,湖北武汉人。糖尿病病史多年,因出现"无明显诱因发热症状 1 天"收治入院。患者入院时体温 37.9℃。入院后体温波动于 36.4~38.2℃之间。入院经使用洛匹那韦、利托那韦、干扰素抗病毒等治疗后体温恢复正常,17 天后治愈出院。

流行病学史

患者长期生活于武汉,曾在 3 天前乘飞机抵达丽江,2 天前到大理旅游,1 天前返回丽江,今出现发热至当地新冠肺炎定点收治医疗机构入院隔离治疗。

新冠病毒核酸检测(表 4-51)

表 4-51 病例 26 新冠病毒核酸检测结果

检测时间	标本	结果
入院当天	咽拭子	(+)
第 10 天	咽拭子	(−)
第 12 天	咽拭子	(−)

相关实验室及其他检查(表 4-52)

表 4-52 病例 26 相关实验室检查结果

项目	WBC	LYMPH%	LYMPH#	ESR	CRP	SpO₂	LDH	D-Dimer
单位	10^9/L	%	10^9/L	mm/h	mg/L	%	IU/L	μg/ml
参考值	3.5~9.5	20~50	1.1~3.2	0~15	0~5	95~98	109~245	0~0.5
入院当天	3.47	18.16	0.63	30	28.23	90	197	1.24
第 4 天	4.18	12.92	0.54	57	50.54	92	244	1.47
第 14 天	4.06	15.02	0.61	39	8.67	95	215	1.34
第 16 天	7.11	15.05	1.07	30	8.49	92	187	1.17

(WBC:white blood cell,白细胞;LYMPH:lymphocyte,淋巴细胞;ESR:erythrocyte sedimentation rate,红细胞沉降率;CRP:C-reactive protein,C-反应蛋白;SpO₂:血氧饱和度;LDH:乳酸脱氢酶;D-Dimer:D-二聚体。黑体代表异常)

影像学表现（图 4-67~图 4-68）

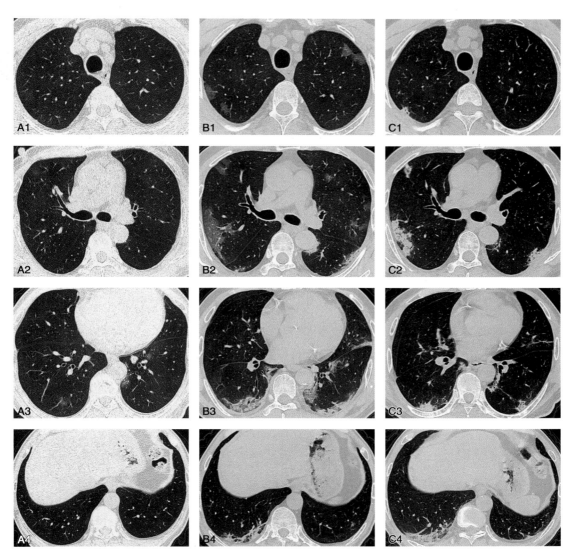

图 4-67　病例 26 动态 CT 表现

［图 A 住院当天即发病第 2 天 CT：示双肺内散在多发小斑点状 GGO（图 A1~A4），部分病变密度较低；图 B 第 7 天复查 CT：示双肺病灶数量较前增多，范围增大，可见多发斑片状、条片状 GGO 及实变影；病变多分布在胸膜下；其内可见增粗的肺小血管（B2），左侧斜裂胸膜增厚（B3）；图 C 第 16 天复查 CT：示双肺 GGO 和渗出实变病灶逐步吸收好转，遗留小斑片及条索状高密度影（图 C1~C4）］

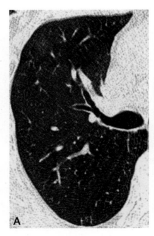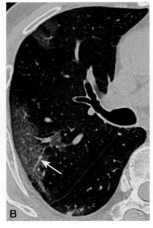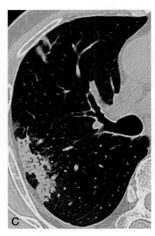

图 4-68　病例 26 病变内血管增粗征象动态 CT 表现

[图 A 发病第 2 天 CT 示右肺上叶后段未见病灶；图 B 第 7 天复查 CT 示右肺上叶后段出现斑片状 GGO，其内可见增粗的小血管影（白箭）；图 C 第 16 天复查示右肺上叶后段 GGO 病灶实变，病灶范围较前缩小，邻近胸膜可见牵拉]

本病例特点

- 该患者发病具有典型的流行病学史，出现相应临床症状病后到当地医疗机构就诊，行胸部 CT 检查出现典型肺部感染表现，行核酸检测结果为阳性，最终为确诊病例。

- 该患者入院后 3 次血常规均出现淋巴细胞计数降低，4 次检查淋巴细胞百分比降低，感染指标 CRP 明显升高，ESR 升高，D-二聚体升高。

- 临床分型：该患者出现了典型临床症状及肺部影像学表现，按新冠肺炎诊疗方案，该患者分型为普通型，最终治愈出院。

- 该病例 CT 表现典型：老年男性患者，合并糖尿病基础疾病。发病第 2 天 CT 示双肺散在小斑点状 GGO；第 7 天复查 CT 示双肺病灶数目增多，范围扩大，密度增高，出现了实变影；第 16 天复查 CT 示 GGO 病灶范围较前缩小，向实变转化，并且实变病灶也有逐渐吸收的趋势；结合 2 次核酸阴性，临床表现消失，患者最后解除隔离治愈出院。提示合并有基础疾病的老年患者病程进展变化快，需要及时随访 CT 评估病情。患者出院后还应定期复查胸部 CT 以了解肺内残余病灶变化过程，进而评估预后情况。

病例 27

病例介绍

男性，42 岁，云南楚雄人。无基础病，因"发热、咽痛、干咳 4 天"收治入院。患者入院时体温为 37.1℃。入院后体温波动于 36.2~38.5℃之间。入院后经使用奥司他韦、洛匹那韦/利托那韦和干扰素等抗病毒治疗以及阿奇霉素等抗生素治疗后体温恢复正常，19 天后治愈出院。

流行病学史

患者长期在武汉打工，13 天前乘动车达到昆明，曾在昆明酒店居住一晚，次日乘动车回到楚雄,曾到楚雄酒店居住一晚,11 天前乘客车回家中,并向当地疾病预防控制中心报备,自行在家中隔离观察。3 天前出现发热咽痛症状后至当地新冠肺炎定点收治医院隔离治疗。

新冠病毒核酸检测(表 4-53)

表 4-53　病例 27 新冠病毒核酸检测结果

检测时间	标本	结果
入院前 1 天	咽拭子、痰液、血液	(+)
第 6 天	咽拭子	(+)
第 9 天	咽拭子	(−)
第 13 天	咽拭子、痰液	(−)
第 18 天	咽拭子、痰液	(−)

相关实验室及其他检查(表 4-54)

表 4-54　病例 27 相关实验室检查结果

项目	WBC	LYMPH%	LYMPH#	ESR	CRP	SpO$_2$
单位	10^9/L	%	10^9/L	mm/h	mg/L	%
参考值	3.5~9.5	20~50	1.1~3.2	0~15	0~5	95~98
入院后 1 天	5.67	20.81	1.18	—	**16.60**	97
第 5 天	5.48	29.74	1.63	45	24.34	—
第 12 天	5.77	31.72	1.83	1	5.00	—
第 18 天	4.55	33.41	1.52	—	—	—

(WBC:white blood cell,白细胞;LYMPH:lymphocyte,淋巴细胞;ESR:erythrocyte sedimentation rate,红细胞沉降率;CRP:C-reactive protein,C-反应蛋白;SpO$_2$:血氧饱和度。黑体代表异常)

影像学表现(图 4-69 ~ 图 4-71)

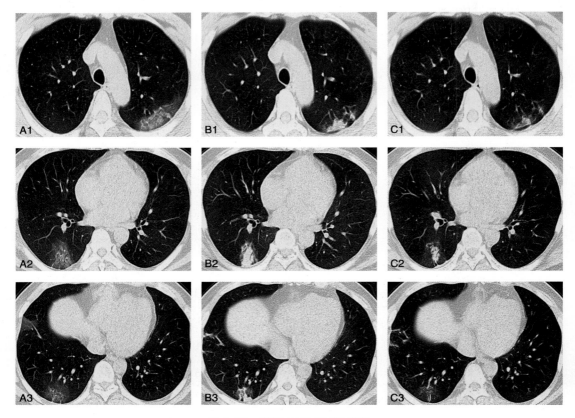

图 4-69 病例 27 动态 CT 表现

[图 A 入院第 2 天即发病第 5 天 CT:示左肺上叶尖后段(图 A1)、右肺下叶(图 A2、图 A3)可见斑片状 GGO;图 B 发病第 11 天复查 CT:示原双肺 GGO 病灶出现渗出实变,右肺下叶后基底段实变内可见细支气管气象(图 B2);图 C 第 21 天复查 CT:示原双肺病灶较前明显吸收减小]

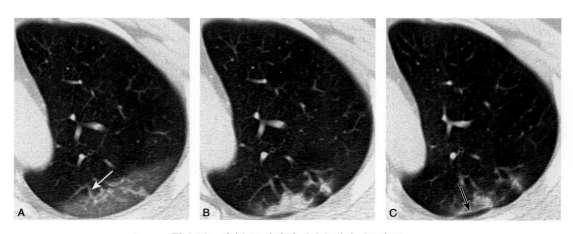

图 4-70 病例 27 病变内 GGO 动态 CT 表现

[图 A 发病第 5 天 CT 示左肺上叶尖后段单发条片状 GGO,周围可见血管集束征(白箭);图 B 发病第 11 天复查 CT 示原左肺上叶病变范围较前缩小,以实变为主;图 C 第 21 天复查 CT 示原左肺病灶吸收残留少许实变和纤维条索影,可见胸膜下线(黑箭)]

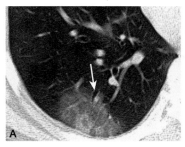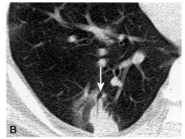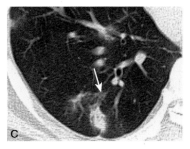

图 4-71　病例 27 病变内支气管扩张动态 CT 表现

［图 A 发病第 5 天 CT 示右肺下叶后基底段小斑片 GGO,分支支气管可见局限性扩张伴壁增厚(白箭);图 B 发病第 11 天复查 CT 示原右肺下叶 GGO 实变,其内可见细支气管气象(白箭),仍可见扩张的支气管;图 C 第 21 天复查 CT 示实变病灶较前吸收,原扩张支气管恢复(白箭)]

本病例特点

- 患者发病后连续 2 次核酸检测均为阳性,并且该患者具有流行病学史、出现相应临床症状和典型的 CT 表现,故为确诊病例。
- 该患者血常规并未出现白细胞和淋巴细胞降低;但连续两次出现感染指标 ESR 和 CRP 升高。
- 临床分型:该患者出现了典型临床症状及影像学表现,按新冠肺炎诊疗方案,该患者分型为普通型,最终治愈出院。
- 该病例 CT 表现典型:双肺多发 GGO 伴血管增粗,进展时以实变为主,但消散变化快,最后明显吸收好转,并结合 3 次核酸阴性,临床表现消失,患者最后解除隔离治愈出院。

病例 28

病例介绍

　　男性,24 岁,云南易门县人。因"发热、咳嗽 3 天"入院。患者入院时体温 36.6℃,感全身酸痛、畏寒,伴阵发性咳嗽。入院后体温波动于 36.3～37.4℃之间。入院后经使用洛匹那韦/利托那韦和抗病毒、莫西沙星抗感染等治疗,患者入院第 3 天后体温恢复正常,其他症状逐渐消退,第 9 天出院。

流行病学史

　　患者长期生活于武汉,5 天前乘坐高铁从武汉至昆明,之后乘私家车到易门,4 天前出现发热至新冠肺炎定点收治医院隔离治疗。

新冠病毒核酸检测(表 4-55)

表 4-55　病例 28 新冠病毒核酸检测结果

检测时间	标本	结果
入院后第 2 天	咽拭子	(+)
第 6 天	咽拭子、痰	(－)
第 8 天	咽拭子、痰	(－)

相关实验室及其他检查（表 4-56）

表 4-56　病例 28 相关实验室检查结果

项目	WBC	LYMPH%	LYMPH#	CRP	SpO₂	PaO₂/FiO₂
单位	10^9/L	%	10^9/L	mg/L	%	mmHg
参考值	3.5~9.5	20~50	1.1~3.2	0~5	95~98	400~500
入院当天	3.70	42.43	1.57	**16.6**	95.9	351.9
第 4 天	3.28	39.33	1.29	2.02	97	—
第 8 天	5.80	31.90	1.85	0.64	98	—

（WBC：white blood cell，白细胞；LYMPH：lymphocyte，淋巴细胞；CRP：C-reactive protein，C-反应蛋白；SpO₂：血氧饱和度；PaO₂/FiO₂：动脉血氧分压/吸氧浓度=氧合指数。黑体代表异常）

影像学表现（图 4-72）

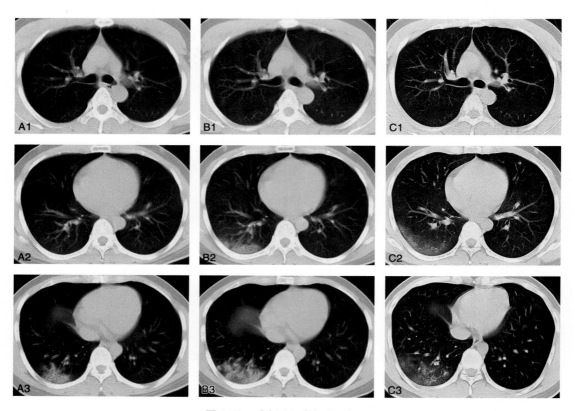

图 4-72　病例 28 动态 CT 表现

［图 A 入院前 2 天即发病第 2 天 CT：示右肺下叶后基底段斑片状 GGO（图 A3），余肺未见异常（图 A1、A2）；图 B 入院第 1 天复查 CT：示原右肺下叶后基底段病灶较前增大、扩散（图 B2、图 B3），余肺未见异常（图 B1）；图 C 入院第 8 天复查 CT：示原右肺下叶病灶较前明显吸收、密度减低呈 GGO 改变（图 C2、图 C3），余肺未见异常（图 C1）］

本病例特点

- 该患者具有流行病学史、出现相应临床症状和典型的 CT 表现，两次核酸阳性，确定为新冠肺炎感染。

- 该患者整个病程中未出现白细胞和淋巴细胞降低情况,入院当天 CRP 升高的情况,治疗后即降为正常。
- 临床分型:患者入院后呼吸道症状减轻,氧合指数<400mmHg 但>300mmHg,按新冠肺炎诊疗方案,该患者分型为普通型,患者入院第三天发热即消退,无呼吸困难,呼吸频率一直在 17～22 次/min 之间,血氧饱和度一直>95%,肺部 CT 病灶出院前复查较前明显吸收好转。
- 该病例 CT 表现典型:入院即表现为典型单发 GGO 影像,后较前增大、扩散,最后大部吸收,符合病灶转归影像。

病例 29

病例介绍

男性,25 岁,浙江人。既往体健,因"咽干、咳嗽 1 天"收治入院。患者入院时体温 38.7℃,入院后体温波动于 36.4～39.5℃之间。入院后经使用氧疗、抗生素、抗菌治疗、抗病毒治疗、糖皮质激素治疗、静脉注射免疫球蛋白治疗,17 天后治愈出院。

流行病学史

患者长住武汉市。7 天前从武汉自驾出发途经湖南、曲靖、大理,于 3 天前到达临沧市耿马县,今出现咽干、咳嗽症状主动到当地医疗机构就诊,此后收入新冠肺炎定点收治医院隔离治疗。

新冠病毒核酸检测(表 4-57)

表 4-57　病例 29 新冠病毒核酸检测结果

检测时间	标本	结果
入院第 2 天	咽拭子	(+)
第 14 天	咽拭子	(－)
第 17 天	咽拭子	(－)

相关实验室及其他检查(表 4-58)

表 4-58　病例 29 相关实验室检查结果

项目	WBC	LYMPH%	LYMPH#	D-二聚体	CRP	SpO$_2$	PaO$_2$/FiO$_2$
单位	10^9/L	%	10^9/L	μg/ml	mg/L	%	mmHg
参考值	3.5～9.5	20～50	1.1～3.2	0～1	0～3	95～98	400～500
入院前 2 天	7.04	34.66	2.44	—	—	—	—
入院当天	6.70	14.93	1.00	—	—	—	—
第 2 天	—	—	—	0.72	4.02	—	—
第 6 天	10.50	8.48	0.89	—	—	—	—
第 12 天	6.50	13.85	0.90	1.05	7.27	—	—
第 17 天	4.80	20.83	1.00	1.13	3.78	—	—

(WBC:white blood cell,白细胞;LYMPH:lymphocyte,淋巴细胞;CRP:C-reactive protein,超敏 C-反应蛋白;SpO$_2$:血氧饱和度;PaO$_2$/FiO$_2$:动脉血氧分压/吸氧浓度=氧合指数。黑体代表异常。)

影像学表现(图4-73~图4-74)

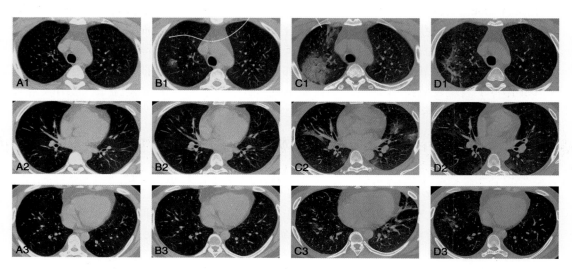

图4-73　病例29 动态CT表现

[图A发病第1天CT示:双肺未见异常(图A1~A3);图B入院当天即发病第3天CT:示右肺上叶尖段小片状GGO(图B1),右肺中叶外侧段叶间胸膜下浅淡结节状GGO(图B2),余肺内未见病变(图B3);图C发病第8天复查CT:示原右肺上叶病灶较前明显进展,范围增大并密度增高(图C1),余双肺新发斑片状、结片状GGO并左肺上叶下舌段实变影(图C2、图C3);图D第28天复查CT:示双肺病灶均较前吸收,残留条索影和浅淡小片状影(图D1~图D3)]

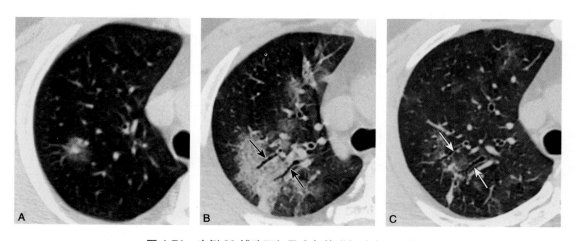

图4-74　病例29 铺路石征及支气管增粗动态CT表现

[图A发病第3天CT示:右肺上叶尖段小片状GGO,其内血管增粗聚集;图B第8天复查CT示右肺上叶大片状GGO,被网格状小叶间隔增厚分隔呈铺路石征,其内支气管增粗,支气管壁增厚(黑箭);图C第28天复查CT示原病灶范围明显缩小,仍可见增粗的支气管(白箭)]

本病例特点

- 该病例具有明确的流行病学接触史(长期居住疫区),出现典型临床症状(发热头晕干咳)就诊,咽拭子检测显示阳性,胸部CT即出现典型新冠肺炎影像学表现,该病例为确诊病例。
- 该患者入院多次查血常规及血生化,发现淋巴细胞计数降低,感染指标中D-二聚体及CRP均轻度升高。

- 临床分型:该患者出现了新冠肺炎临床症状及典型影像学表现,患者无呼吸困难,呼吸频率、血氧饱和度均处于正常范围,按新冠肺炎诊疗方案,该患者分型为普通型,后经积极治疗,复查肺部 CT 病灶完全吸收,未出现新发及加重,最终治愈出院。
- 该病例 CT 表现典型:该患者门诊就诊时初查 CT 时并无阳性征象,之后多次复查胸部 CT,从单发 GGO 到多发大片 GGO 并部分实变再到消散吸收,进展变化快,符合新冠肺炎影像学分期。结合复查两次核酸阴性,临床及影像学表现消失,患者最后解除隔离治愈出院。提示早期胸部 CT 检查可能出现阴性表现,核酸检测也可能由于标本污染、取样环境等因素产生假阳性或假阴性,所以二者与临床资料相结合可以使新冠肺炎确诊率大大增加。

二、重症型新冠肺炎

病例 1

病例介绍

男性,56 岁,湖北宜昌人。高血压病史多年,痛风病史 1 年,因"无明显诱因发热半天"收治入院。患者入院时体温 38.5℃,咽充血,双肺呼吸音粗。入院后体温波动于 36.1～37.3℃之间。入院后经使用奥司他韦、洛匹那韦/利托那韦和干扰素等抗病毒及莫西沙星、阿奇霉素等抗生素治疗,治疗后 7 天体温恢复正常,15 天后治愈出院。

流行病学史

患者长期生活于武汉,6 天前乘飞机从武汉至昆明,5 天前乘车到楚雄,今出现发热至新冠肺炎定点收治医院隔离治疗。

新冠病毒核酸检测(表 4-59)

表 4-59　病例 1 新冠病毒核酸检测结果

检测时间	标本	结果
入院后第 2 天	痰	(−)
第 3 天	咽拭子	(−)
第 5 天	咽拭子	(+)
第 9 天	咽拭子	(−)
第 12 天	咽拭子、痰	(−)

相关实验室及其他检查(表 4-60)

表 4-60　病例 1 相关实验室检查结果

项目	WBC	LYMPH%	LYMPH#	ESR	CRP	SpO$_2$	PaO$_2$/FiO$_2$
单位	10^9/L	%	10^9/L	mm/h	mg/L	%	mmHg
参考值	3.5～9.5	20～50	1.1～3.2	0～15	0～5	95～98	400～500
入院当天	10.08	30.95	3.12	17	25.5	95	352
第 9 天	11.74	26.75	3.14	25	25.0	98	319
第 14 天	11.57	26.19	3.03	5	4.0	98	271

(WBC:white blood cell,白细胞;LYMPH:lymphocyte,淋巴细胞;ESR:erythrocyte sedimentation rate,红细胞沉降率;CRP:C-reactive protein,C-反应蛋白;SpO$_2$:血氧饱和度;PaO$_2$/FiO$_2$:动脉血氧分压/吸氧浓度＝氧合指数。黑体代表异常)

影像学表现（图 4-75～图 4-77）

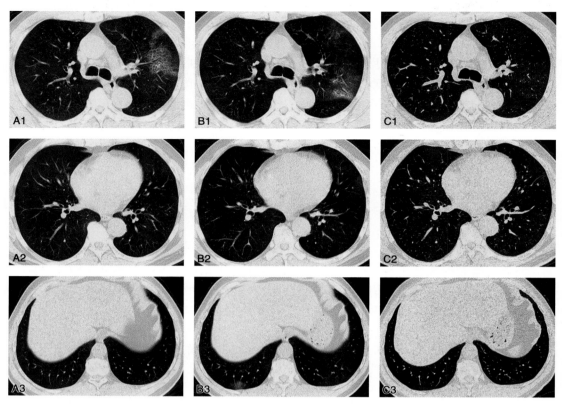

图 4-75　病例 1 动态 CT 表现

[图 A 发病第 2 天 CT：左肺上叶斑片状及片状 GGO（图 A1），余肺内未见异常（图 A2、图 A3）；图 B
第 7 天复查 CT：原左肺上叶病灶明显吸收，但于左肺上叶尖后段（图 B1）、舌段（图 B2）和右肺下叶
后基底段（图 B3）新发散在 GGO；图 C 第 12 天复查 CT：双肺所有病灶均完全吸收]

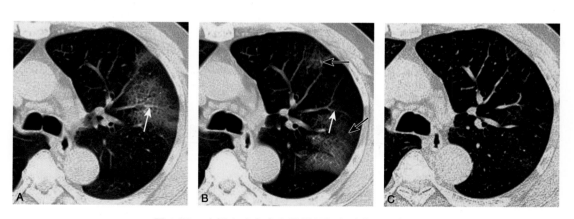

图 4-76　病例 1 病变内血管增粗征象动态 CT 表现

[图 A 发病第 2 天 CT：左肺上叶 GGO 内可见血管增粗（白箭）；图 B 第 7 天复查 CT：原左肺上叶病
变吸收，原增粗血管恢复（白箭），但残留及新发 GGO 内仍见血管增粗（黑箭）；图 C 第 12 天复查
CT：所有病灶均吸收，原增粗血管均恢复]

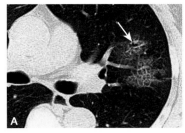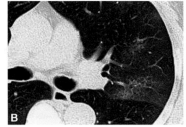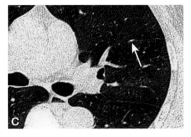

图 4-77 病例 1 病变内支气管扩张动态 CT 表现

［图 A 发病第 2 天 CT：左肺上叶前段支气管可见局限性扩张、壁稍增厚（白箭）；图 B 第 7 天复查 CT：原左肺上叶病变吸收，扩张支气管较前恢复；图 C 第 12 天复查 CT：病灶吸收，原扩张支气管呈一小囊腔改变（白箭），壁未见增厚］

本病例特点

- 患者发病后连续两次核酸检测均为阴性，但该患者具有流行病学史并出现相应临床症状和典型的 CT 表现，因此为疑似病例，应再次核酸检测，第三次核酸阳性，最终为确诊病例。
- 该患者血常规并未出现白细胞和淋巴细胞降低。
- 临床分型：尽管患者氧合指数一直<400mmHg，甚至多次出现<300mmHg（文中仅显示了一次），按《新型冠状病毒肺炎诊疗方案（试行第五版 修正版）》，该患者分型为重型，但患者无呼吸困难，呼吸频率一直在 17～20 次/min 之间，血氧饱和度一直>94%，肺部 CT 病灶无明显加重，最终治愈出院。
- 该病例 CT 表现典型：肺内病灶反复并进展变化快，最后完全吸收，并结合两次核酸阴性，临床表现消失，患者最后解除隔离治愈出院。表明在新冠肺炎病程中，肺部病灶可反复并交替出现，应紧密结合临床相关症状及指标。同时如果肺部 CT 未出现实变，可提示预后较好，但有待大样本研究证实。

病例 2

病例介绍

女性，54 岁，云南普洱人。无既往史，因"无明显诱因出现发热，咳嗽，咳痰，胸闷，乏力 4 天"收治入院。患者入院时体温 39.0℃，脉搏 103 次/min，呼吸 24 次/min，血压 110/80mmHg，双肺呼吸音粗，未闻及干、湿性啰音，血氧饱和度 90%，院外胸片检查提示：双肺炎改变。入院后使用洛匹那韦/利托那韦，奥司他韦，利巴韦林，干扰素及左氧氟沙星等抗病毒及抗感染治疗。入院后体温波动于 36.3～38.4℃之间，经治疗 11 天后体温恢复正常，24 天后治愈出院。

流行病学史

患者从河南省确山县乘高铁回家探亲，入院 8 天前早晨到达武汉，在武汉火车站停留 3h，期间未佩戴口罩。次日到昆明市转客车到达普洱市澜沧县。同行家属 2 人，后均证实是无明显症状新冠病毒感染者。今至当地新冠定点收治医院入院隔离治疗。

新冠病毒核酸检测(表4-61)

表4-61　病例2新冠病毒核酸检测结果

检测时间	标本	结果	标本	结果
入院当天	咽拭子	(+)	痰	(+)
第11天	咽拭子	(−)	痰	(+)
第15天	咽拭子	(−)	痰	(−)
第18天	咽拭子	(−)	痰	(−)
第23天	咽拭子	(−)	痰	(−)
出院后第5天	咽拭子	(−)	痰	(−)

(黑体代表异常)

相关实验室及其他检查(表4-62)

表4-62　病例2相关实验室检查结果

时间	WBC 10^9/L 3.5~9.5	LYMPH% % 20~50	LYMPH# 10^9/L 1.1~3.2	CRP mg/L 0~5	LDH IU/L 109~245	SpO$_2$ % 95~98
入院当天	4.40	36.36	1.60	22.1	236	90(静息)
第4天	4.30	32.56	1.40	—	—	98(吸氧)
第9天	6.10	26.23	1.60	36.3	169	97(吸氧)
第12天	7.20	26.39	1.90	35.2	207	96(吸氧)
第19天	8.86	21.00	1.86	26.2	207	96(吸氧)
出院后第5天	7.11	29.54	2.10	—	218	98(静息)

(WBC:white blood cell,白细胞;LYMPH:lymphocyte,淋巴细胞;CPR:C-reactive protein,C-反应蛋白;LDH:Lactate dehydrogenase,乳酸脱氢酶;SpO$_2$:血氧饱和度。黑体代表异常)

影像学表现（图 4-78）

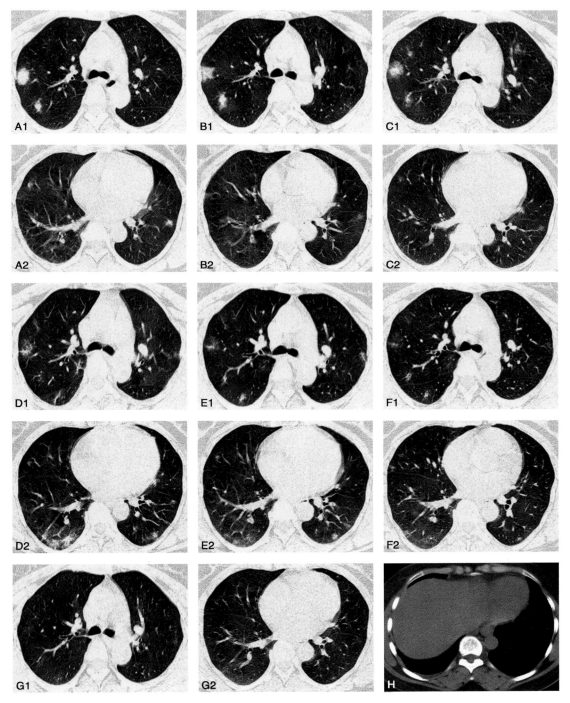

图 4-78　病例 2 动态 CT 表现

[图 A 住院第 1 天 CT：双肺多发结节影，周围呈磨玻璃影（部分可见晕征），主要分布于外带胸膜下；
右侧微量胸腔积液（图 H）；图 B~G. 住院第 2、5、10、15、20 天及出院后第 5 天复查 CT：病程中出现
新发斑片状 GGO，随后双肺病灶逐渐吸收]

本病例特点

- 患者具有流行病学史,出现典型临床症状和 CT 表现,该患者血常规并未出现白细胞和淋巴细胞降低,新冠病毒核酸检测阳性,静息状态下,指血氧饱和度 90%,按《新型冠状病毒肺炎诊疗方案(试行第五版 修正版)》,该患者临床分型为重型。患者一般情况尚可,无呼吸困难,住院期间体温出现过一次波动,达 38.4℃,给予激素治疗后稳定。该患者 H1N1 流感核酸检测亦是阳性,是否存在混合感染,有待考证,后给予奥司他韦治疗。该患者一般情况良好,血氧饱和度也逐渐恢复,肺部 CT 提示病灶吸收明显,经新冠状病毒核酸检测复查三次均为阴性,最终治愈出院。

- 该病例 CT 表现典型:双肺多发结节影,周围 GGO 为主,部分可见晕征,多分布于胸膜下。肺内各病灶的出现时间不一致,但多数病灶的发展轨迹及转归的情况大致相同。提示:相对于临床表现,影像学表现存在滞后性。

病例 3

病例介绍

女性,22 岁,云南曲靖人。因"间断发热、咳嗽 12 天,纳差、恶心 2 天"收治入院。患者入院时体温 36.3℃,双肺呼吸音正常,未闻及明显干湿啰音。入院后体温波动于 36.0~36.3℃之间。入院后经使用奥司他韦、洛匹那韦/利托那韦和干扰素等抗病毒及左氧氟沙星、莫西沙星抗感染治疗,治疗 7 天后治愈出院。

流行病学史

患者于武汉读书,毕业后于武汉工作,12 天前乘高铁从武汉至曲靖,在曲靖转城际列车回到宣威,3 天后出现发热,体温 37.9℃,自服"布洛芬混悬液"后体温降至正常,每日监测体温无发热,2 天后咳嗽频发,有少量白痰,连续阵咳后感喘息,伴头昏、头痛、乏力、鼻塞,第 8 天晚自测体温 37.4℃,自服"连花清瘟胶囊、奥司他韦、莫西沙星"等药物后体温正常。第 9 天晚测体温 37.8℃,于县级医院就诊,今至新冠定点收治医院入院隔离治疗。

新冠病毒核酸检测(表 4-63)

表 4-63　病例 3 新冠病毒核酸检测结果

检测时间	标本	结果
入院前 6 天	咽拭子、血清	(−)
入院前 4 天	咽拭子	(+)
入院后第 3 天	咽拭子	(−)
第 5 天	咽拭子	(−)

相关实验室及其他检查(表 4-64)

表 4-64　病例 3 相关实验室检查结果

项目	WBC	LYMPH%	LYMPH#	ESR	CRP	SpO$_2$	PaO$_2$/FiO$_2$
单位	10^9/L	%	10^9/L	mm/h	mg/L	%	mmHg
参考值	3.5~9.5	20~50	1.1~3.2	0~15	0~5	95~98	400~500
入院前 6 天	7.48	11.90	0.89	35	6.30	—	—
入院前 1 天	9.97	24.07	2.40	36	1.46	—	370
入院第 2 天	6.60	24.10	1.59	98	2.70	68	185
第 5 天	10.1	20.20	2.04	34	11.5	100	—

(WBC:white blood cell,白细胞;LYMPH:lymphocyte,淋巴细胞;ESR:erythrocyte sedimentation rate,红细胞沉降率;CRP:C-reactive protein,C-反应蛋白;SpO$_2$:血氧饱和度;PaO$_2$/FiO$_2$:动脉血氧分压/吸氧浓度=氧合指数。黑体代表异常)

影像学表现(图 4-79~图 4-81)

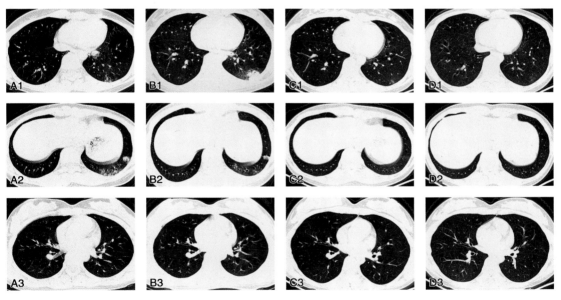

图 4-79　病例 3 动态 CT 表现

[图 A 发病第 5 天 CT:左肺下叶多发斑片状 GGO 及结节影(图 A1、图 A2),余肺内未见异常(图 A3);图 B 第 9 天复查 CT:原左肺下叶背段病灶较前增大、变实(图 B1),但左肺下叶后基底段及外基底段病灶较前有所吸收(图 B2),余肺内未见新增病灶(图 B3);图 C 第 13 天复查 CT:原左肺下叶病灶明显吸收变淡(图 C1、图 C2),余肺内未见新增病灶(图 C3);图 D 第 17 天复查 CT:原左肺下叶病变基本吸收,残留小片状 GGO(图 D1、图 D2),余肺内未见新增病灶(图 D3)]

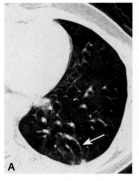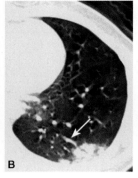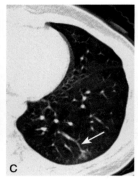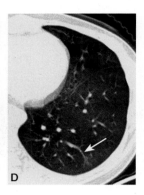

图 4-80 病例 3 病变血管增粗征象动态 CT 表现

[图 A 发病第 5 天 CT:左肺下叶小结节旁可见血管稍增粗(白箭);图 B 第 9 天复查 CT:原左肺下叶病灶明显进展,血管进一步增粗(白箭);图 C 第 13 天复查 CT:病灶明显吸收,增粗血管稍恢复(白箭);图 D 第 17 天复查 CT:病灶基本吸收,原病灶区可见稍粗血管(白箭)]

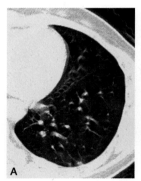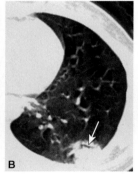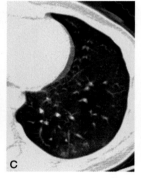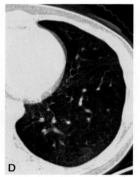

图 4-81 病例 3 病变内支气管扩张动态 CT 表现

图 A 发病第 5 天 CT:左肺下叶见小结节影,未见明显扩张支气管;图 B 第 9 天复查 CT:原左肺下叶病灶明显进展,见实变影,实变影内见扩张支气管影(白箭);图 C、D 第 13、17 天复查 CT:病灶逐渐吸收,原扩张支气管恢复

本病例特点

- 患者发病后首次核酸检测阴性,但该患者具有流行病学史、出现相应临床症状和典型的 CT 表现,因此定为疑似病例,应再次核酸检测,第二次核酸阳性,最终为确诊病例。

- 该患者血常规于发病第 5 天出现淋巴细胞降低,白细胞于入院后第 5 天升高,提示患者可能合并细菌性感染,但未检出病原体。

- 临床分型:尽管患者入院第 2 天血氧饱和度<94%,氧合指数<300mmHg(文中仅显示了一次),按《新型冠状病毒肺炎诊疗方案(试行第五版 修正版)》,该患者分型为重型,但经过治疗后入院第 5 天血氧饱和度大于 94%,患者无呼吸困难,呼吸频率一直在 17~20 次/min 之间,肺部 CT 病灶基本吸收,最终好转出院。

- 该病例 CT 表现典型:从多发 GGO 到片状实变,进展变化快,最后基本完全吸收,并结合两次核酸阴性,临床表现消失,患者最后解除隔离治愈出院。提示:虽然肺部 CT 出现实变,但患者较年轻,预后较好,但有待大样本研究证实。

病例 4

病例介绍

男性,37 岁,湖北人。因"发热、咳嗽、胸闷 1 天"收治入院。患者入院时体温 38.0℃,双肺呼吸音粗。入院后体温波动于 36.0~37.8℃之间。入院后经使用奥司他韦、洛匹那韦/利托那韦和干扰素等抗病毒、莫西沙星等抗生素治疗、甲强龙激素治疗、乙酰半胱氨酸泡腾片防治肺纤维化治疗、中药治疗并吸氧,治疗过程中出现中毒性肝炎、尿酸升高,并用还原性谷胱甘肽保肝治疗,治疗 25 天后体温恢复正常,好转出院。

流行病学史

患者长期生活于曲靖,回老家探亲,老家父亲有发热症状,3 天前驾车从武汉至曲靖,途中出现发热,最高体温 37.6℃,退热处理后体温可下降至正常,稍有阵发性咳嗽,无咯痰,伴有四肢酸痛、乏力、头昏,戴口罩感胸闷不适,今至当地新冠肺炎定点收治医院隔离治疗。

新冠病毒核酸检测(表 4-65)

表 4-65　病例 4 新冠病毒核酸检测结果

检测时间	标本	结果
入院后第 5 天	咽拭子	(+)
第 17 天	痰	(+)
第 23 天	痰、咽拭子	(−)
第 24 天	痰、咽拭子	(−)

相关实验室及其他检查(表 4-66)

表 4-66　病例 4 相关实验室检查结果

项目	WBC	LYMPH%	LYMPH#	ESR	CRP	SpO$_2$	PaO$_2$/FiO$_2$
单位	10^9/L	%	10^9/L	mm/h	mg/L	%	mmHg
参考值	3.5~9.5	20~50	1.1~3.2	0~15	0~5	95~98	400~500
入院前 2 天	4.10	31.95	1.31	0.5	7.59	—	—
入院前 1 天	3.90	28.21	1.10	4.8	5.00	—	—
入院第 2 天	4.20	39.29	1.65	23.0	4.20	98	366
第 6 天	4.20	38.10	1.60	—		100	246
第 11 天	10.60	15.94	1.69	23.0	1.90	96	206(第 7 天)
第 19 天	8.00	28.50	2.28	24.0	—	95	268(第 10 天)
第 24 天	4.80	37.92	1.82	41.0	4.80	95	264(第 12 天)

(WBC:white blood cell,白细胞;LYMPH:lymphocyte,淋巴细胞;ESR:erythrocyte sedimentation rate,红细胞沉降率;CRP:C-reactive protein,C-反应蛋白;SpO$_2$:血氧饱和度;PaO$_2$/FiO$_2$:动脉血氧分压/吸氧浓度=氧合指数。黑体代表异常)

影像学表现(图 4-82～图 4-84)

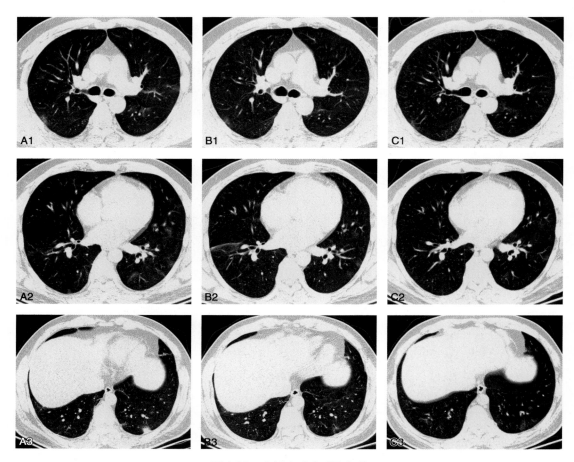

图 4-82　病例 4 动态 CT 表现

图 A 发病第 8 天 CT:双肺多发斑片状 GGO 及结节影;图 B 第 11 天复查 CT:双肺病灶较前稍吸收变淡,右肺下叶外基底段可见条索影;图 C 第 15 天复查 CT:双肺病灶较前明显吸收

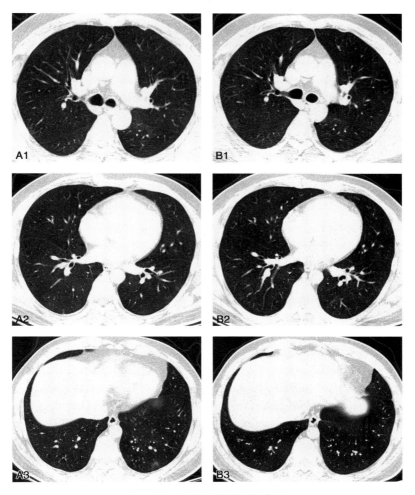

图 4-83　病例 4 动态 CT 表现

图 A 发病第 23 天 CT：双肺 GGO 病灶较前明显变淡；图 B 第 26 天复查 CT：双肺病灶较前基本吸收

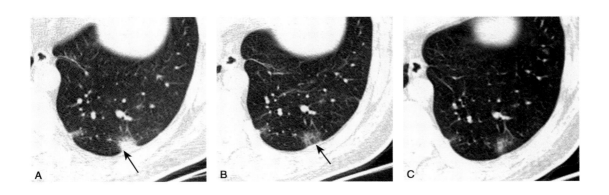

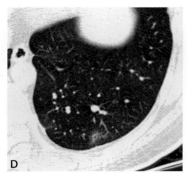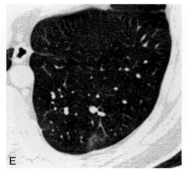

图 4-84　病例 4 胸膜下结节动态 CT 表现

图 A 发病第 8 天 CT：左肺下叶后基底段胸膜下见一结节,邻近胸膜增厚(黑箭);图 B 第 11 天复查 CT：左肺下叶病灶较前吸收,邻近胸膜增厚较前稍恢复(黑箭);图 C 第 15 天复查 CT：左肺下叶病灶较前吸收,邻近胸膜增厚较前恢复;图 D 第 23 天复查 CT：左肺下叶病灶进一步吸收;图 E 第 26 天复查 CT：左肺下叶病灶明显吸收,呈 GGO 样

本病例特点

- 患者发病后连续两次核酸检测均为阳性,该患者具有流行病学史、出现相应临床症状和典型的 CT 表现,因此为确诊病例。

- 该患者入院时血常规出现淋巴细胞百分比升高,后出现白细胞升高和淋巴细胞百分比降低(文中仅显示了一次),考虑合并细菌性感染可能,但未检出病原体,后血常规恢复正常。

- 临床分型：尽管患者入院第 2 天氧合指数>300mmHg,但之后氧合指数一直<300mmHg,按《新型冠状病毒肺炎诊疗方案(试行第五版 修正版)》,该患者分型为重型,但患者胸闷症状逐渐减轻,无呼吸困难,呼吸频率一直在 17~20 次/min 之间,血氧饱和度在吸氧后一直>94%,肺部 CT 病灶明显吸收,最终治愈出院。

- 该病例 CT 表现典型：出现多发 GGO 及散在 GGO,而后病灶逐渐缩小、变淡,最后基本完全吸收,并结合两次核酸阴性,临床表现消失,患者最后解除隔离治愈出院。

病例 5

病例介绍

　　女性,66 岁,湖北武汉人。高血压病史多年,因"反复发热 8 天余"收治入院。患者入院时体温 38.5℃,咽充血,双肺呼吸音粗。入院后体温波动于 36.3~39.0℃ 之间。入院后经使用洛匹那韦/利托那韦等抗病毒及头孢曲松钠、美罗培南、阿奇霉素等抗生素及甲泼尼龙琥珀酸钠等激素治疗,患者接受治疗后 5 天体温恢复正常,28 天后治愈出院。

流行病学史

　　患者长期生活于武汉,8 天前无明显诱因发热,当地予头孢治疗后症状好转,1 天前乘飞机从武汉至版纳,今出现发热至新冠肺炎定点收治医院隔离治疗。

新冠病毒核酸检测（表 4-67）

表 4-67　病例 5 新冠病毒核酸检测结果

检测时间	标本	结果
入院后第 1 天	咽拭子	（＋）
第 12 天	痰	（－）
第 23 天	痰	（＋）
第 25 天	痰	（－）
第 27 天	痰	（－）

相关实验室及其他检查（表 4-68～表 4-69）

表 4-68　病例 5 相关实验室检查结果

项目	WBC	LYMPH%	LYMPH#	ESR	CRP	SpO_2	PaO_2/FiO_2
单位	$10^9/L$	%	$10^9/L$	mm/h	mg/L	%	mmHg
参考值	3.5～9.5	20～50	1.1～3.2	0～15	0～5	95～98	400～500
入院当天	7.36	13.59	1.00	—	—	96	—
第 3 天	6.93	11.69	0.81	94	20.0	86	212
第 7 天	**17.2**	**4.65**	0.80	—	—	93	—
第 19 天	8.20	22.80	1.87	—	19.6	95	153
第 24 天	6.27	27.91	1.75	80	<5.0	96	322

（WBC：white blood cell，白细胞；LYMPH：lymphocyte，淋巴细胞；ESR：erythrocyte sedimentation rate，红细胞沉降率；CRP：C-reactive protein，C-反应蛋白；SpO_2：血氧饱和度；PaO_2/FiO_2：动脉血氧分压/吸氧浓度＝氧合指数。黑体代表异常）

表 4-69　病例 5 相关实验室检查结果

项目	AST	ALT	LDH	CK	CK-MB	GLU
单位	IU/L	IU/L	IU/L	IU/L	IU/L	mmol/L
参考值	0～40	0～40	109～245	24～194	0～25	3.85～6.11
第 3 天	**43.0**	29.4	**435**	101.6	**34.0**	**6.74**
第 4 天	36.3	24.4	**459**	147.6	**36.0**	**8.22**
第 7 天	36.2	32.0	**518**	**295.7**	**40.0**	—
第 9 天	**43.6**	**62.9**	**534**	**257.6**	**39.0**	**8.48**
第 11 天	27.6	**59.8**	**448**	130.2	**39.0**	**6.79**
第 16 天	32.1	**82.5**	**354**	38.1	**30.0**	4.74

（AST：谷草转氨酶；ALT：谷丙转氨酶；LDH：乳酸脱氢酶；CK：肌酸激酶；CK-MB：肌酸酶同功酶；GLU：葡萄糖。黑体代表异常）

影像学表现(图 4-85~图 4-87)

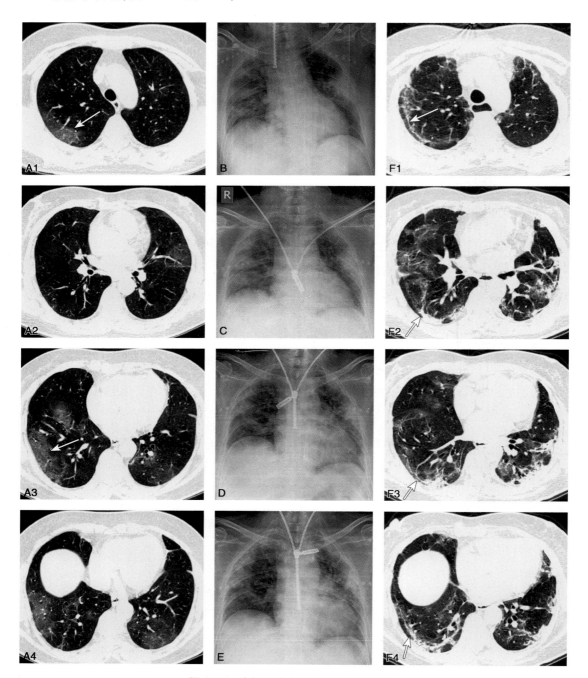

图 4-85 病例 5 动态 CT/床旁 X 线表现

图 A 住院当天即发病第 1 天 CT:双肺外周及胸膜下见多发片状 GGO,GGO 内可见增粗血管穿行,部分边界清楚,部分呈"树冠样"改变(白箭);图 B 入院第 7 天复查床旁 X 线:双肺病灶较前进展,出现片状实变;图 C 入院第 12 天复查床旁 X 线:双肺病灶均无明显变化;图 D 入院第 14 天复查床旁 X 线:双肺病灶较前吸收,部分出现纤维条索影;图 E 入院第 16 天复查床旁 X 线:双肺病灶较前吸收不明显;图 F 入院第 19 天复查 CT:双肺病灶较前吸收,外周及胸膜下见多发纤维条索影及部分实变影,局部可见胸膜下线影(白箭)

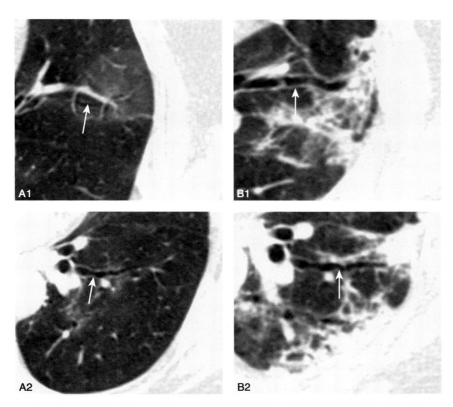

图 4-86 病例 5 病变内及周围支气管壁增厚伴支气管扩张征象动态 CT 表现
图 A 入院第 1 天 CT：左肺内见片状 GGO 内及周围可见支气管壁增厚、扩张（白箭）；
图 B 入院第 19 天复查 CT：原左肺内病灶内及周围支气管壁增厚及扩张程度较前加重（白箭）

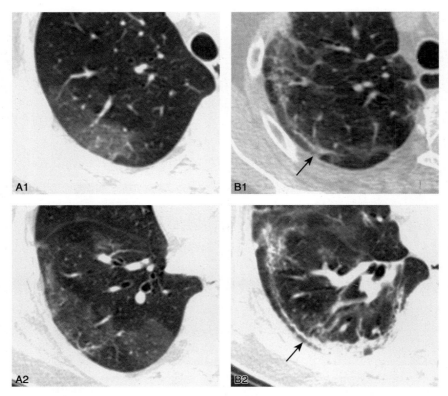

图 4-87　病例 5 病灶沿胸膜下条状分布，病灶长轴与胸膜平行动态 CT 表现
图 A 入院第 1 天 CT：右肺内见片状 GGO 沿胸膜下呈条状分布；图 B 入院第 19 天复查 CT：右肺病灶呈实变及纤维化改变（图 B1）（黑箭），可见胸膜下线影（图 B2）（黑箭），局部胸膜略增厚

本病例特点

- 患者为疫源地居住人，发病前为输入性人口，患者有高血压病史，该患者具有流行病学史、出现相应临床症状和典型的 CT 表现，临床定为高度疑似病例，继行检测核酸阳性，最终为确诊病例。

- 该患者血常规检查白细胞正常、淋巴细胞降低，符合新冠病毒感染表现。

- 临床分型：患者入院后氧合指数一直<400mmHg，甚至多次出现<200mmHg（文中仅显示了一次），按《新型冠状病毒肺炎诊疗方案（试行第五版 修正版）》，该患者分型为重型，患者入院 3~7 天之间出现呼吸困难，呼吸频率在 20~22 次/min 之间，入院 3~7 天其间血氧饱和度在 85%~95% 之间，之后呼吸困难症状改善、血氧饱和度>94%，肺部 CT 渗出病灶吸收、纤维化病灶无明显加重，并两次核酸检测阴性，临床症状消失，患者最后解除隔离治愈出院。

- 该病例 CT 表现典型：从多发 GGO 到病灶实变、纤维化，进展变化快，最后实变病灶明显吸收、纤维化病灶未见加重，结合两次核酸阴性、临床症状消失，患者最后解除隔离治愈出院。提示：患者影像学呈现典型新冠肺炎改变，早期：示双肺多发片状 GGO，边缘模糊呈晕征，病灶内可见增粗血管穿行，呈现树冠征，病灶内及周围支气管壁增厚、支气管扩张，病灶分布于胸膜下；进展期、消散期：示双肺多发实变、纤维化，边缘较前清楚,病灶内仍可见增粗血管穿行,病灶内及周围仍可见支气管壁增厚及支气管扩张,病灶呈条状分布与胸膜下,病灶长轴与胸膜平行,可见胸膜下线影,病灶邻近胸膜局限性增厚;以上影像学征象可单个或多个征象出现在确诊病例中,为新冠肺炎的特征影像学表现之一。

病例6

病例介绍

女性,79岁,湖北宜昌人。具有高血压、糖尿病病史,因"咳嗽3天,咳痰1天"收治入院。患者入院时体温36.5℃,神志清楚,对答切题,查体合作,口唇肢端轻度发绀,其余查体无明显异常。入院后体温波动于36.3～37.2℃之间。入院后给予口服克立芝、干扰素雾化抗病毒、血必净化瘀解毒、莫西沙星口服抗感染、止咳化痰对症支持等治疗。患者接受治疗后肺部病变减少,咽拭子核酸检测阴性,但由于基础病重,仍然在院治疗中。

流行病学史

患者属湖北人,入院前8天同行11人到昆明旅游(入院前8天从武汉坐高铁到昆明,7天前坐高铁至石林,6天前坐高铁到大理,3天前返回昆明),返回昆明当日出现轻微咳嗽症状。因同行人中有两人已确诊"新冠病毒感染",患者今至在新冠肺炎定点收治医院进一步隔离诊治。

新冠病毒核酸检测(表4-70)

表4-70　病例6新冠病毒核酸检测结果

检测时间	标本	结果
入院当天	咽拭子	(+)
第2天	咽拭子	(+)
第4天	咽拭子	(+)
第17天	咽拭子	(−)

相关实验室及其他检查(表4-71)

表4-71　病例6相关实验室检查结果

项目	WBC	LYMPH%	LYMPH#	ESR	CRP	SpO_2	PaO_2/FiO_2
单位	10^9/L	%	10^9/L	mm/h	mg/L	%	mmHg
参考值	3.5～9.5	20～50	1.1～3.2	0～15	0～5	95～98	400～500
入院当天	4.62	35.71	1.65	16	6.19	93	310
第4天	7.16	7.96	0.57	50	12.60	92	306
第7天	10.03	9.67	0.97	115	8.28	92	306

(WBC:white blood cell,白细胞;LYMPH:lymphocyte,淋巴细胞;ESR:erythrocyte sedimentation rate,红细胞沉降率;CRP:C-reactive protein,C-反应蛋白;SpO_2:血氧饱和度;PaO_2/FiO_2:动脉血氧分压/吸氧浓度=氧合指数。黑体代表异常)

影像学表现(图4-88～图4-90)

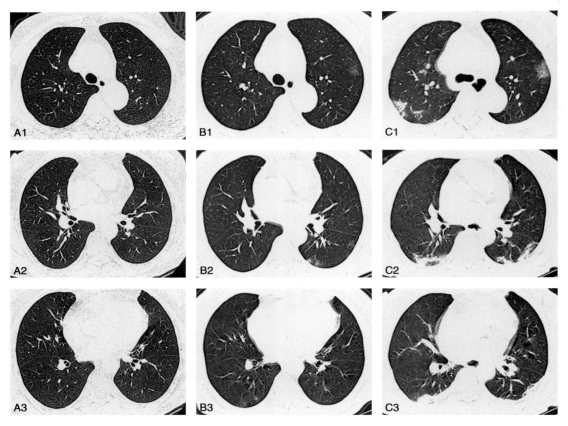

图4-88 病例6动态CT表现

图A入院第1天CT:肺部无异常发现;图B入院第3天复查CT:左肺上叶前段、双肺下叶背段及基底段见多发斑片状GGO;图C入院第7天复查CT:双肺内多发病灶较前进展,出现实变影

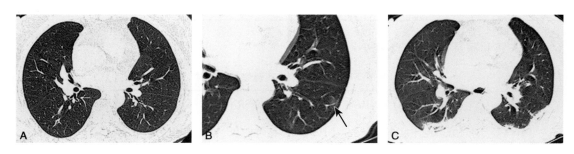

图4-89 病例6病变内血管增粗征象动态CT表现

图A入院第1天CT:左肺下叶背段未见明显病灶;图B入院第3天复查CT:左肺下叶背段见斑片状GGP,其内可见增粗血管影(黑箭);图C入院第7天复查CT:原病灶较前进展,出现实变

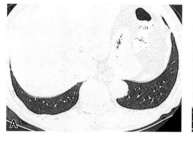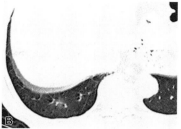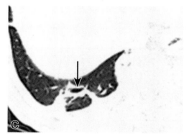

图4-90　病例6病变内支气管动态CT表现

图A 入院第1天CT:右肺下叶外侧基底段未见明显病灶;图B 入院第3天复查CT:右肺下叶外侧基底段见斑片状GGO;图C 入院第7天复查CT:原病灶较前进展,可见实变及纤维条索形成,病灶内可见扩张支气管(黑箭)

本病例特点

- 患者发病时临床症状不明显,因同行人中有两例确诊为新冠肺炎,自行到医院诊治,因咽拭子核酸检测为阳性而收入院。
- 该患者在入院过程中血常规检查白细胞未见明显变化,而淋巴细胞降低,符合新冠病毒感染表现。
- 临床分型:住院期间尽管患者呼吸频率低23次/min,且肺部CT病灶48h内进展<50%,但是患者住院期间血氧饱和度多次<93%,最低达89%,活动后感呼吸困难。按《新型冠状病毒肺炎诊疗方案(试行第五版 修正版)》,该患者分型为重型。经治疗后肺部CT病灶无明显加重,咽拭子核酸检测最终为阴性。
- 该病例CT表现典型:入院当天肺部CT表现正常,随后肺内出现多发GGO,而后快速进展为实变,局部可见纤维条索及支气管扩张。

病例7

病例介绍

女性,67岁,湖北省武汉市江汉区人。高血压、糖尿病史5年,患者与新冠肺炎确诊者有密切接触,后因"低热"就诊,入院时体温37.4℃,生命体征正常,查体无异常。入院后体温波动于36.4~37.7℃。入院后给予口服克立芝、干扰素雾化抗病毒、血必净化瘀解毒、莫西沙星口服抗感染、止咳化痰对症支持等治疗,24天后治愈出院。

流行病学史

患者属于武汉人,入院前9天从武汉坐高铁到昆明,并依次乘坐高铁至石林、大理,于入院前第4天返回昆明。曾与确诊新冠肺炎患者有密切接触史,出现"低热"后到新冠肺炎定点收治医院留院观察治疗。

新冠病毒核酸检测(表4-72)

表4-72　病例7新冠病毒核酸检测结果

检测时间	标本	结果
入院当天	咽拭子	(+)
第3天	咽拭子	(+)
第5天	咽拭子	(+)
第17天	咽拭子	(+)
第22天	咽拭子	(−)

相关实验室及其他检查(表 4-73)

表 4-73　病例 7 相关实验室检查结果

项目	WBC	LYMPH%	LYMPH#	ESR	CRP	SpO₂	PaO₂/FiO₂
单位	$10^9/L$	%	$10^9/L$	mm/h	mg/L	%	mmHg
参考值	3.5~9.5	20~50	1.1~3.2	0~15	0~5	95~98	400~500
入院当天	5.09	29.08	1.48	15	1.39	95	316
第 5 天	**14.89**	**8.13**	1.21	20	3.10	94	313
第 8 天	**12.95**	**3.63**	**0.47**	**70**	**7.66**	99	330

(WBC:white blood cell,白细胞;LYMPH:lymphocyte,淋巴细胞;ESR:erythrocyte sedimentation rate,红细胞沉降率;CRP:C-reactive protein,C-反应蛋白;SpO₂:血氧饱和度;PaO₂/FiO₂:动脉血氧分压/吸氧浓度=氧合指数。黑体代表异常)

影像学表现(图 4-91~图 4-92)

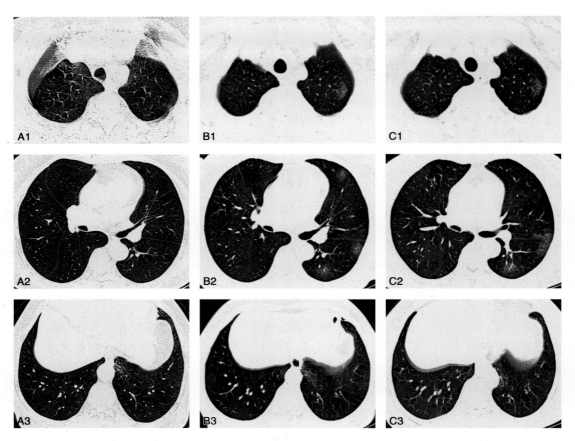

图 4-91　病例 7 动态 CT 表现

图 A 住院当天 CT:左肺下叶内侧基底段单发片状 GGO,余肺内未见异常;图 B 入院第 3 天复查 CT:双肺内见多发斑片状及类圆形 GGO;图 C 入院第 7 天复查 CT:左肺上叶尖后段 GGO 变化不明显,左肺下叶背段 GGO 较前稍变大,下叶内侧基底段 GGO 吸收变淡

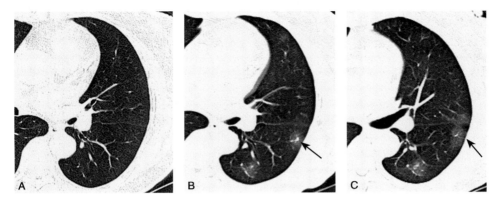

图 4-92　病例 7 病变内血管增粗征象动态 CT 表现

图 A 入院当天 CT:左肺下叶背段未见异常;图 B 入院第 3 天复查 CT:左肺下叶背段磨玻璃影,其内可见增粗血管影(黑箭);图 C 入院第 7 天复查 CT:原病灶较前稍变大,其内仍可见增粗血管影(黑箭)。

本病例特点

- 患者与新冠肺确诊患者有密切接触,临床症状表现为"低热",咽拭子核酸检测阳性入院隔离治疗。
- 入院 7 天内患者的白细胞有所增加,淋巴细胞有所降低,符合新冠病毒感染表现。
- 临床分型:患者住院期间动脉血氧饱和度多次<93%,最低时达 90%(文中未标出),按《新型冠状病毒肺炎诊疗方案(试行第五版 修正版)》,该患者分型为重型。病程中轻微运动后患者出现过呼吸困难(临床诊断为 I 型呼吸衰竭),经治疗后好转,治疗后肺部 CT 病灶无明显加重,最终治愈出院。
- 该病例 CT 表现典型:从单发到多发 GGO,进展变化快,部分病灶内可见增粗血管影,治疗后肺部病灶部分进展,部分吸收,表明新冠肺炎患者肺部病灶在影像上可能存在一定滞后性。

病例 8

病例介绍

女性,47 岁,湖北武汉江汉区人。因"时有咳嗽,咳痰,全身酸痛 5 天,发热 1 天"收治入院。患者入院时体温 37.4℃,临床查体无特殊。入院后体温波动于 36.0~37.2℃之间。入院后给予口服克立芝、干扰素雾化抗病毒、血必净化瘀解毒、莫西沙星口服抗感染、止咳化痰对症支持等治疗。经 25 天隔离治疗后出院。

流行病学史

患者属于武汉人,入院前 9 天从武汉坐高铁到昆明,并依次乘坐高铁至石林、大理,并于入院前第 4 天返回昆明。回昆明后出现"时有咳嗽,咳痰,全身酸痛 5 天,发热 1 天"后入到新冠肺炎定点收治医院留院观治疗。

新冠病毒核酸检测(表 4-74)

表 4-74　病例 8 新冠病毒核酸检测结果

检测时间	标本	结果
入院当天	咽拭子	(+)
第 9 天	咽拭子	(+)
第 15 天	咽拭子	(+)
第 17 天	咽拭子	(-)
第 19 天	咽拭子	(-)

相关实验室及其他检查(表4-75)

表4-75　病例8相关实验室检查结果

项目	WBC	LYMPH%	LYMPH#	ESR	CRP	SpO$_2$	PaO$_2$/FiO$_2$
单位	10^9/L	%	10^9/L	mm/h	mg/L	%	mmHg
参考值	3.5~9.5	20~50	1.1~3.2	0~15	0~5	95~98	400~500
入院当天	4.49	12.92	0.58	18	11.53	92	306
第4天	7.49	8.01	0.60	56	39.40	92	306
第7天	9.65	16.06	1.55	96	6.75	94	313

(WBC:white blood cell,白细胞;LYMPH:lymphocyte,淋巴细胞;ESR:erythrocyte sedimentation rate,红细胞沉降率;CRP:C-reactive protein,C-反应蛋白;SpO$_2$:血氧饱和度;PaO$_2$/FiO$_2$:动脉血氧分压/吸氧浓度=氧合指数。黑体代表异常)

影像学表现(图4-93~图4-95)

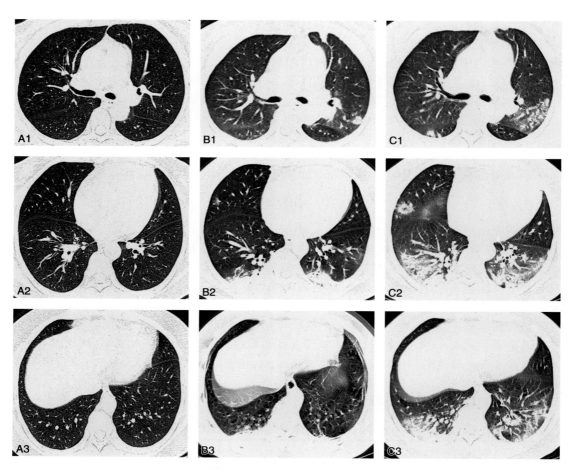

图4-93　病例8动态CT表现

图A入院当天CT:双肺内未见异常;图B入院第4天复查CT:双肺内见多发片状GGO、结节及实变影;图C入院后第8天复查CT:原左肺上叶前段病灶较前吸收(图C1),其余病灶较前进展

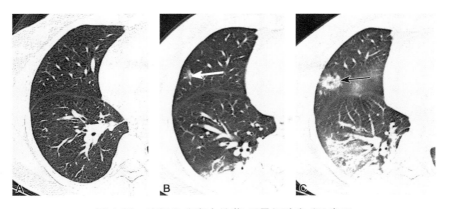

图 4-94　病例 8 病变内结节-反晕征动态 CT 表现

图 A 入院当天 CT：肺内未见异常；图 B 入院第 4 天复查 CT：右肺中叶外侧段新增 GGO 结节（白箭），右肺下叶背段片状实变；图 C 入院第 8 天复查 CT：原右肺中叶外侧段病灶中央间呈低密度、周围实变高密度表现为反晕征（黑箭），右肺下叶背段实变范围增大

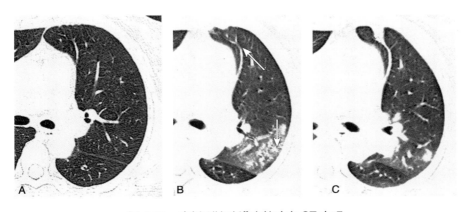

图 4-95　病例 8"闪烁"病灶动态 CT 表现

图 A 入院当天 CT：肺内未见异常；图 B 入院第 4 天复查 CT：左肺上叶尖后段楔形实变影并与一增粗血管相连（白箭）；图 C 入院第 8 天复查 CT：原左肺上叶尖后段病灶较前明显吸收。左肺上叶前段病灶出现快，吸收也快，整个过程类似于灯泡一闪而过，称为"闪烁"病灶。与病灶相连可见一异常增粗血管，可能与病灶吸收迅速有关

本病例特点

- 患者具有明确流行病学史、并出现相应临床症状，虽然入院时 CT 检查阴性，但是咽拭子核酸检测为阳性。最终收治入院隔离观察治疗。
- 该患者血常规出现淋巴细胞降低，血沉随病情进展而增快。
- 临床分型：病程过程中患者血氧分压多次测量<93%，且入院后肺部 CT 病灶范围 48h 内进展>50%，按《新型冠状病毒肺炎诊疗方案（试行第五版 修正版）》，该患者分型为重型，但患者无呼吸困难，呼吸频率一直 22 次/min 之间，经治疗后肺部 CT 病灶无明显加重，最终治愈出院。
- 该病例 CT 表现典型：从正常 CT 表现，到多发结节，再到大片状实变，进展变化快，最后完

全吸收,并结合两次核酸阴性,临床表现消失,患者最后解除隔离治愈出院。提示:如果肺部实性病灶内出现低密度或者正常密度影(排除扩展支气管影),可能是病灶中心吸收后改变,但有待大样本研究证实。

病例 9

病例介绍

女性,35 岁,湖北武汉洪山区人,无基础病史。因"咽痛、流涕 4 天"就诊入院。患者入院时体温 36.2℃,临床查体无异常。入院后体温波动于 35.6~36.9℃之间。入院后给予口服克立芝、干扰素雾化抗病毒、莫西沙星抗感染、血必净化瘀解毒、止咳化痰对症支持等治疗,隔离治疗 19 天后治愈出院。

流行病学史

患者属于武汉人,入院前 5 天从武汉自驾出发,第 2 天到达昆明,短暂停留后前往大理,因交通管制,两天后再次返回昆明,并入住酒店。返回昆明后出现"咽痛、流涕",随后到新冠肺炎定点收治医院就诊,咽拭子核酸检测阳性,今收治入院隔离治疗。

新冠病毒核酸检测(表 4-76)

表 4-76　病例 9 新冠病毒核酸检测结果

检测时间	标本	结果
入院后当天	咽拭子	(+)
第 3 天	咽拭子	(+)
第 5 天	咽拭子	(+)
第 11 天	咽拭子	(+)
第 13 天	咽拭子	(−)
第 15 天	咽拭子	(−)
第 17 天	咽拭子	(−)

相关实验室及其他检查(表 4-77)

表 4-77　病例 9 相关实验室检查结果

项目	WBC	LYMPH%	LYMPH#	ESR	CRP	SpO_2	PaO_2/FiO_2
单位	10^9/L	%	10^9/L	mm/h	mg/L	%	mmHg
参考值	3.5~9.5	20~50	1.1~3.2	0~15	0~5	95~98	400~500
入院当天	3.59	18.38	0.66	10	0.60	94	313
第 3 天	4.27	36.77	1.57	24	1.50	96	320
第 5 天	4.13	27.60	1.14	24	0.41	95	316

(WBC:white blood cell,白细胞;LYMPH:lymphocyte,淋巴细胞;ESR:erythrocyte sedimentation rate,红细胞沉降率;CRP:C-reactive protein,C-反应蛋白;SpO_2:血氧饱和度;PaO_2/FiO_2:动脉血氧分压/吸氧浓度=氧合指数。黑体代表异常)

影像学表现（图 4-96～图 4-98）

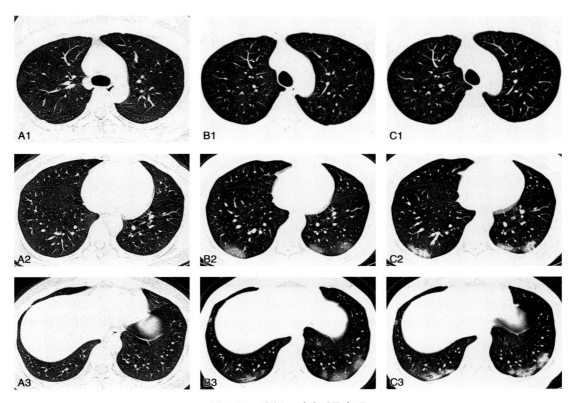

图 4-96 病例 9 动态 CT 表现
图 A 住院当天 CT：双肺内未见异常；图 B 第 6 天复查 CT：双肺下叶胸膜下多发斑片状 GGO；图 C 第 10 天复查 CT：原双肺下叶 GGO 范围变化不大，但密度有所增高

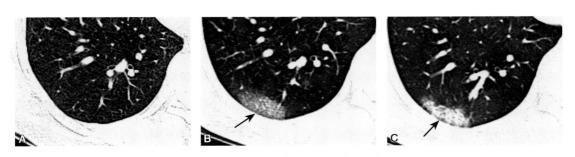

图 4-97 病例 9 胸膜下病变动态 CT 表现
图 A 入院当天 CT：右肺下叶背段无异常；图 B 入院第 6 天复查 CT：右肺下叶背段条片状 GGO，病灶与胸膜间可见线条样透亮影（黑箭）；图 C 入院第 10 天复查 CT：原病变密度增高，并可见病灶与胸膜间棘样连接线（黑箭）

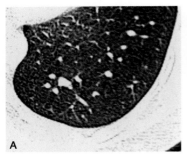
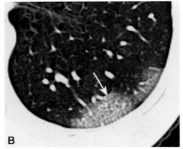
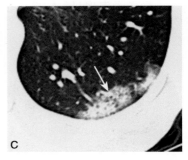

图 4-98　病例 9 病变铺路石征象动态 CT 表现

图 A 入院当天 CT：左肺下叶背段无异常；图 B 入院第 6 天复查 CT：左肺下叶背段胸膜下条片状 GGO，呈铺路石样改变（白箭）；图 C 入院第 12 天复查 CT：原左肺下叶病灶实变，密度增高（白箭）

本病例特点

- 患者具有流行病学史，虽然入院时 CT 检查双肺无异常，但是咽拭子核酸检测阳性，故高度疑似并收治入院隔离观察，患者隔离后第 6 天 CT 检查双肺出现明显肺炎征象；故为确诊病例。
- 该患者血常规白细胞正常，淋巴细胞少偏低。
- 临床分型：患者血氧饱和度有两次测量值为 92%，按《新型冠状病毒肺炎诊疗方案（试行第五版　修正版）》，该患者分型为重型，但是患者无呼吸困难症状，整个病程内患者呼吸频率<23 次/min。
- 该病例 CT 表现典型：从入院时肺部无明显病灶到双肺下叶多发 GGO，进展变化快，出现铺路石征，随后出现实变。最后肺部病灶完全吸收，并结合两次核酸阴性，临床表现消失，患者最后解除隔离治愈出院。

病例 10

病例介绍

男性，56 岁，湖北天门市人，高血压病史十余年，因"受凉后不规则发热，伴出汗、乏力"收治入院。患者入院时体温 38.7℃，血氧饱和度（未吸氧）90%。入院后体温波动于 36.1～39.4℃之间。入院后第 2 天出现高热，伴气促；患者经使用洛匹那韦/利托那韦和干扰素抗病毒治疗，哌拉西林他唑巴坦抗感染治疗，丙种球蛋白提高抵抗力及中药对症治疗，21 天后体温恢复正常，并连续 2 次核酸检测阴性，35 天后治愈出院。

流行病学史

患者长期生活于武汉，5 天前出现发热到当地医院就医，2 天前乘高铁从武汉至昆明，1 天前高热 39℃，伴阵发性咳嗽、胸闷就诊，后转入新冠肺炎定点收治医院隔离治疗。

新冠病毒核酸检测（表 4-78）

表 4-78　病例 10 新冠病毒核酸检测结果

检测时间	标本	结果
入院前 1 天	咽拭子	（＋）
第 18 天	血液、痰	（＋）
第 20 天	咽拭子	（－）
第 24 天	咽拭子	（－）

续表

检测时间	标本	结果
第 31 天	鼻咽拭子	（＋）
第 33 天	咽拭子	（－）
第 34 天	咽拭子	（－）

相关实验室及其他检查（表 4-79）

表 4-79　病例 10 相关实验室检查结果

项目	WBC	LYMPH%	LYMPH#	ESR	CRP	SpO$_2$	PaO$_2$/FiO$_2$
单位	10^9/L	%	10^9/L	mm/h	mg/L	%	mmHg
参考值	3.5~9.5	20~50	1.1~3.2	0~15	0~5	95~98	400~500
入院当天	4.14	12.31	0.51	59	92.20	92	422
第 14 天	6.39	23.94	1.53	82	3.96	98	234
第 23 天	3.74	28.07	1.05	56	8.38	96	500
第 30 天	3.41	30.21	1.03	—	0.82	95	—
第 34 天	4.02	28.61	1.15	—	10.87	96	—

（WBC：white blood cell，白细胞；LYMPH：lymphocyte，淋巴细胞；ESR：erythrocyte sedimentation rate，红细胞沉降率；CRP：C-reactive protein，C-反应蛋白；SpO$_2$：血氧饱和度；PaO$_2$/FiO$_2$：动脉血氧分压/吸氧浓度＝氧合指数。黑体代表异常）

影像学表现（图 4-99~图 4-101）

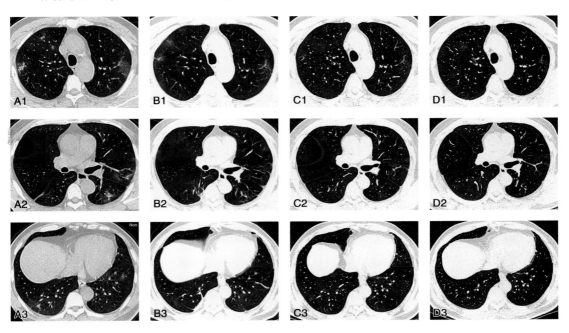

图 4-99　病例 10 动态 CT 表现

图 A 入院前 1 天即发病第 4 天 CT：双肺多发斑片、片状 GGO，部分可见实变影；图 B 入院第 15 天复查 CT：双肺病灶明显吸收，出现新发纤维条索影；图 C 入院第 21 天复查 CT：双肺病灶较前明显吸收；图 D 入院第 29 天复查 CT：双肺病灶进一步吸收，可见散在斑片状浅淡 GGO

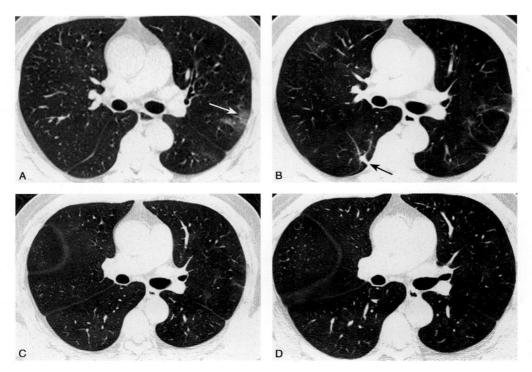

图 4-100　病例 10 肺内实变病灶形成与吸收动态 CT 表现

图 A 入院前 1 天 CT：左肺上叶尖后段 GGO 内见少许实变影（白箭）；图 B 入院第 15 天复查 CT：左肺上叶尖后段病灶较前吸收，可见纤维条索影，右肺下叶背段可见纤维条索影，邻近胸膜略受牵拉（黑箭）；图 C 入院第 21 天复查 CT：双肺 GGO 及纤维条索灶较前吸收。图 D 入院第 29 天复查 CT：双肺 GGO 及纤维条索灶进一步吸收

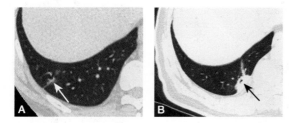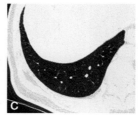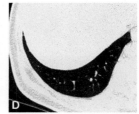

图 4-101　病例 10 实变病灶的动态 CT 表现

图 A 入院前 1 天即发病第 4 天 CT：右肺下叶外基底段斑片状 GGO，其内见穿行增粗的血管影（白箭）；图 B 入院第 15 天复查 CT：右肺下叶外基底段 GGO 较前吸收，于右肺下叶后基底段胸膜下可见条状实变，其内见充气支气管征，邻近胸膜增厚（黑箭）；图 C~D 入院第 21 天、第 29 天复查 CT：右肺下叶病灶已完全吸收，胸膜无增厚

本病例特点

- 患者病程超过 30 天，为我省首例新冠肺炎确诊患者，发病一周患者出现高热 39.4℃，伴气促，床旁胸片示病灶变化迅速，出现重症化趋势，同时考虑合并细菌感染，经积极治疗后好转。发病后连续多次间断出现核酸检测阳性，患者临床症状和 CT 表现均在好转，病程中后期病灶显示吸收速度放缓。
- 该患者发病前期，血常规出现淋巴细胞降低，血沉速度持续增高，CRP 增高。

- 临床分型:患者入院前期血氧指数多次出现<300mmHg(文中仅显示了一次),临床症状持续加重伴气促、喘息,不能脱氧,按《新型冠状病毒肺炎诊疗方案(试行第六版)》,该患者分型为重型,患者经治疗后病情缓解,呼吸频率一直在 18~23 次/min 之间,吸氧下指血氧饱和度一直>94%,肺部 CT 显示病灶持续吸收,呼吸道症状明显改善,治疗 33 天后连续 2 次核酸检测阴性,最终治愈出院,建议隔离康复休养 2~4 周。
- 该病例 CT 表现典型:患者入院前 1 天即发病第 4 天 CT 显示肺内多发 GGO,部分病灶内有条索、斑片状实变形成;发病一周内胸片提示肺部病灶增多,患者病情加重,入院第 14 天复查 CT 显示 GGO 持续吸收,原发病灶内或病灶外形成大量条索、条片状实变影,伴有胸膜增厚、粘连。第 21 天后 CT 显示 GGO 及实变病灶持续吸收,未出现新发病灶。提示:新冠肺炎患者肺部 GGO 及实变病灶作为病情观察的重要影像指征,GGO 增多示病灶处于进展期,快速进展增多且出现大量实变是重症化的重要指征,GGO 吸收缩小,实变出现"条索化""扁弧化",预示进入转归、吸收阶段。

病例 11

病例介绍

男性,58 岁,云南红河人。糖尿病史 2 年,因"发热 7 天"收治入院。患者入院时体温 38℃,伴乏力、胸闷、气促、咳嗽咳痰,双肺呼吸音粗。入院后体温波动于 36.0~38.2℃ 之间。入院后经使用洛匹那韦/利托那韦和干扰素等抗病毒、哌拉西林他唑巴坦抗生素治疗,输注入免疫球蛋白、人血白蛋白治疗,以及降糖、抗凝、保肝、护胃治疗,住院期间诊断高血压,予以降压治疗,同时予以氧疗及中药方剂治疗,5 天后体温恢复正常,23 天后治愈出院。

流行病学史

患者长期生活于武汉,15 天前乘飞机从武汉至昆明,辗转蒙自后乘车返昆明,7 天前出现发热等临床症状,2 天前至医疗机构就诊,后转入新冠肺炎定点收治医院隔离治疗。

新冠病毒核酸检测(表 4-80)

表 4-80 病例 11 新冠病毒核酸检测结果

检测时间	标本	结果
入院前 1 天	咽拭子	(+)
第 9 天	血、尿	(−)
第 9 天	痰	(+)
第 10 天	咽拭子	(−)
第 14 天	咽拭子	(−)
第 16 天	咽拭子	(+)
第 20 天	鼻咽拭子	(−)
第 22 天	咽拭子	(−)

相关实验室及其他检查(表4-81)

表4-81 病例11相关实验室检查结果

项目	WBC	LYMPH%	LYMPH#	ESR	CRP	SpO_2	PaO_2/FiO_2
单位	10^9/L	%	10^9/L	mm/h	mg/L	%	mmHg
参考值	3.5~9.5	20~50	1.1~3.2	0~15	0~5	95~98	400~500
入院当天	9.30	6.24	0.58	24	136.59	94	398
第4天	3.61	21.16	0.80	21	90.35	96	303
第9天	2.76	26.09	0.72	49	11.21	95	410
第18天	2.62	41.98	1.10	45	0.81	96	500
第23天	3.37	34.42	1.16	33	2.30	96	550

(WBC:white blood cell,白细胞;LYMPH:lymphocyte,淋巴细胞;ESR:erythrocyte sedimentation rate,红细胞沉降率;CRP:C-reactive protein,C-反应蛋白;SpO_2:血氧饱和度;PaO_2/FiO_2:动脉血氧分压/吸氧浓度=氧合指数。黑体代表异常)

影像学表现(图4-102~图4-104)

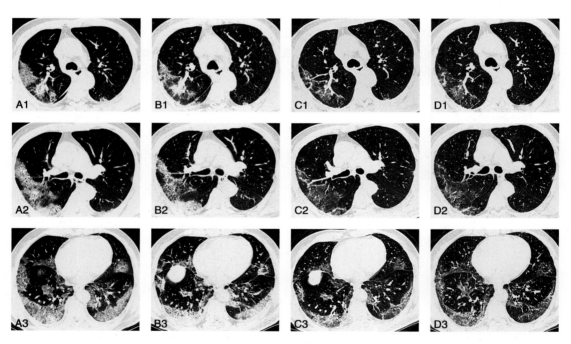

图4-102 病例11 动态CT表现

图A 入院第4天CT:双肺外周及胸膜下多发片状GGO,部分可见穿行血管影增粗,可见小叶间隔增厚呈"铺路石"样表现,部分可见斑片状实变;图B 入院第10天复查CT:双肺病灶范围较前略缩小,病灶内实变有增多或吸收,呈现由外向内"缩紧"表现;图C 入院第18天复查CT:双肺病灶进一步吸收,病灶范围缩小,密度减低,其间散在条索状高密度影;图D 入院第23天复查CT:双肺病灶进入缓慢吸收期,密度减低、范围缩小,部分可见支气管牵拉扩张征象

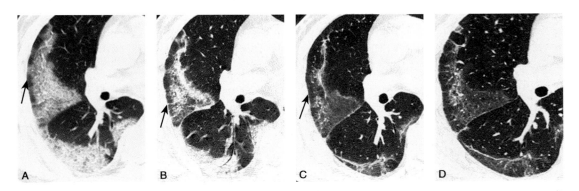

图 4-103　病例 11 GGO 病灶与胸膜下线形成动态 CT 表现

图 A 入院第 4 天 CT：右肺胸膜下见条片状 GGO，呈典型"铺路石"表现，病灶与胸膜间见弧形带状含气间隙，病灶与胸膜间见短条状影（黑箭），下叶背段病灶未见胸膜下含气间隙；图 B 入院第 10 天复查 CT：右肺病灶呈现"紧实缩小"表现，原发病灶内实变增多，但 GGO 减少，胸膜下间隙内"蟹足"样粘连更为清晰（黑箭）；图 C 入院第 18 天复查 CT：右肺病灶吸收明显，可见胸膜下线影（黑箭）；图 D 入院第 23 天复查 CT：右肺病灶吸收速度缓慢，胸膜下条索状影变细、变淡

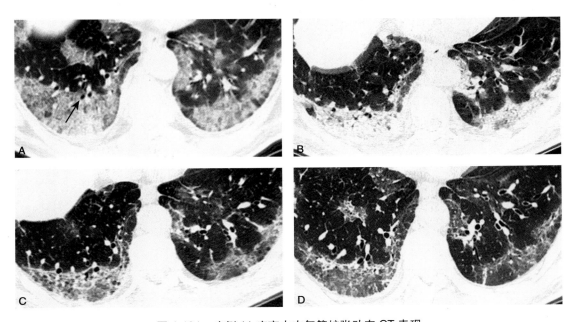

图 4-104　病例 11 病变内支气管扩张动态 CT 表现

图 A 入院第 4 天 CT：右肺下叶 GGO 病灶旁可见稍扩张支气管影（黑箭）；图 B 入院第 10 天复查 CT：双肺下叶病灶范围较前缩小，实变增多，病灶旁支气管未见明显改变；图 C 入院第 18 天复查 CT：双肺下叶病灶吸收明显，病灶旁支气管较前扩张；图 D 入院第 23 天复查 CT：双肺下叶病灶吸收缓慢，病灶旁支气管进一步扩张

本病例特点

- 患者既往糖尿病史,入院后第2天出现酮症酸中毒,治疗期间,确诊高血压,入院前5天均有发热,予以抗细菌治疗,患者合并症较多且病情复杂,在抗病毒治疗的同时,需密切关注患者其他症状,予以对症处理,同时严格把控液体出入量,避免肺炎重症化。

- 该患者血常规出现白细胞和淋巴细胞分阶段降低,血沉增快,病程前期CRP增高,治疗后恢复。

- 临床分型:患者前期氧合指数<400mmHg,但都>300mmHg,入院前期出现呼碱,按《新型冠状病毒肺炎诊疗方案(试行第五版 修正版)》,该患者分型为重型,患者经治疗后无呼吸困难,呼吸频率一直在19~22次/min之间,血氧饱和度一直>94%,肺部CT病灶持续吸收且无新发病灶,体温持续18天保持正常,呼吸道症状明显改善,最终治愈出院,并建议隔离康复休养2~4周。

- 该病例CT表现典型:两肺多发GGO,肺叶外带广泛分布,具有典型"铺路石"征,患者体温、症状恢复3天后,肺部病灶进入转归期,出现"紧实缩小"改变,原发GGO减少而实变增多,继续治疗后10余天后,可见"胸膜下线"及"支气管扩张"征象,结合连续两次病毒核酸检测阴性,临床表现消失,患者最后解除隔离治愈出院。提示:肺部CT显示原发病灶出现"紧缩"表现,GGO、实变病灶将持续吸收、减少,"间质改变"显著的病例,后期病灶吸收速度相对较慢,需警惕肺间质纤维化,出院后继续跟踪随访。

病例12

病例介绍

女性,49岁,云南昆明人。既往体健,因"发热、咳嗽8天"收治入院。患者入院时体温37.2℃,双肺呼吸音粗。入院后体温波动于36.1~39.2℃之间。入院后经使用奥司他韦、洛匹那韦/利托那韦、干扰素抗病毒治疗,加用利巴韦林一周出现贫血停用,亚胺培南西司他汀、万古霉素抗菌治疗,患者接受治疗后19天体温恢复正常,呼吸道症状消失,23天后治愈出院。

流行病学史

患者本地人,长期生活于昆明,14天前乘高铁前往丽江旅游,12天前返昆明,8天前发热,3天前就医,后转诊至新冠肺炎定点收治医院隔离治疗。

新冠病毒核酸检测(表4-82)

表4-82　病例12新冠病毒核酸检测结果

检测时间	标本	结果
入院当日	咽拭子	(+)
第7天	咽拭子、痰	(-)
第10天	痰	(+)
第20天	咽拭子	(-)
第22天	咽拭子	(-)

相关实验室及其他检查(表 4-83)

表 4-83 病例 12 相关实验室检查结果

项目	WBC	LYMPH%	LYMPH#	ESR	CRP	SpO₂	PaO₂/FiO₂
单位	$10^9/L$	%	$10^9/L$	mm/h	mg/L	%	mmHg
参考值	3.5~9.5	20~50	1.1~3.2	0~15	0~5	95~98	400~500
入院前 3 天	4.12	43.20	1.78	—	16.30	—	—
入院当日	4.03	30.77	1.24	24	24.85	93	—
第 5 天	6.90	23.19	1.60	—	61.40	99	222
第 10 天	5.84	26.37	1.54	68	22.02	96	543
第 15 天	12.46	8.51	1.06	—	82.73	95	380
第 23 天	6.98	35.39	2.47	—	3.32	96	550

(WBC：white blood cell,白细胞；LYMPH：lymphocyte,淋巴细胞；ESR：erythrocyte sedimentation rate,红细胞沉降率；CRP：C-reactive protein,C-反应蛋白；SpO₂：血氧饱和度；PaO₂/FiO₂：动脉血氧分压/吸氧浓度＝氧合指数。黑体代表异常)

影像学表现(图 4-105~图 4-107)

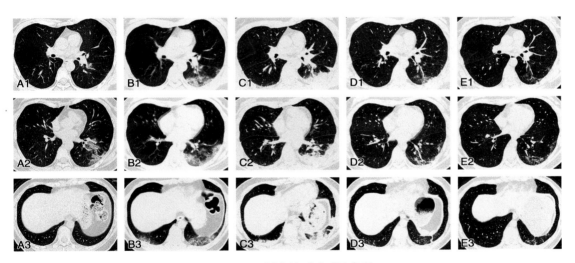

图 4-105 病例 12 动态 CT 表现

图 A 入院前第 3 天 CT：左肺下叶背段见斑片状、片状 GGO,余肺内未见异常；图 B 入院后第 4 天复查 CT：右肺散在新发斑片状 GGO,左肺下叶病灶明显增多,范围扩大、密度增高,部分可见"铺路石"征象；图 C 入院第 10 天复查 CT：双肺病灶较前范围扩大、密度增高,可见实变影,同时双侧新发少量胸膜腔积液；图 D 入院第 15 天复查 CT：双肺 GGO 及实变病灶明显吸收,原发病灶内形成条状高密度影,其内穿行血管增粗,胸腔积液已基本吸收；图 E 入院第 23 天复查 CT：双肺病灶进一步吸收,速度缓慢,可见"胸膜下线"及"蟹足状"胸膜粘连

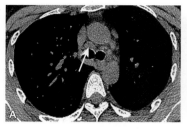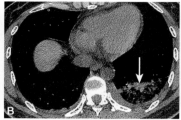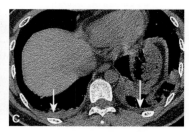

图 4-106 病例 12 入院后高热第 3 天复查 CT

入院第 7 天出现高热,体温 39.2℃,2 天后复查 CT:图 A 纵膈内多发淋巴结肿大,最大直径约 1.8cm (白箭);图 B 左肺下叶见实变影(白箭);图 C 双侧新增少量胸膜腔积液(白箭)

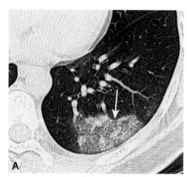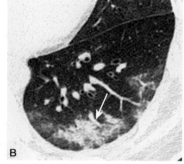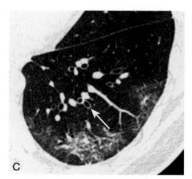

图 4-107 病例 12 病变内血管及支气管扩张动态 CT 表现

图 A 入院前第 3 天 CT:左肺下叶胸膜下片状 GGO 病灶,形成"铺路石"样表现,亚段支气管清晰,未见支扩征象(白箭);图 B 入院第 15 天复查 CT:左肺下叶病灶"紧缩",穿行血管增粗(白箭),支气管扩张不明显;图 C 入院第 23 天复查 CT:左肺下叶病灶较前吸收,原增粗血管均恢复,邻近支气管可见稍扩张(白箭)

本病例特点

- 患者为本地人,未到过疫区及同疫病患者接触,发病前有省内高铁旅游史,经 CT 扫描及病毒核酸检测阳性确诊。

- 该患者起病时血常规并未出现白细胞和淋巴细胞降低情况,入院后第 13 天出现高热 39.2℃,白细胞、CRP 增高,淋巴细胞减少,考虑合并细菌感染,经抗菌治疗后体温逐渐恢复。

- 临床分型:尽管患者氧合指数>300mmHg,一次出现<300mmHg,按《新型冠状病毒肺炎诊疗方案(试行第六版)》,该患者分型为重型,但患者无气促、胸闷、呼吸困难,呼吸频率在 18~23 次/min 之间,经治疗后血氧饱和度一直>94%,肺部 CT 病灶经抗病毒、抗菌治疗后,渗出明显吸收,呼吸道症状明显好转,核酸检测连续 2 次阴性,最终治愈出院,并建议隔离康复休养 2~4 周。

- 该病例 CT 表现典型:患者起病时为单肺叶多发 GGO,快速进展,GGO 范围增大,两肺叶均有分布,病程重症期,新发大量实变病灶,同时双侧少量胸腔积液,纵隔淋巴结肿大,患者出现高热,呼吸困难,结合血常规、炎症指标,考虑合并细菌感染,加抗菌治疗后,症状明显改善,体温恢复,继续治疗 19 天后,两次核酸阴性,临床表现消失,患者最后解除隔离治愈出院。提示:如果肺部 CT 示原发病灶内或外出现大量实变,同时伴有胸腔积液、淋巴结肿大等征象,结合临床症状、实验室指标,考虑合并细菌或其他病原体感染,影像表现较实验室检查及临床症状或早或晚出现,需综合分析,及时对症治疗。

病例 13

病例介绍

男性,49 岁,湖北黄石人。高血压病史 2 年,因发热 8 天收治入院。患者入院时体温 38.4℃,时有畏寒,阵发性咳嗽咳痰伴肌肉酸痛,双肺呼吸音粗。入院后体温波动于 36.1~37.3℃。入院后经使用奥司他韦、洛匹那韦/利托那韦和干扰素抗病毒,盐酸阿比多尔抗菌治疗,甲泼尼龙琥珀酸钠抑制炎症,人免疫球蛋白增加机体免疫,辅以中药辨证治疗,8 天后体温恢复正常,17 天后治愈出院。

流行病学史

患者长期生活于湖北黄石,为疫情高发地区,发病后第 2 天前往当地医院就诊,无缓解,发病第 6 天先至武汉再到昆明,发病第 7 天于昆明就医,后转入新冠肺炎定点收治医院隔离治疗。

新冠病毒核酸检测(表 4-84)

表 4-84 病例 13 新冠病毒核酸检测结果

检测时间	标本	结果
入院当日	咽拭子	(+)
第 13 天	痰、粪便	(+)
第 15 天	咽拭子	(−)
第 17 天	咽拭子	(−)

相关实验室及其他检查(表 4-85)

表 4-85 病例 13 相关实验室检查结果

项目	WBC	LYMPH%	LYMPH#	ESR	CRP	SpO$_2$	PaO$_2$/FiO$_2$
单位	10^9/L	%	10^9/L	mm/h	mg/L	%	mmHg
参考值	3.5~9.5	20~50	1.1~3.2	0~15	0~5	95~98	400~500
入院当天	3.34	26.05	0.87	36	6.32	95	360
第 9 天	28.40	2.96	0.84	50	43.2	97	265
第 14 天	5.20	21.73	1.13	65	6.94	95	505
第 17 天	4.59	26.80	1.23	—	6.32	95	—

(WBC:white blood cell,白细胞;LYMPH:lymphocyte,淋巴细胞;ESR:erythrocyte sedimentation rate,红细胞沉降率;CRP:C-reactive protein,C-反应蛋白;SpO$_2$:血氧饱和度;PaO$_2$/FiO$_2$:动脉血氧分压/吸氧浓度=氧合指数。黑体代表异常)

影像学表现(图 4-108~图 4-110)

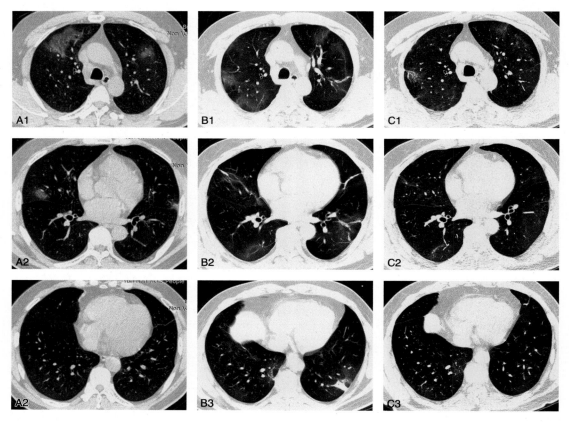

图 4-108　病例 13 动态 CT 表现

图 A 住院前 1 天即发病第 7 天 CT:左肺上叶、右肺上叶及中叶外侧段多发斑片、片状 GGO,余肺内未见异常;图 B 入院第 8 天复查 CT:原双肺病灶较前吸收,现双肺新发多发片状 GGO 及条索、斑片状实变;图 C 入院第 15 天复查 CT:双肺 GGO 及实变病灶较前明显吸收,密度变淡、范围缩小,可见胸膜下线及"蟹足"征形成

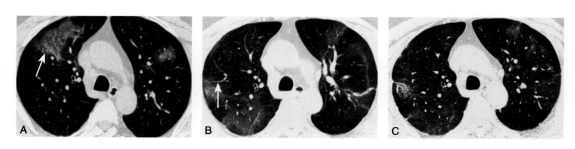

图 4-109　病例 13 病变内血管增粗征象动态 CT 表现

图 A 住院前 1 天即发病第 7 天 CT:双肺上叶前段 GGO,可见"铺路石"征(白箭),其内可见增粗血管影,病灶未累及胸膜;图 B 入院第 8 天复查 CT:原两肺上叶病灶已基本吸收,余肺内新增多发大片、斑片状 GGO,其内可见增粗血管影(白箭)及少量纤维条索影;图 C 入院第 15 天复查 CT:双肺 GGO 及条索影较前吸收、减少,增粗血管较前恢复

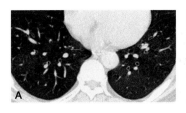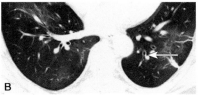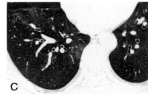

图 4-110　病例 13 支气管扩张动态 CT 表现

图 A 住院前 1 天即发病第 7 天 CT 示:双肺下叶未见明显病灶;图 B 入院第 8 天复查 CT:双肺下叶多发 GGO 及条索影,伴行亚段支气管壁稍厚、扩张(白箭);图 C 入院第 15 天复查 CT:双肺 GGO 及条索影较前吸收、减少,支气管未见明显改变

本病例特点

- 患者入院前 7 天发病,到当地医院就医,未进行新冠病毒核酸检测,由汉入昆后症状加重再次就医,该患者具流行病学史明确,且有典型的 CT 表现,经核酸检测阳性确诊;最终为确诊病例。

- 该患者血常规出现早期白细胞和淋巴细胞降低,CRP 增高,入院第 9 天白细胞增高。

- 临床分型:患者入院后第 3 天,持续发热,氧合指数<300mmHg,存在严重缺氧,胸片提示病灶进展,按《新型冠状病毒肺炎诊疗方案(试行第五版 修正版)》,该患者分型为重型,并考虑合并细菌感染,抗菌治疗同时加用小剂量短疗程激素抑制炎症反应,第 8 天体温恢复正常,血氧饱和度一直>94%,肺部 CT 显示病灶明显吸收,呼吸道症状明显改善,最终治愈出院,并建议隔离康复休养 2~4 周。

- 该病例 CT 表现典型:双肺上叶、右肺中叶多发 GGO,呈"铺路石"样表现,随病程发展,原发病灶吸收,而余肺叶肺段出现新发 GGO 及实变病灶,15 天后 GGO 及实变病灶明显吸收。提示:新冠肺炎患者肺部病灶前期变化快,出现原发灶吸收同时,其余肺段有新发病灶出现的特点,实变出现及 GGO 吸收可能是病灶进入恢复期的信号。

病例 14

病例介绍

女性,69 岁,云南昆明人,高血压病史 10 余年,10 年前心动过缓病史,因"咳嗽、咳痰 6 天"收治入院。患者入院时体温 36.2℃,咽充血,双肺呼吸音粗。入院后无发热,体温波动于 36.1~37℃之间。入院后经使用达芦那韦考比司他、利巴韦林、干扰素等抗病毒治疗,人免疫球蛋白增强免疫力,甘草酸二铵保肝,及中医辨证治疗,体温 19 天保持正常后治愈出院。

流行病学史

患者长期生活于上海,20 天前乘飞机至广州旅游,14 天前乘高铁返回昆明,6 天前出现咳嗽咳痰,1 天前就医,后转入新冠病毒定点收治医院隔离治疗。

新冠病毒核酸检测（表 4-86）

表 4-86 病例 14 新冠病毒核酸检测结果

检测时间	标本	结果
入院前 1 天	咽拭子	（+）
入院第 4 天	咽拭子	（+）
第 9 天	鼻咽拭子	（+）
第 13 天	咽拭子	（+）
第 18 天	咽拭子	（−）
第 19 天	咽拭子	（−）

相关实验室及其他检查（表 4-87）

表 4-87 病例 14 相关实验室检查结果

项目	WBC	LYMPH%	LYMPH#	ESR	CRP	SpO$_2$	PaO$_2$/FiO$_2$
单位	10^9/L	%	10^9/L	mm/h	mg/L	%	mmHg
参考值	3.5~9.5	20~50	1.1~3.2	0~15	0~5	95~98	400~500
入院前 1 天	4.27	38.88	1.66	—	—	—	—
入院第 2 天	3.40	32.06	1.09	21	30.20	92	375
第 7 天	4.89	24.13	1.18	—	26.92	93	494
第 14 天	8.86	20.32	1.80	—	13.67	96	379
第 17 天	4.53	26.50	1.20	—	6.77	97	—

（WBC：white blood cell，白细胞；LYMPH：lymphocyte，淋巴细胞；ESR：erythrocyte sedimentation rate，红细胞沉降率；CRP：C-reactive protein，C-反应蛋白；SpO$_2$：血氧饱和度；PaO$_2$/FiO$_2$：动脉血氧分压/吸氧浓度＝氧合指数。黑体代表异常）

影像学表现(图 4-111~图 4-112)

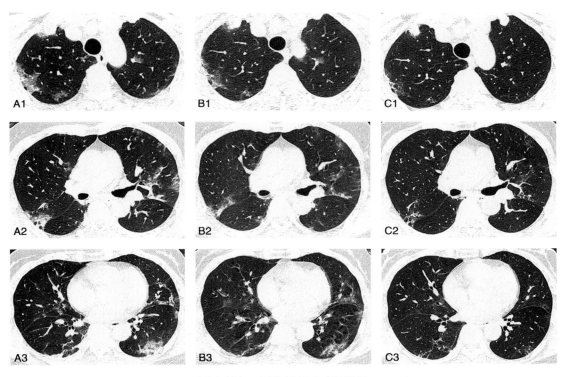

图 4-111　病例 14 动态 CT 表现

图 A 入院第 4 天即发病第 9 天 CT:双肺多发斑片状及片状 GGO,胸膜下分布为著,部分病灶内可见条片、斑片状实变,边界欠清,邻近胸膜受累;图 B 入院第 7 天复查 CT:双肺 GGO 及实变病灶吸收,病灶范围缩小,密度减低;图 C 入院第 18 天复查 CT:双肺病灶进一步吸收

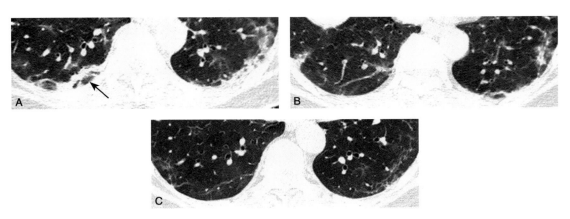

图 4-112　病例 14 病灶与胸膜间关系动态 CT 表现

图 A 入院第 4 天即发病第 9 天 CT:双肺下叶见斑片状 GGO 及条带状实变影,邻近胸膜少增厚,形似"拱桥"(黑箭);图 B 入院第 7 天复查 CT:双肺下叶 GGO 及实变病灶吸收,增厚胸膜较前吸收;图 C 入院第 18 天复查 CT:双肺病灶进一步吸收,条片状实变吸收形成胸膜下条索影,邻近胸膜间细线样粘连,形似"蟹足",相邻亚段支气管稍扩张

本病例特点

- 患者发病后无发热,出现咳嗽咳痰,自服感冒药无缓解后就医,外院 CT 表现考虑病毒性肺炎,经核酸检测阳性确诊。

- 该患者血常规仅入院后出现 1 次白细胞和淋巴细胞降低;治疗期间,出现应激性高血糖状态,同时出现血红蛋白下降、肝功能损伤,停用利巴韦林,并输注红细胞,复查血色素上升平稳,肝功胆红素下降。

- 临床分型:尽管患者氧合指数一直处于 370~500mmHg 之间,入院一周,血氧饱和度仍 <94%,依照《新型冠状病毒肺炎诊疗方案(试行第六版)》,该患者分型为重型,但患者无呼吸困难,呼吸频率一直在 18~22 次/min 之间,肺部 CT 渗出性病灶明显吸收,呼吸道症状明显改善,经连续 2 次核酸检测阴性,最终治愈出院,并建议隔离康复休养 2~4 周。

- 该病例 CT 表现典型:患者入院前门诊 CT 提示肺内多发 GGO。入院后即发病第 9 天 CT 见肺野外带多发 GGO 及条片状实变,提示病灶已进入转归期,后续复查显示病灶持续吸收减少。

病例 15

病例介绍

男性,57 岁,广东吴州人。既往体健,因"乏力、口干 10 余天,咽痛 1 周"收治入院。患者入院时体温 37.3℃,咽无充血,双肺呼吸音粗。入院后体温波动于 36.0~37.3℃ 之间。入院后经使用奥司他韦、洛匹那韦/利托那韦和干扰素抗病治疗,结合中医辨证治疗,体温无发热,15 天后治愈出院。

流行病学史

患者长期生活于武汉,7 天前乘飞机从武汉至昆明后,自觉乏力、口干,5 天前无缓解就医,后转入新冠肺炎定点收治医院隔离治疗。

新冠病毒核酸检测(表 4-88)

表 4-88 病例 15 新冠病毒核酸检测结果

检测时间	标本	结果
入院当天	咽拭子	(+)
第 10 天	粪便	(+)
第 11 天	咽拭子	(−)
第 9 天	血液	(−)
第 13 天	咽拭子	(−)

相关实验室及其他检查(表 4-89)

表 4-89 病例 15 相关实验室检查结果

项目	WBC	LYMPH%	LYMPH#	ESR	CRP	SpO$_2$	PaO$_2$/FiO$_2$
单位	10^9/L	%	10^9/L	mm/h	mg/L	%	mmHg
参考值	3.5~9.5	20~50	1.1~3.2	0~15	0~5	95~98	400~500
入院前 5 天	3.16	26.90	0.85	53	46.70	—	—
入院当日	4.87	**11.91**	**0.58**	**52**	**76.52**	95	488
第 3 天	5.53	**17.00**	0.94	**28**	**86.47**	98	**235**
第 11 天	6.67	22.94	1.53	**63**	4.48	96	570
第 15 天	5.57	25.31	1.41	—	3.99	96	—

(WBC:white blood cell,白细胞;LYMPH:lymphocyte,淋巴细胞;ESR:erythrocyte sedimentation rate,红细胞沉降率;CRP:C-reactive protein,C-反应蛋白;SpO$_2$:血氧饱和度;PaO$_2$/FiO$_2$:动脉血氧分压/吸氧浓度=氧合指数。黑体代表异常)

影像学表现(图 4-113~图 4-114)

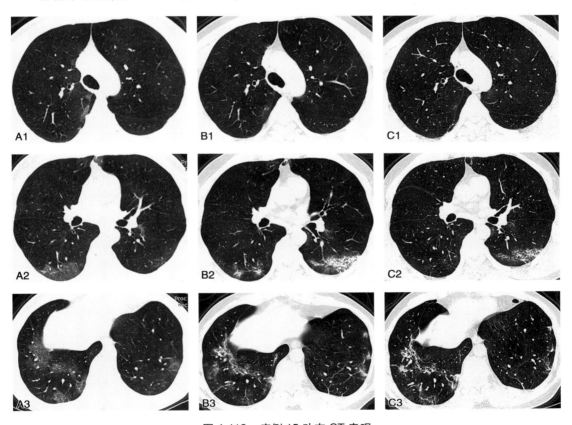

图 4-113 病例 15 动态 CT 表现

图 A 入院前 1 天 CT:双肺叶多发斑片、片状 GGO,以肺叶外带、重力坠积区分布为著,似"星云"状分布;图 B 入院第 7 天复查 CT:左肺下叶背段胸膜下 GGO 较前增多、范围增大,小叶间隔增厚(图 B2),余两肺 GGO 较前吸收,病灶呈"紧缩"表现(图 B1、图 B3);图 C 入院第 13 天复查 CT:原病灶吸收、"紧缩",形成多发条索影,GGO 吸收明显

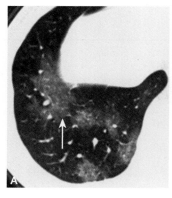
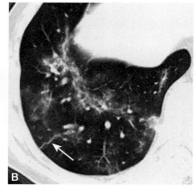
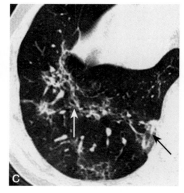

图 4-114　病例 15 GGO 病灶动态 CT 表现

图 A 入院前 1 天即发病第 6 天 CT:右肺下叶"星云"状分布 GGO(白箭);图 B 入院第 7 天复查 CT:右肺下叶原 GGO 范围缩小,呈"紧缩"表现,胸膜下出现少量新发斑片影及条索影(白箭);图 C 入院第 13 天复查 CT:右肺下叶 GGO 较前进一步吸收,条索影较前增多(白箭),部分病灶实变增多(黑箭)

本病例特点

- 患者发病后症状轻,无发热,肺部 CT 显示典型病毒性肺炎征象,患者具有明确流行病学史,病毒核酸检测阳性确诊,收治入院。
- 该患者血常规出现白细胞和淋巴细胞降低,血沉增快,CRP 增高。
- 临床分型:尽管患者氧合指数一直>400mmHg,1 次出现<300mmHg,但患者无胸闷、气促、呼吸困难等症状,患者呼吸频率一直在 18~22 次/min 之间,血氧饱和度一直>94%,肺部 CT 病灶持续吸收,呼吸道症状改善,经连续 2 次核酸检测阴性,最终治愈出院,并建议隔离康复休养 2~4 周。
- 该病例 CT 表现典型:患者发病 6 天双肺叶见多发 GGO,2 周后病灶实变明显增多,GGO 吸收减少,病灶呈"紧缩"表现,3 周后 GGO 进一步吸收,见条索状实变,结合两次核酸阴性,临床表现消失,患者最后解除隔离治愈出院。提示:肺部病灶 GGO 内出现实变,呈"紧缩"表现,病灶进入转归阶段,病灶后续吸收缓慢,有待继续随访观察。

病例 16

病例介绍

　　男性,64 岁,湖北武汉人,高血压病史 20 年,心肌梗死冠脉支架植入术后 10 年,因"发热 11 天,肌肉酸痛 7 天,胸闷气短 2 天"收治入院。患者入院时体温 36℃,一般情况可,双肺呼吸音粗。入院后体温波动于 36.0~38℃之间。入院后经使用奥司他韦、洛匹那韦/利托那韦和干扰素抗病毒治疗,哌拉西林他唑巴坦抗菌治疗,人免疫球蛋白增强免疫,甘草酸二胺保肝治疗,予甲泼尼龙抑制炎症,中药辨证治疗,14 天后体温恢复正常,20 天后治愈出院。

流行病学史

　　患者长期生活于武汉,12 天前乘飞机从武汉至昆明,10 天前出现发热,4 天前临床症状加重,隔日就医,后转入新冠肺炎定点收治医院隔离治疗。

新冠病毒核酸检测（表 4-90）

表 4-90　病例 16 新冠病毒核酸检测结果

检测时间	标本	结果
入院前 5 天	咽拭子	（－）
入院前 2 天	咽拭子	（＋）
入院后第 13 天	咽拭子	（－）
第 17 天	咽拭子	（－）

相关实验室及其他检查（表 4-91）

表 4-91　病例 16 相关实验室检查结果

项目	WBC	LYMPH%	LYMPH#	ESR	CRP	SpO$_2$	PaO$_2$/FiO$_2$
单位	10^9/L	%	10^9/L	mm/h	mg/L	%	mmHg
参考值	3.5～9.5	20～50	1.1～3.2	0～15	0～5	95～98	400～500
入院当天	8.45	5.80	0.49	32	52.37	93	244
第 7 天	5.04	21.03	1.06	33	32.60	93	236
第 12 天	6.31	36.61	2.31	—	8.51	96	358
第 18 天	5.17	37.91	1.96	—	13.31	96	367

（WBC：white blood cell，白细胞；LYMPH：lymphocyte，淋巴细胞；ESR：erythrocyte sedimentation rate，红细胞沉降率；CRP：C-reactive protein，C-反应蛋白；SpO$_2$：血氧饱和度；PaO$_2$/FiO$_2$：动脉血氧分压/吸氧浓度＝氧合指数。黑体代表异常）

影像学表现（图 4-115～图 4-117）

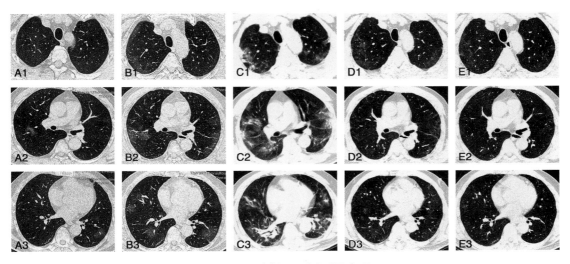

图 4-115　病例 16 动态 CT 表现

图 A 入院前第 4 天即发病第 6 天 CT：双肺散在多发斑片状 GGO（图 A1、图 A2），右肺下叶背段、后基底段胸膜下线征象（图 A3）；图 B 入院前 1 天 CT：原双肺野外带多发 GGO，似"云絮"状，病灶较前增多、范围增大；图 C 入院第 8 天复查 CT：肺内病灶较前明显增多，可见多发 GGO 伴大量条片、片状实变，病灶边界不清、密度不均，见充气支气管征（图 C1、图 C2），邻近胸膜受侵，可见胸膜增厚及短条状粘连（图 C3）；图 D 入院第 18 天复查 CT：双肺 GGO 及实变明显吸收、减少，呈弥漫不均匀浅淡 GGO；图 E 入院第 27 天复查 CT，双肺 GGO 较前吸收缓慢，仍可见浅淡 GGO

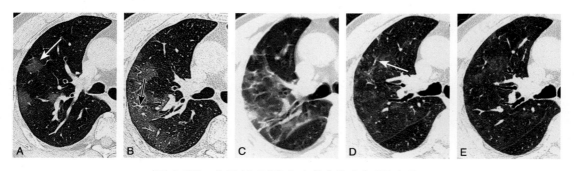

图 4-116　病例 16 GGO 与血管变化动态 CT 表现

图 A 入院前第 4 天即发病第 6 天 CT：右肺散在斑片状 GGO（白箭），边界较清、密度较均，未见邻近血管改变；图 B 入院前 1 天 CT：右肺内 GGO 较前增多、范围增大，与穿行大血管构合形似"树冠"，GGO 内见分支血管不规则增粗，并呈簇状纠集（黑箭）；图 C 入院第 8 天复查 CT：右肺内病灶较前增多，可见多发 GGO 伴条片状实变，病灶边界不清、密度不均，邻近胸膜受累；图 D 入院第 18 天复查 CT：右肺病灶较前明显吸收减少，呈弥漫不均匀浅淡 GGO，其内可见稍增粗血管影（白箭）；图 E 入院第 27 天复查 CT：右肺病灶较前吸收，其内增粗血管较前恢复

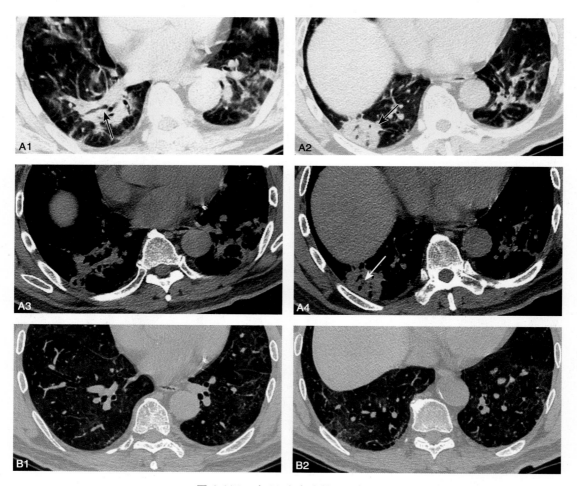

图 4-117　病 16 实变病灶 CT 表现

图 A 入院第 8 天复查 CT：双肺新增大量 GGO 及条片状、团块状实变（黑箭），形态不规整，实变灶内见充气支气管征及不规则空腔形成（图 A4）（白箭），密度不均，邻近胸膜增厚，部分实变病灶以胸下分布，呈团块状，考虑合并细菌感染，予以抗菌及甲泼尼龙抑制炎症；图 B 经治疗入院第 14 天体温恢复正常，入院第 18 天复查 CT：双肺内渗出及实变病灶较前明显吸收

本病例特点

- 患者具有流行病学史、出现相应临床症状和典型的 CT 表现,虽然首次核酸检测阴性,3 天后再次核酸检测阳性,最终为确诊病例。
- 该患者血常规出现淋巴细胞降低,白细胞正常,血沉增快,血生化 CRP 增高。
- 临床分型:患者氧合指数一直<400mmHg,多次<300mmHg,且患者既往病史复杂,有高血压、冠脉支架置入病史,按《新型冠状病毒肺炎诊疗方案(试行第六版)》,该患者分型为重型,患者入院后有感活动后胸闷,血氧饱和度<94%,不规则发热,经抗病毒、抗菌、抗感染治疗后,肺部 CT 病灶显示急性渗出及实变病灶明显吸收,体温恢复正常,临床症状显著改善,连续 2 次核酸检测阴性,最终治愈出院,并建议隔离康复休养 2~4 周。
- 该病例 CT 表现典型:由双肺散在节段性 GGO 进展至双肺野外带"树冠状"分布 GGO,发病第 18 天即入院第 8 天出现重症表现,双肺渗出、实变明显增多,考虑合并细菌或其他病原体感染,予以对症治疗后,肺部 CT 显示急性渗出性病灶及实变影明显吸收减少,双肺轻度间质样表现,27 天后复查 CT 显示两肺呈现间质样改变,肺内病灶缓慢吸收,预后情况有待继续随访复查。

病例 17

病例介绍

女性,53 岁,湖北应城人。因"畏寒 5 天,发热、咳嗽 2 天"入院。患者入院时体温 38.3℃,伴干咳为主,无痰,有流涕、咽痛等不适,咽充血,双侧扁桃体肿大,双肺呼吸音粗。入院后体温波动于 36.0~38.3℃之间。入院后经使用洛匹那韦/利托那韦、干扰素等抗病毒、甲强龙、莫西沙星抗感染等治疗,患者入院后第 2 天体温便恢复正常,其他症状逐渐减轻,第 19 天出院。

流行病学史

患者长期生活于湖北应城,11 天前乘飞机从湖北至昆明,之后乘私家车到玉溪。2 天前开始出现发热,今至新冠肺炎定点收治医院隔离治疗。

新冠病毒核酸检测(表 4-92)

表 4-92 病例 17 新冠病毒核酸检测结果

检测时间	标本	结果
入院后当天	咽拭子	(+)
第 16 天	咽拭子、痰	(-)
第 18 天	咽拭子、痰	(-)

相关实验室及其他检查(表 4-93)

表 4-93　病例 17 相关实验室检查结果

项目	WBC	LYMPH%	LYMPH#	ESR	CRP	SpO$_2$	PaO$_2$/FiO$_2$
单位	10^9/L	%	10^9/L	mm/h	mg/L	%	mmHg
参考值	3.5~9.5	20~50	1.1~3.2	0~15	0~5	95~98	400~500
入院当天	5.75	15.30	0.88	—	90.00	88	250
第 7 天	6.70	19.55	1.31	81	9.20	94	340
第 18 天	4.92	27.64	1.36	67	2.26	98	386

(WBC:white blood cell,白细胞;LYMPH:lymphocyte,淋巴细胞;ESR:erythrocyte sedimentation rate,红细胞沉降率;CRP:C-reactive protein,C-反应蛋白;SpO$_2$:血氧饱和度;PaO$_2$/FiO$_2$:动脉血氧分压/吸氧浓度=氧合指数。黑体代表异常)

影像学表现(图 4-118~图 4-119)

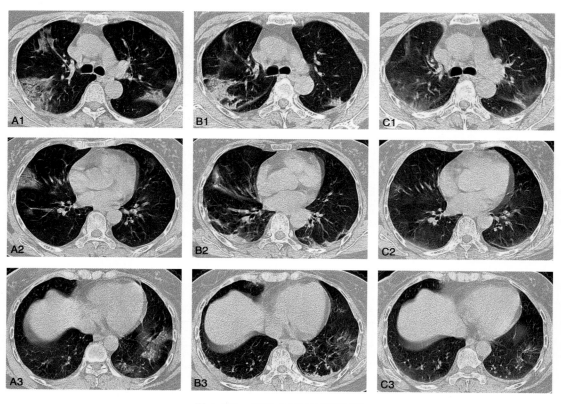

图 4-118　病例 17 动态 CT 表现

图 A 住院前一天即发病第 2 天 CT:双肺多发斑片状及片状 GGO,部分可见实变;图 B 入院第 6 天复查 CT:原双肺病灶范围较前缩小,密度较前增高(实变增多);图 C 入院第 18 天复查 CT:双肺病灶较前明显吸收减少,部分已完全吸收

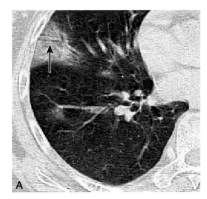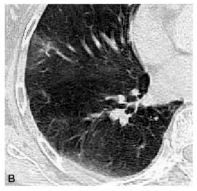

图4-119　病例17病变内充气支气管征动态CT表现

图A 住院前一天即发病第2天CT:右肺中叶外侧段片状GGO内可见充气支气管征(黑箭);图B 入院第18天复查CT:原右肺中叶病灶较前明显吸收,充气支气管征消失

本病例特点

- 该患者具有流行病学史、出现相应临床症状和CT表现,两次核酸阳性,确定为新冠肺炎感染。
- 该患者入院诊疗过程中血常规均未出现白细胞和淋巴细胞降低,入院当天有CRP升高的情况,治疗后逐渐恢复正常。患者血沉(ESR)在病程中段及出院前检测均有明显升高,考虑新冠肺炎所致的血沉升高恢复较临床症状好转偏慢,有待于大样本研究证实。
- 临床分型:患者入院时有相应呼吸道症状,氧合指数<300mmHg,按《新型冠状病毒肺炎诊疗方案(试行第六版)》,该患者分型为重型,但患者无呼吸困难,呼吸频率一直在17~22次/min,血氧饱和度逐渐恢复至正常水平,肺部CT病灶经治疗后明显吸收减少,最终符合治愈标准出院。
- 该病例CT表现典型:入院表现为双肺外周带及胸膜下多发的斑片状及片状GGO,部分可见实变,部分病灶内可见支气管充气征,符合典型新冠肺炎表现,经治疗后肺部病灶大体吸收。

病例18

病例介绍

　　男性,56岁,湖北武汉市人。"糖尿病"病史4年,因"发热、咳嗽、咳痰2天"收治入院。患者入院时体温37.6℃,伴畏寒、四肢酸软、乏力、阵发性咳嗽,咳少量黄白色黏痰,咽充血,双肺呼吸音粗。入院后体温波动于36.0~38.5℃。入院后氧疗,给予奥司他韦、洛匹那韦/利托那韦抗病毒治疗,莫西沙星抗感染、甲强龙及人免疫球蛋白等治疗,患者接受治疗17天后体温恢复正常,25天后治愈出院。

流行病学史

　　患者长期生活在武汉,6天前乘飞机从武汉至昆明,之后乘私家车到玉溪澄江旅游,3天前出现发热至新冠肺炎定点收治医院隔离治疗。

新冠病毒核酸检测（表 4-94）

表 4-94　病例 18 新冠病毒核酸检测结果

检测时间	标本	结果
入院后第 2 天	咽拭子+痰	（+）
第 7 天	咽拭子	（+）
第 9 天	咽拭子	（+）
第 22 天	咽拭子、痰	（−）
第 23 天	咽拭子、痰	（−）

相关实验室及其他检查（表 4-95）

表 4-95　病例 18 相关实验室检查结果

项目	WBC	LYMPH%	LYMPH#	ESR	CRP	SpO$_2$	PaO$_2$/FiO$_2$
单位	10^9/L	%	10^9/L	mm/h	mg/L	%	mmHg
参考值	3.5~9.5	20~50	1.1~3.2	0~15	0~5	95~98	400~500
入院当天	6.71	23.70	1.59	—	19.50	97	290
第 6 天	**17.40**	**2.24**	**0.39**	—	**136.8**	98.5	**273**
第 12 天	8.90	**17.42**	1.55	**92**	**95.90**	97	**306**
第 23 天	6.72	36.31	2.44	**90**	3.64	96	**374.8**

（WBC：white blood cell，白细胞；LYMPH：lymphocyte，淋巴细胞；ESR：erythrocyte sedimentation rate，红细胞沉降率；CPR：C-reactive protein，C-反应蛋白；SpO$_2$：血氧饱和度；PaO$_2$/FiO$_2$：动脉血氧分压/吸氧浓度=氧合指数。黑体代表异常）

影像学表现（图 4-120~图 4-121）

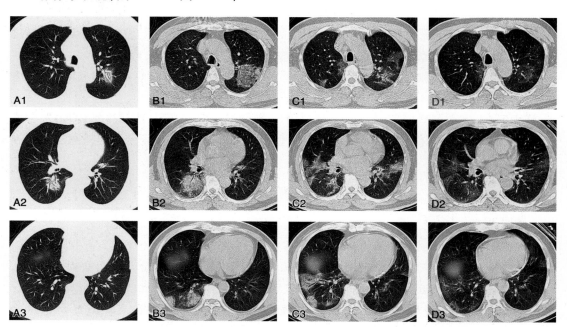

图 4-120　病例 18 动态 CT 表现

图 A 入院第 1 天 CT：左肺上叶尖后段及右肺下叶背段可见类圆形 GGO，余肺内未见异常；图 B 入院第 4 天复查 CT：原双肺病灶较前明显扩大（图 B1、B2），右肺下叶后基底段出现新发 GGO（图 B3）；图 C 入院 12 天复查 CT：原双肺病灶较前明显吸收，但余肺内新发多发 GGO；图 D 入院第 24 天复查 CT：双肺病灶较前明显吸收减少

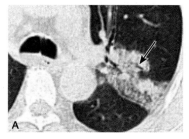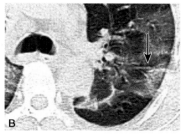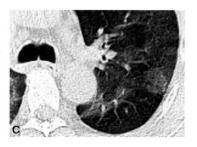

图 4-121　病例 18 病变内支气管扩张动态 CT 表现

图 A 入院第 4 天 CT:左肺上叶尖后段病灶内支气管可见局限性扩张、其壁稍厚(黑箭);图 B 入院第 12 天复查 CT:原左肺上叶病灶较前吸收,周围可见新发 GGO,其内可见扩张支气管(黑箭);图 C 入院第 24 天复查 CT:左肺内病灶较前明显吸收,扩张支气管较前恢复

本病例特点

- 该患者具有流行病学史、出现相应临床症状和典型的 CT 表现,因此为疑似病例,行两次核酸检测阳性,确诊为新冠肺炎感染。

- 该患者入院时血常规并未出现白细胞和淋巴细胞降低,入院后第 6 天血常规出血淋巴细胞明显降低及白细胞升高,CRP 一直有升高,后经过抗感染、抗感染治疗恢复至正常;患者血沉在病程中段及出院前检测均有明显升高,考虑新冠肺炎所致的血沉升高恢复较临床症状好转偏慢,有待于大样本研究证实。

- 临床分型:该患者血氧指数一直<400mmHg,且多次出现<300mmHg,按《新型冠状病毒感染的肺炎诊疗方案(试行第五版)》,该患者分型为重型,但患者无呼吸困难,呼吸频率一直在 17~21 次/min 之间,指血氧饱和度一直>95%,肺部 CT 病灶较初始加重,但经治疗后明显吸收减少,最终符合治愈标准出院。

- 该病例 CT 表现典型:从左肺上叶及右肺下叶的 GGO,到病灶增多、扩散,右肺下叶后基底段出现新的感染灶,进展变化快,最后大部吸收、残留少量病灶,并结合两次核酸阴性,临床表现消失,患者最后解除隔离治愈出院。

病例 19

病例介绍

女性,70 岁,云南玉溪人。高血压 10 年,因"咳嗽 1 天"收治入院。患者入院时体温 37.4℃,咽充血。入院后体温波动于 36.4~38.5℃。入院后经使用洛匹那韦/利托那韦、干扰素、奥司他韦、利巴韦林等抗病毒及莫西沙星、阿奇霉素、头孢哌酮舒巴坦、伏立康唑、磷酸氯喹等抗感染、甲强龙、丙种球蛋白治疗,高流量无创呼吸机辅助通气等治疗,治疗后患者病情逐渐加重,入院第 19 天转为危重型,经积极治疗后第 22 天转为重型,第 23 天起退热,其余症状逐渐消退,第 32 天好转出院。

流行病学史

患者长期生活于云南玉溪,12 天前武汉 3 名亲属到家中居住(后均确诊为新冠肺炎感染者),属于聚集性发病,1 天前出现咳嗽至新冠肺炎定点收治医院隔离治疗。

新冠病毒核酸检测(表 4-96)

表 4-96 病例 19 新冠病毒核酸检测结果

检测时间	标本	结果
入院后第 2 天	咽拭子	(+)
第 22 天	咽拭子、痰	(-)
第 24 天	咽拭子、痰	(-)
第 29 天	咽拭子、痰	(-)
第 31 天	咽拭子、痰	(-)

相关实验室及其他检查(表 4-97)

表 4-97 病例 19 相关实验室检查结果

项目	WBC	LYMPH%	LYMPH#	ESR	CRP	SpO$_2$	PaO$_2$/FiO$_2$
单位	10^9/L	%	10^9/L	mm/h	mg/L	%	mmHg
参考值	3.5~9.5	20~50	1.1~3.2	0~15	0~5	95~98	400~500
入院当天	3.43	23.32	0.80	36	12.10	91.6	290
第 6 天	3.05	32.46	0.99	—	67.10	91.4	285
第 10 天	5.74	10.45	0.60	—	9.30	90.1	263
第 13 天	4.66	15.24	0.71	86	31.30	92.5	344
第 20 天	3.65	22.74	0.83	110	27.30	91.5	306
第 24 天	3.11	26.37	0.82	92	9.53	94.7	322
第 26 天	4.68	25.85	1.21	—	5.20	97.3	434
第 28 天	4.95	32.32	1.60	—	5.90	96.3	388

项目	LA	hs-TnT	D-Di	IL-6	CK-MB	LDH
单位	mmol/L	μg/L	μg/L	ng/L	μg/L	ng/L
参考值	0.50~1.60	<0.014	0~0.5	<7	<4.94	<125
入院当天	1.6	0.01	0.29	19.90	0.96	156
第 6 天	2.0	0.01	0.50	80.90	1.15	212
第 10 天	4.1	0.009	0.65	47.60	1.30	326
第 13 天	2.2	0.01	1.01	26.30	0.86	238
第 20 天	2.8	0.01	0.98	29.70	0.67	230
第 24 天	2.6	0.01	2.13	3.09	0.82	270
第 26 天	2.8	0.01	1.38	5.20	0.80	236
第 28 天	2.0	0.01	1.02	2.72	0.96	225

(WBC:white blood cell,白细胞;LYMPH:lymphocyte,淋巴细胞;ESR:erythrocyte sedimentation rate,红细胞沉降率;CRP:C-reactive protein,C-反应蛋白;SpO$_2$:血氧饱和度;PaO$_2$/FiO$_2$:动脉血氧分压/吸氧浓度=氧合指数;LA:乳酸;hs-TnT:超敏肌钙蛋白 T;D-Di:D2 聚体;IL-6:白细胞介素-6;CK-MB:肌酸激酶-同工酶;LDH:乳酸脱氢酶。黑体代表异常)

影像学表现(图 4-122)

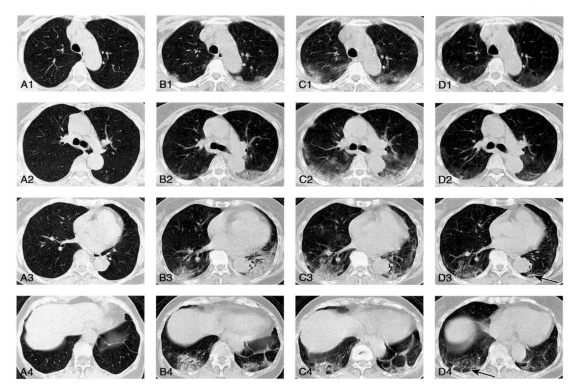

图 4-122 病例 19 动态 CT 表现

图 A 住院前 1 天即发病第 2 天 CT:左肺下叶背段见斑片状 GGO(图 A2),余肺未见异常;图 B 入院第 6 天复查 CT:双肺多发斑片状高密度影,较前明显增多,部分实变;图 C 入院第 17 天复查 CT:双肺多发片状 GGO 较前范围扩大、增多(图 C1、C2、C3),但部分病灶较前有吸收减少(图 C3、C4);图 D 入院第 31 天复查 CT:双肺多发病灶较前明显吸收减少,部分可见纤维条索影(黑箭)

本病例特点

- 该患者具有流行病学史、出现相应临床症状和典型的 CT 表现,两次核酸阳性,确定为新冠肺炎感染。

- 该患者入院当天血常规淋巴细胞绝对值降低,其后持续一段时间,至入院第 26 天临床症状明显好转时才恢复正常,提示:淋巴细胞的恢复与临床转归密切相关。该患者 C-反应蛋白、乳酸、D-二聚体和乳酸脱氢酶一直升高,出院时接近于正常值,提示:新冠肺炎患者可引起 C-反应蛋白、乳酸、D-二聚体和乳酸脱氢酶的升高。该患者白细胞介素-6 自入院时持续性升高,病程中后段恢复正常,提示:白细胞介素-6 的恢复较上述指标要快,需要大样本研究证实。该患者血沉在病程前中段均升高,提示:新冠肺炎所致的血沉升高恢复较临床症状好转偏慢,需要大样本研究证实。

- 临床分型:患者入院后具有呼吸道症状且出现发热,氧合指数<300mmHg,按《新型冠状病毒肺炎诊疗方案(试行第五版 修正版)》,该患者分型为重型。治疗后患者病情逐渐加重,第 19 天出现呼吸衰竭,修正患者为危重型。经积极治疗后病情好转,第 22 天转为重

型,第23天起退热,其余症状逐渐消退,第32天好转出院。

- 该病例CT表现典型:入院表现为单发GGO,后病灶明显增多、扩散,部分病灶内见充气支气管征影像,部分病灶实变,经治疗后病灶明显吸收好转、消散,符合病灶转归影像。

三、危重症型新冠肺炎

病例1

病例介绍

男性,78岁,湖北武汉人,糖尿病病史多年,长期胰岛素皮下注射治疗,血糖控制情况不详,因"头昏11h"收治入院。患者入院时体温36.5℃,因老伴"疑似新冠病毒感染"故入院隔离观察。入院后体温波动于36.0~39.2℃。入院后使用洛匹那韦/利托那韦和干扰素等抗病毒及头孢曲松、阿奇霉素、美罗培南、利奈唑胺等抗生素、强甲龙等激素、免疫球蛋白抗感染及干细胞等对症支持治疗。患者入院后病情进展迅速,4天后患者呼吸困难加重,未吸氧状态下血氧饱和度:77%~83%,经鼻导管给氧,血氧饱和度上升至89%,呼吸困难再次加重,立即给予无创呼吸机辅助呼吸等积极治疗,呼吸困难症状稍好转;9天后病情反复,考虑伴呼吸衰竭、心功能衰竭;10天后病情进一步加重,出现多器官功能衰竭情况,病情渐进性加重,住院期间进行多次抢救,26天后病情恶化,经积极抢救无效死亡。

流行病学史

患者长期生活于武汉,3天前乘飞机从武汉至版纳,1天前因头昏导致摔跤外院就诊,今因老伴"疑似新冠病毒感染"至新冠肺炎定点收治医院隔离治疗。

新冠病毒核酸检测(表4-98)

表4-98 病例1新冠病毒核酸检测结果

检测时间	标本	结果
入院当天	咽拭子	(+)
第10天	痰	(+)
第16天	咽拭子	(+)
第22天	咽拭子	(+)
第25天	咽拭子	(+)

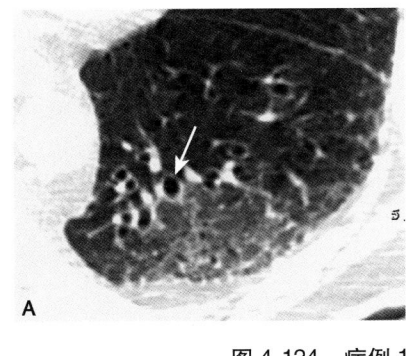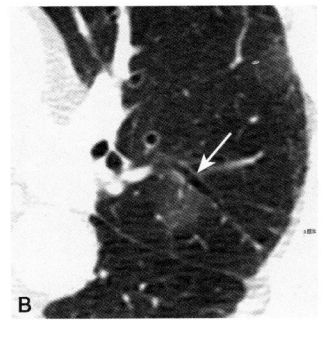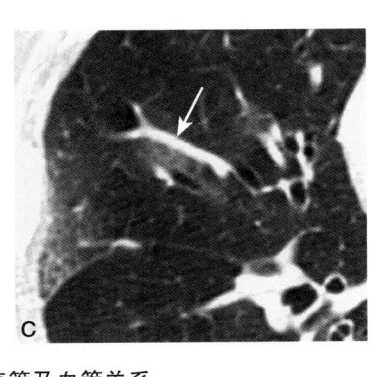

图 4-124　病例 1 发病当天肺部 GGO 病灶与支气管及血管关系

图 A 左肺下叶片状 GGO 旁见扩张支气管,管壁稍厚(白箭);图 B 左肺上叶尖后段斑片状 GOO 内可见扩张支气管,管壁稍厚(白箭);图 C 右肺中叶外侧段斑片状 GOO 旁可见增粗血管影(白箭)

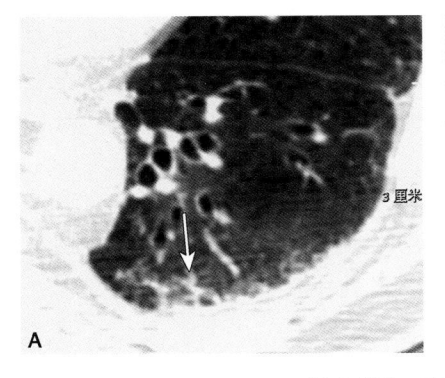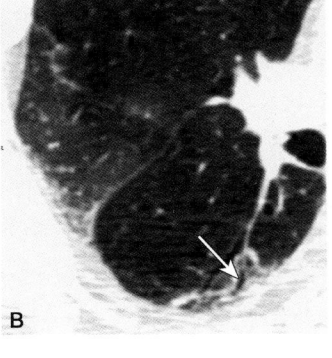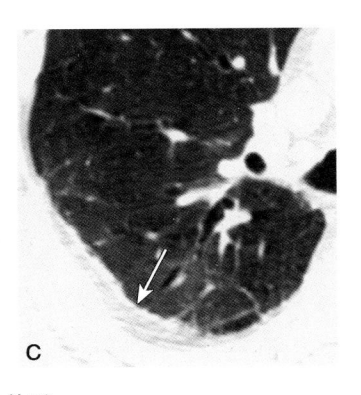

图 4-125　病例 1 发病当天肺部病灶与胸膜的关系

图 A、B、C 双肺胸膜下多发条片状 GGO,病灶紧贴胸膜下,邻近胸膜增厚(白箭)

本病例特点

- 患者无明确临床症状,但具有明确流行病学史,与疑似病例有密切接触,肺部 CT 有典型影像学表现,血常规白细胞正常、淋巴细胞降低,考虑为疑似病例,经核酸检测为阳性,最后明确为确诊病例。
- 该患者入院当天血常规淋巴细胞降低,白细胞正常。
- 临床分型:患者入院后病情加重,出现呼吸困难,需机械通气,合并多器官功能衰竭,按《新型冠状病毒肺炎诊疗方案(试行第五版 修正版)》,该患者分型为危重型,患者呼吸衰竭,氧合指数一直<400mmHg,多次出现<100mmHg,血氧饱和度机械通气后在 75% ~ 92% 之间,患者年龄大,基础疾病较多(有 2 型糖尿病,高血压),病情进展迅速,合并病毒性心肌炎、多器官功能衰竭等,肺部 X 线示病灶明显进展,出现心衰、肺水肿影像表现。住院期间曾多次积极抢救,最终抢救无效死亡。
- 该病例 CT 表现典型:双肺多发散在片状 GGO,边缘模糊呈晕征,部分病灶实变,主要分布于双肺下叶胸膜下,病灶邻近胸膜反应明显,病变内见增粗血管及局限性扩张支气管影,支气管管壁增厚,病变沿支气管、血管分布,其内见空气支气管征。提示:如果发病初期肺部 CT 出现多发病灶,实变明显,病变内血管、支气管受累,且胸膜反应显著者,则提示其预后较差,但有待大样本研究证实。

- 该病例 X 线表现典型:从双肺野多发较浅斑片状密度增高影到大片状密度增高影及实变影,范围明显扩大,其内见支气管充气征,进展变化快;病变由双肺野外周向中央扩展,相互融合,并出现广泛纤维化;病变急剧进展,累及双侧全肺,呈"白肺"征象,其内支气管充气征典型。提示:如果病变进展迅速,则肺部 X 线可出现病变由双肺外周向中央扩展,相互融合,支气管充气征典型,甚至可出现"白肺"征象,预后较差,但有待大样本研究证实;床旁 X 线检查可作为危重型患者病情进展或转归的有效影像评估手段。

病例 2

病例介绍

患者,男性,72 岁,云南玉溪人。冠心病多年,糖尿病 7 年,脑梗死 1 年,高脂血症数年,因"发热 7 天"收治入院。患者入院时体温 38.1℃,伴畏寒,咽充血。入院后体温波动于 36.8~38.8℃。入院后经使用洛匹那韦/利托那韦、干扰素和奥司他韦等抗病毒及莫西沙星、阿奇霉素、头孢哌酮舒巴坦、伏立康唑等抗感染、甲强龙、丙种球蛋白治疗,高流量无创呼吸机辅助通气等治疗,患者接受治疗后病情未见好转,入院第 18 天出现心率加快、血氧饱和度降低、呼吸频率加快等状况,入院第 18 天晚上出现心跳骤停,经抢救无效于第 19 天凌晨死亡。

流行病学史

患者长期生活于云南玉溪,1 个月前武汉 3 名亲属曾到家中居住(后均确诊为新冠肺炎感染者),属于聚集性发病,25 天前出现发热至新冠肺炎定点收治医院隔离治疗。

新冠病毒核酸检测(表 4-101)

表 4-101　病例 2 新冠病毒核酸检测结果

检测时间	标本	结果
入院后第 2 天	咽拭子	(+)
第 5 天	咽拭子	(+)

相关实验室及其他检查(表 4-102)

表 4-102　病例 2 相关实验室检查结果

项目	WBC	LYMPH%	LYMPH#	ESR	CRP	SpO$_2$	PaO$_2$/FiO$_2$
单位	10^9/L	%	10^9/L	mm/h	mg/L	%	mmHg
参考值	3.5~9.5	20~50	1.1~3.2	0~15	0~5	95~98	400~500
入院当天	4.31	20.11	0.91	—	43.60	93.8	317
第 6 天	7.42	11.46	0.85	14	8.33	88	255
第 9 天	7.86	8.65	0.68	—	61.37	97	368
第 15 天	14.08	5.61	0.79	103	129.80	92.7	296
第 17 天	16.18	4.02	0.65	77	85.40	92.9	294

项目	LA	hs-TnT	D-Di	IL-6	CK-MB	NT-ProBNP
单位	mmol/L	μg/L	μg/L	ng/L	μg/L	ng/L
参考值	0.50~1.60	<0.014	0~0.5	<7	<4.94	<125
入院当天	1.4	0.01	0.43	81.09	1.52	577.20
第6天	2.7	—	—	15.10	—	994.20
第9天	2.6	0.01	—	60.45	1.37	1 061.00
第15天	2.7	0.02	—	435.90	1.39	2 184.00
第17天	3.0	0.35	4.00	33.81	12.50	4 277.00

（WBC：white blood cell，白细胞；LYMPH：lymphocyte，淋巴细胞；ESR：erythrocyte sedimentation rate，红细胞沉降率；CRP：C-reactive protein，C-反应蛋白；SpO_2：血氧饱和度；PaO_2/FiO_2：动脉血氧分压/吸氧浓度=氧合指数；LA：乳酸；hs-TnT：超敏肌钙蛋白 T；D-Di：D2 聚体；IL-6：白细胞介素-6；CK-MB：肌酸激酶-同工酶；NT-ProBNP：N 端-B 型钠尿肽前体）

影像学表现（图 4-126）

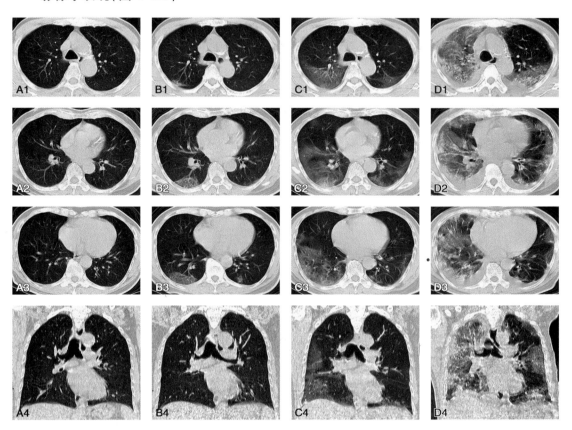

图 4-126 病例 2 动态 CT 表现

图 A 住院前第 6 天即发病第 2 天 CT：双肺未见明显感染病灶；图 B 住院当天复查 CT：双肺出现多发大小和密度不等 GGO，部分呈铺路石征影像（图 B2、图 B3）；图 C 入院第 8 天复查 CT：双肺病灶较前明显扩大、增多，部分病灶内可见小叶间隔增厚（图 C3）；图 D 入院第 16 天复查 CT：双肺病灶较前进一步扩大增多，呈"白肺"改变

本病例特点

- 患者为本地人,老年男性,有多种基础疾病。与武汉患病亲戚密切接触后出现相应临床症状,发病初期 CT 检查无病灶,后发病第 6 天复查 CT 出现典型病灶,且连续两次核酸检测阳性,确诊为新冠肺炎感染。虽经积极治疗,但患者病情逐渐加重,最终突发心跳骤停抢救无效死亡。

- 该患者入院时血常规淋巴细胞稍有降低,白细胞正常;后淋巴细胞进行性下降,提示:淋巴细胞越低,愈合越不良可能,需要大样本证实。患者的 N 端-B 型钠尿肽前体进行性升高,提示:病毒攻击心脏引起心力衰竭可能,需经相关研究证实。

- 临床分型:患者入院时氧合指数>300 但<400mmHg,按《新型冠状病毒肺炎诊疗方案(试行第五版 修正版)》,该患者分型为普通型,后患者病情逐渐加重,多次氧合指数<300mmHg,修正患者分型为重型;患者入院第 18 天出现呼吸衰竭症状,修正患者为危重型;于入院第 18 天晚上出现心跳骤停,经抢救无效于第 19 天凌晨死亡。

- 该病例 CT 表现典型:从无病灶到多发 GGO,再发展为"白肺",进展变化快,患者最终死亡。提示:如果肺部出现"白肺"影像,则预后不良,但有待大样本研究证实。

第二节　流感病毒性肺炎病例荟萃

一、甲型流感病毒性肺炎

病例 1

病例介绍

男性,40 岁,患者 HIV、乙肝感染多年。因"咽痛、咳嗽、咳痰 1 周"入院。患者 1 周前受凉后出现咽痛、全身肌肉、关节酸痛,后逐渐出现咳嗽,先为阵发性干咳,后出现咳少量黄色黏稠痰,无发热、无胸痛、咳血、呼吸困难,曾于当地医院"左氧氟沙星+头孢西丁"静脉注射治疗,症状无明显缓解,仍感咳嗽剧烈。急诊以"肺部感染"收住院。患者甲型流感病毒 IgM 抗体阳性,咽拭子检出 H1N1。

入院时体温 36.9℃,呼吸 20 次/min,脉搏 96 次/min。双肺呼吸音粗,未闻及干湿啰音。入院后,予氧疗、抗感染、化痰、缓解支气管痉挛治疗,患者病情好转出院。

相关实验室及其他检查(表 4-103)

表 4-103　病例 1 相关实验室检查结果

项目	WBC	Neu%	LYMPH%	ESR	CRP	PaO$_2$
单位	10^9/L	%	%	mm/h	mg/L	mmHg
参考值	3.5~9.5	40~75	20~50	0~15	0~5	80~100
入院当天	10.72	75.40	10.10	54	12.06	69.6
第 4 天	2.46	26.90	56.90	27	1.33	97.0

入院第 5 天(即发病第 14 天)咽拭子检测出 H1N1。

(WBC:white blood cell,白细胞;Neu:neutrophil,中性粒细胞;LYMPH:lymphocyte,淋巴细胞;ESR:erythrocyte sedimentation rate,红细胞沉降率;CRP:C-reactive protein,C-反应蛋白;PaO$_2$:动脉血氧分压)

影像学表现(图 4-127)

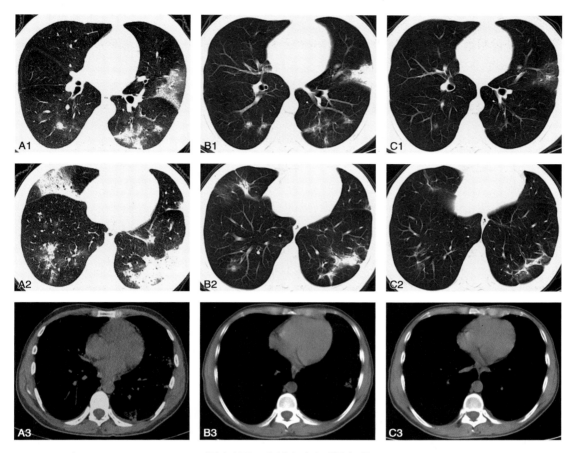

图 4-127　病例 1 动态 CT 表现

图 A 外院胸部 CT(发病第 5 天):示左肺及右肺中下叶多发片状磨玻璃影,以左肺明显(图 A1),其内部分病灶实变,并可见支气管充气征(图 A2),左侧少量胸腔积液(图 A3);图 B 发病第 15 天复查胸部 CT:示双肺病灶较前吸收,左肺上叶舌段病灶实变,右肺中叶及左肺下叶见少许条索影(图 B1~B2),左侧少量胸腔积液基本吸收(图 B3);图 C 出院后(发病第 39 天)返院复查胸部 CT:双肺病灶较前明显吸收好转,左肺上叶现见少许浅淡模糊影(图 C1),左肺下叶及右肺中叶纤维条索增多并邻近局部胸膜增厚、受牵拉(图 C2)

本病例特点

- 患者既往 HIV 感染多年,入院后甲型流感病毒 IgM 抗体阳性,咽拭子检出 H1N1,为确诊病例。患者入院时无明显发热,但出现轻度缺氧症状,CRP 和 ESR 明显升高,经过积极的抗病毒、抗感染、氧疗等治疗,最终病情较前好转出院。
- 该患者入院血常规淋巴细胞百分比降低,同时中性粒细胞百分比升高,合并细菌感染可能。
- 该病例 CT 表现多样:同时出现了多发片状 GGO、实变、胸腔积液,治疗过程中部分 GGO 演变为实变灶最终明显吸收好转,吸收后相应区域胸膜增厚,并纤维索条形成。

病例 2

病例介绍

　　男性,50 岁。既往有扁桃体发炎病史,高血压病史 1 年。因"发热、伴胸闷、呼吸困难 4

天"收治入院。患者半个月前因为无明显诱因出现发热,伴咳嗽、咳白色黏痰,反复高热不退,病情进展迅速,后出现胸闷、气促、呼吸困难,甲型流感病毒H1N1检测阳性。患者居住地时值流感散发。

入院时体温36.9℃,呼吸21次/min,脉搏94次/min,呼吸急促,口唇轻度发绀,双肺呼吸音粗,双下肺可闻及湿啰音。入院给予完善相关检查,吸氧、抗病毒、抗感染、保肝、营养对症支持治疗,25天后治愈出院。

相关实验室及其他检查(表4-104)

表4-104　病例2相关实验室检查结果

项目	WBC	Neu%	LYMPH%	ESR	CRP	PaO$_2$
单位	10^9/L	%	%	mm/h	mg/L	mmHg
参考值	3.5~9.5	40~75	20~50	0~15	0~5	80~100
入院当天	17.91	15.78	0.96	—	4.58	80.4
第5天	6.23	4.25	1.29	—	—	69.9
第10天	4.79	2.76	1.39	—	0.73	—
第19天	9.12	5.82	2.48	—	0.40	—
第25天	11.17	6.44	3.44	—	0.01	—

(WBC:white blood cell,白细胞;Neu:neutrophil,中性粒细胞;LYMPH:lymphocyte,淋巴细胞;ESR:erythrocyte sedimentation rate,红细胞沉降率;CRP:C-reactive protein,C-反应蛋白;PaO$_2$:动脉血氧分压)

影像学表现(图4-128)

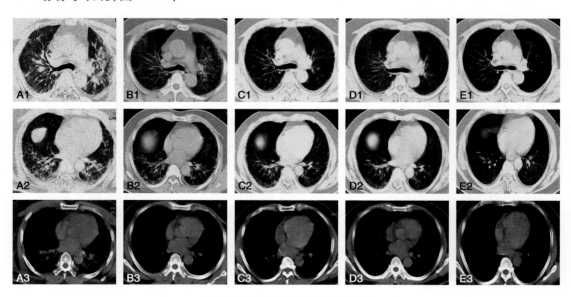

图4-128　病例2动态CT表现

图A发病第7天CT:双肺多发斑片状GGO及实变影,双肺下叶可见支气管扩张,管壁稍厚(图A1~A2),双侧胸腔微量液体(图A3);图B第9天复查CT:示右肺多发GGO及实变较前吸收减少(图B1),双肺下叶支气管扩张较前改善(图B2),双侧胸腔微量较前基本吸收(图B3);图C第15天复查CT:双肺病灶较前明显吸收,双肺残留小斑点GGO,右肺下叶后段可见小叶间隔增厚,表现为胸膜下线影(图C1~C2);图D第24天复查CT:双肺病灶进一步吸收减少,右肺下叶后段胸膜下线样致密影较前浅淡(图D1~D2);图E第33天复查CT:双肺病灶较前基本吸收,右肺下叶后段胸膜下线样致密影基本吸收(图E1~E2)

本病例特点

- 患者住院第2天后甲型流感病毒H1N1核酸检测阳性,为确诊病例,患者入院时出现缺氧症状,PaO₂降低,入院给予完善相关检查、吸氧、抗病毒、抗感染、保肝、营养对症支持治疗,25天后治愈出院。
- 该患者血常规淋巴细胞百分比降低,同时白细胞比例有时升高,考虑合并细菌感染可能,抗感染后复查恢复。
- 该病例CT表现多样:双肺多发GGO及实变影,双肺下叶支气管扩张,双侧胸腔微量积液,病变吸收较快,最终治愈出院。

病例3

病例介绍

男性,55岁,既往糖尿病史。因"反复发热1个月,加重伴咳嗽1周"入院。患者于1月来无明显诱因出现发热,发热无规律,体温38~39℃,无咳嗽、咳痰、胸闷、胸痛等症状,曾于社区诊所予抗感染治疗,症状无明显好转。1周前发热加重,体温最高41.0℃,持续热,出现咽痒、咳嗽、咳痰,干咳为主,偶尔咳痰,为少许白色黏痰。发病第36天,咽拭子检出甲型H1N1阳性。

入院时体温39.6℃,呼吸21次/min,脉搏99次/min。轻度贫血貌,咽充血,口唇发绀。双肺呼吸音低,未闻及干湿啰音。入院后,予抗感染、抗病毒、退热、吸氧、止咳化痰等治疗,20天后治愈出院。

相关实验室及其他检查(表4-105)

表4-105 病例3相关实验室检查结果

项目	WBC	Neu%	LYMPH%	ESR	CRP	PaO₂
单位	10⁹/L	%	%	mm/h	mg/L	mmHg
参考值	3.5~9.5	40~75	20~50	0~15	0~5	80~100
入院当天	2.86	65.8	31.8	—	80.42	—
第3天	1.64	53.0	42.0	—	40.16	64.6
第5天	5.19	84.4	13.5	—	13.82	70.2
第8天	5.50	58.0	34.7	—	26.67	—
第15天	8.65	70.7	23.0	—	10.66	—

(WBC:white blood cell,白细胞;Neu:neutrophil,中性粒细胞;LYMPH:lymphocyte,淋巴细胞;ESR:erythrocyte sedimentation rate,红细胞沉降率;CRP:C-reactive protein,C-反应蛋白;PaO₂:动脉血氧分压。黑体代表异常。)

影像学表现(图 4-129)

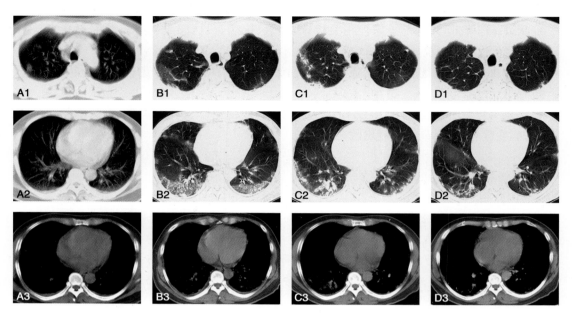

图 4-129　病例 3 动态 CT 表现

[图 A 发病第 28 天胸部 CT 示:双肺纹理增多,右肺上叶尖段见片状磨玻璃影(图 A1),双肺下叶背侧少许模糊影(图 A2)并双侧少量胸腔积液(图 A3);图 B 发病第 32 天复查胸部 CT 示:双肺尖磨玻璃影较前增多,可见小叶间隔增厚(图 B1),双肺下叶及右肺中叶新增片状磨玻璃及部分实变灶,并见"铺路石"征象(图 B2),双侧少量胸腔积液较前稍增多(图 B3);图 C 发病第 38 天复查胸部 CT 示:左肺尖磨玻璃较前吸收、密度变淡(图 C1),右肺上叶尖段及双肺下叶磨玻璃影较前吸收减少,部分渗出较前密实,右肺下叶可见支气管充气征(图 C2),双侧少量胸腔积液较前吸收(图 C3);图 D 发病第 61 天返院复查胸部 CT 示:双肺上叶病灶较前明显吸收好转,局部胸膜稍增厚(图 D1),双肺下叶病灶较前吸收减少,并纤维条索形成(图 D2),双侧少量胸腔积液较前吸收(图 D3)]

本病例特点

- 患者入院第 5 天(即发病第 36 天)咽拭子检查回报示甲型 H1N1,为确诊病例。患者无明显诱因发热 1 月余,加重伴咳嗽而入院,入院时仍为高热,且伴轻度贫血貌、口唇轻度发绀,CRP 升高,入院后给予退热、吸氧、抗感染、止咳化痰等治疗,最终好转出院;

- 该患者入院时血常规白细胞降低,淋巴细胞和中性粒细胞正常,治疗过程中入院第 5 天白细胞恢复正常,但淋巴细胞百分比降低,同时中性粒细胞百分比升高,考虑合并细菌感染可能,调整治疗方案,入院第 8 天复查恢复;

- 该病例 CT 表现典型:发病后肺内同时出现了多发片状 GGO、实变灶、双侧少量胸腔积液,经积极治疗,残留胸膜增厚伴纤维索条形成,最终好转出院。

病例 4

病例介绍

男,50 岁。因"咳嗽、咽痛 2 周,发热 11 天,加重伴胸闷、呼吸困难 1 天"以"肺部感染并呼吸衰竭"急诊收入院。患者刚开始为咽痛、鼻塞、流涕、阵发性干嗽,3 天后出现发热,体温最高 38.2℃,进而出现胸闷、呼吸困难至当地医院就诊。甲型流感病毒 IgM 抗体及乙型流感病毒 IgM 抗体均阳性。有禽类接触史,4 月前家中饲养鸡有不明原因死亡。

入院时体温 36.4℃,呼吸 35 次/min,脉搏 88 次/min,精神差,急性喘息貌。口唇、肢端重度发绀,咽部充血。入院后,予以抗感染、抗病毒、保护心肌、无创呼吸机辅助通气,入院 4 天后,病情加重,转至 ICU,行气管插管呼吸机辅助通气。入院期间,患者曾多次因呼吸困难发生抢救,入院 14 天后,症状无缓解,家属要求出院。

相关实验室及其他检查(表 4-106)

表 4-106　病例 4 相关实验室检查结果

项目	WBC	Neu%	LYMPH%	ESR	HsCRP	PaO$_2$
单位	10^9/L	%	%	mm/h	mg/L	mmHg
参考值	3.97~9.15	50~70	20~40	0~38	0~6	83~108
入院当天	6.73	76.80	10.50	31	57.40	57.3
第 4 天	20.87	93.70	3.80	—	59.74	37.4
第 14 天	23.67	93.50	2.10	—	196.37	—

(WBC:white blood cell,白细胞;Neu:neutrophil,中性粒细胞;LYMPH:lymphocyte,淋巴细胞;ESR:erythrocyte sedimentation rate,红细胞沉降率;HsCRP:high-sensitivity C-reactive protein,C-反应蛋白;PaO$_2$:动脉血氧分压。黑体代表异常)

影像学表现(图 4-130)

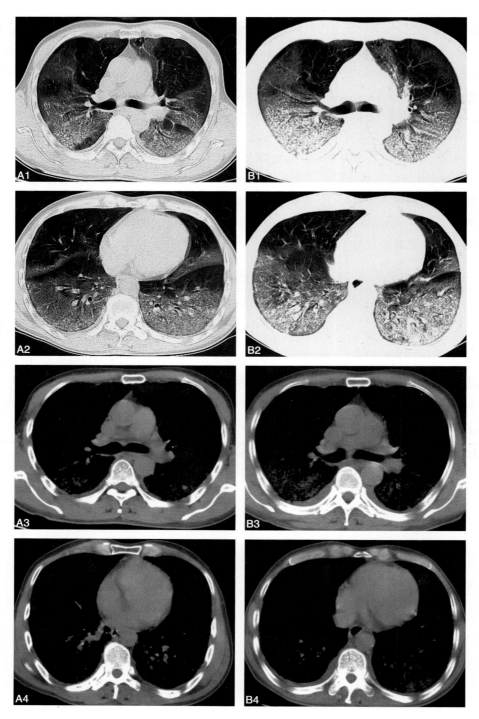

图 4-130 病例 4 动态 CT 表现

[图 A 入院当天即发病第 14 天 CT:示双肺叶多发片状 GGO,以双肺下叶背侧较显著,并可见铺路石征(图 A1~A2),散在小斑点实变;双侧胸腔微量积液,纵隔主肺动脉窗内未见肿大淋巴结(图 A3~A4);图 B 发病第 16 天复查 CT:示原双肺叶多发磨玻璃影,较前增大明显,密度增高,且部分实变,实变内可见空气支气管征(图 B1~B2),双侧胸腔积液较前稍增多(图 B3~B4)]

本病例特点

- 患者有禽类接触史,4 个月前家里饲养鸡不明原因死亡。入院 8 天后甲型流感病毒 IgM 抗体及乙型流感病毒 IgM 抗体均阳性。患者入院时病情危重,合并呼吸衰竭;PaO_2 降低,出现缺氧症状;CRP 明显升高;经过抗病毒、抗感染、保护心肌、无创呼吸机辅助通气等治疗,病情无明显好转。

- 该患者血常规淋巴细胞百分比降低,同时中性粒细胞百分比升高,考虑合并细菌感染,且肺部存在耐药菌感染,病情控制困难,加之患者免疫力低下,多脏器功能不全,后未经治愈出院。

- 该病例 CT 表现典型,双肺大片 GGO 并小叶间隔受累,其内散在实变影,合并胸膜腔积液,病变进展较快,最终未治愈出院。

病例 5

病例介绍

男性,65 岁。既往有 30 余年饮酒史,因发热、咳嗽、咳痰 10 余天,加重伴胸闷、气促 3 天收治入院。患者 10 余天前无明显诱因出现阵发性咳嗽、咳痰,痰少,为黄白色黏痰,无咯血、胸痛、盗汗等不适,后至当地医院就诊,考虑上呼吸道感染,予抗感染及对症治疗(具体不详),病情有所好转,仍有发热,随后行肺部 CT 示双肺多发斑片状病灶,咽拭子 H1N1 核酸阳性。患者居住地有甲型流感散发病例,患者无病禽接触史,否认有患者接触史。

入院时体温 36.4℃,呼吸 20 次/min,脉搏 70 次/min,皮肤黏膜色泽正常,无发绀,肺部听诊有啰音。入院后予抗病毒及抗细菌、营养支持、保肝等治疗,及时复查肝肾功、肺部 CT 等指标改善,15 天后治愈出院。

相关实验室及其他检查(表 4-107)

表 4-107　病例 5 相关实验室检查结果

项目	WBC	Neu%	ESR	CRP	PaO_2
单位	10^9/L	%	mm/h	mg/L	mmHg
参考值	3.5~9.5	40~75	0~15	0~5	80~100
入院当天	5.63	81.70	60	23.43	118
第 7 天	4.47	58.30	—	13.16	81
第 10 天	7.61	66.40	—	—	86
第 15 天	6.24	60.50	—	4.84	—

(WBC:white blood cell,白细胞;Neu:neutrophil,中性粒细胞;ESR:erythrocyte sedimentation rate,红细胞沉降率;CRP:C-reactive protein,C-反应蛋白;PaO_2:动脉血氧分压。黑体代表异常)。

影像学表现(图4-131)

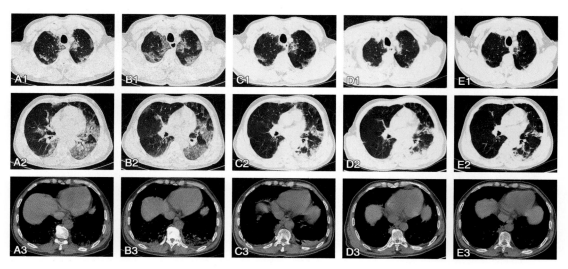

图4-131　病例5动态CT表现

[图A 入院前4天CT即发病第7天CT：示双肺多发大片状GGO，其内小叶间隔增厚，可见铺路石征，其内病灶少许实变影，可见空气支气管征(图A1～A2)，双侧胸腔微量积液(图A3)；图B 发病第9天复查CT：示右肺下叶内基底段病灶较前吸收，右肺下叶部分支气管壁稍增厚，余肺内病灶范围较前增大，双肺上叶病灶由外周向中央蔓延(图B1～B2)，双侧胸腔积液较前稍增多(图B3)；图C 发病第14天复查CT：双肺GGO病灶较前吸收，其内部分实变影范围较前增大(图C1～C2)，胸腔积液较前略增多(图C3)；图D 发病第19天复查CT：双肺GGO病灶进一步吸收，残留部分实变病灶、部分小叶间隔增厚及纤维条索灶(图D1～D2)，双侧胸腔积液较前减少(图D3)；图E 发病第25天复查CT：双肺残留实性病灶、纤维条索灶较前进一步吸收(图E1～E2)，双肺下叶部分胸膜增厚，胸膜腔积液已基本吸收(图E3)]

本病例特点

- 患者甲型流感病毒H1N1核酸检测阳性，为确诊病例，患者入院前有发热、咳嗽咳痰，入院时有胸闷气促，肺部听诊有啰音，CRP和ESR明显升高，经过积极的抗病毒、抗感染、氧疗、胃肠道营养支持治疗等治疗，最终好转恢复出院；
- 该患者血常规中性粒细胞百分比升高，考虑合并细菌感染，抗感染后复查恢复；
- 该病例CT表现多样：同时出现了GGO、实变、胸腔积液，吸收后残留了间质改变和纤维索条，病变进展快但吸收也快，最终好转恢复出院。

病例6

病例介绍

男性，46岁。因"咳嗽、咳痰10余天，胸闷、气促7天"收治入院。患者间断有发热情况，具体不详，痰少，为白色黏痰，无咯血、胸痛，病情进展快，遂至医院就诊，甲型流感病毒H1N1核酸阳性。无病禽等接触史。

入院时体温37.2℃，呼吸15次/min，脉搏82次/min，肢端发绀。肺部听诊呼吸音粗，无明显啰音。入院后予经验性抗细菌、抗病毒及对症支持等治疗，20天后治愈出院。

相关实验室及其他检查(表4-108)

表4-108　病例6相关实验室检查结果

项目	WBC	Neu%	CPR	PaO₂
单位	$10^9/L$	%	mg/L	mmHg
参考值	3.5~9.5	40~75	0~5	80~100
入院当天	9.76	80.60	36.45	72
第3天	12.81	81.8	—	81
第4天	12.50	81.00	162.19	81
第5天	9.37	74.90	135.64	65
第7天	7.25	71.40	40.88	—
第11天	4.58	61.10	4.88	80
第15天	4.36	49.10	1.80	83

(WBC:white blood cell,白细胞;Neu:neutrophil,中性粒细胞;CRP:C-reactive protein,C-反应蛋白;PaO₂:动脉血氧分压。黑体代表异常)

影像学表现(图4-132)

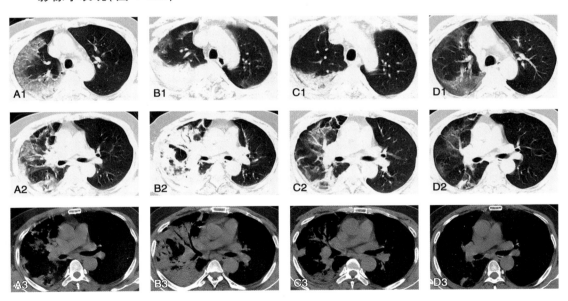

图4-132　病例6动态CT表现

[图A 住院第2天即发病第12天CT:示右肺上叶及下叶大片状GGO,其内见部分实变灶,可见小叶内间质及小叶间隔增厚,部分病灶邻近胸膜增厚(图A1~A2),纵隔内无肿大淋巴结,胸膜腔无积液(图A3);图B 第14天复查CT:示原右肺病灶实变影较前范围增大,病灶由外周向中央蔓延(图B1~B2),纵隔内无肿大淋巴结,增厚的胸膜未见变化(图B3);图C 第24天复查CT:右肺大片实变灶较前明显吸收恢复,残留少许GGO、实变病灶并部分小叶间隔增厚及纤维条索灶(图C1~C2),纵隔内无肿大淋巴结,增厚的胸膜未见变化(图C3);图D 第30天复查CT:右肺病灶进一步吸收恢复,右肺上叶实变影密度进一步减低,肺内残留浅淡斑片模糊影,少许实变灶,纤维条索较前减少吸收(图D1~D2),纵隔内无肿大淋巴结,增厚的胸膜未见变化(图D3)]

本病例特点

- 患者甲型流感病毒 H1N1 核酸检测阳性,为确诊病例,患者入院时有胸闷、气促、肢端发绀,有缺氧症状,PaO_2 降低,CRP 明显升高,经过积极的抗病毒、抗感染、对症支持等治疗,最终恢复,治愈出院;
- 该患者血常规中性粒细胞百分比升高,考虑合并细菌感染,抗感染后复查恢复;
- 该病例 CT 表现典型:出现了 GGO、实变、实变吸收消散,最后残留了 GGO 及纤维索条,最终治愈出院。

病例 7

病例介绍

男性,48 岁。因"发热 4 天"收治入院。患者 4 天前无明显诱因出现发热,最高体温 39.0℃,伴畏寒、寒战,发热时有肌肉酸痛、全身乏力,有咳嗽、咳痰,痰为黄白色脓痰,不易咳出,至当地医院就诊,甲型流感病毒 H1N1 咽拭纸检测阳性。患者居住地有流感散发、患者否认有患者接触史。

入院时体温 37.2℃,呼吸 20 次/min,脉搏 81 次/min,咽充血,扁桃体 I 度肿大,双肺呼吸音粗,双肺可闻及湿啰音。入院后,经抗病毒、抗感染和止咳化痰等治疗后病情平稳,14 天后患者及家属要求自动出院。

相关实验室及其他检查(表 4-109)

表 4-109 病例 7 相关实验室检查结果

项目	WBC	Neu%	LYMPH%	ESR	CRP	PaO_2
单位	10^9/L	%	%	mm/h	mg/L	mmHg
参考值	3.5~9.5	40~75	20~50	0~15	0~5	80~100
入院当天	2.57	—	—	48	—	64.1
第 4 天	2.85	52.20	33.30	—	—	64.6

(WBC:white blood cell,白细胞;Neu:neutrophil,中性粒细胞;LYMPH:lymphocyte,淋巴细胞;ESR:erythrocyte sedimentation rate,红细胞沉降率;CRP:C-reactive protein,C-反应蛋白;PaO_2:动脉血氧分压。黑体代表异常)

影像学表现(图4-133)

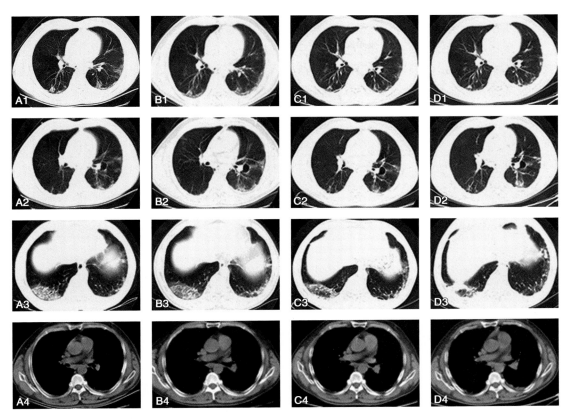

图4-133　病例7动态CT表现

[图A 住院第1天即发病4天第CT:示双肺多发条片状GGO,病灶内可见小叶间隔增厚,病变多位于胸膜下(图A1~A3),左肺门可见一肺大疱(图A2),双背侧胸膜局限性稍增厚(图A4);图B第5天复查CT:示原左肺多发GGO有融合趋势,于胸膜下呈条带状改变(图B1~B3),右肺下叶病灶大致同前,双背侧局限性增厚的胸膜未见变化(图B4);图C第9天复查CT:双肺胸膜下病灶较前明显吸收,范围减小,密度减低,双肺可见小叶间隔增厚,并可见胸膜下线影(图C1~C3),双侧局限性增厚的胸膜较前吸收(图C4);图D第15天复查CT:右肺下叶后基底段病灶密度增高出现实变(D3),余双肺胸膜下病灶较前稍吸收(图D1~D3),左肺下叶后基底段背侧胸膜局限性增厚(图D4)]

本病例特点

- 患者发病后甲型流感病毒 H1N1 咽拭纸检测阳性,为确诊病例,患者入院时 PaO_2 降低,ESR 明显升高,入院时病情较重,经抗病毒、抗感染和止咳化痰等治疗后病情平稳。
- 该患者血常规白细胞计数减低,经积极治疗后有所恢复。
- 该病例 CT 表现与新冠肺炎很相似,病变位于胸膜下,病灶以 GGO 为主并肺间质改变,两种肺炎在影像表现上存在交叉,在实际临床工作中应注意两者的鉴别。

病例8

病例介绍

女性,32岁。因"发热伴全身肌酸痛、咽痛1天"收治入院。患者1天前无明显诱因出现发热,最高体温39℃以上,发热无明显规律,伴有全身肌肉疼痛,咽痛,偶有咳嗽,痰不易咳出,自行给予口服"退热药(具体不详)",体温未降至正常。入院后,甲型流感病毒H1N1咽拭纸检测阳性。患者发病时值"流行性感冒"散发,有不洁饮食史。

入院时体温38.9℃,呼吸21次/min,脉搏95次/min,咽充血,双侧扁桃体Ⅰ度肿大,可见脓点,颌下可触及肿大淋巴结,质韧,活动可,无压痛,双肺呼吸音粗。入院后,经抗病毒、抗感染和中药等治疗后体温恢复正常,14天后好转出院。

相关实验室及其他检查(表4-110)

表4-110 病例8相关实验室检查结果

项目	WBC	Neu%	LYMPH%	ESR	CRP	PaO$_2$
单位	10^9/L	%	%	mm/h	mg/L	mmHg
参考值	3.5~9.5	40~75	20~50	0~15	0~5	80~100
入院当天	4.15	72.10	16.40	—	12.11	88.6
第11天	4.42	37.10	48.40	—	0.07	—

(WBC:white blood cell,白细胞;Neu:neutrophil,中性粒细胞;LYMPH:lymphocyte,淋巴细胞;ESR:erythrocyte sedimentation rate,红细胞沉降率;CRP:C-reactive protein,C-反应蛋白;PaO$_2$:动脉血氧分压。黑体代表异常)

影像学表现(图4-134)

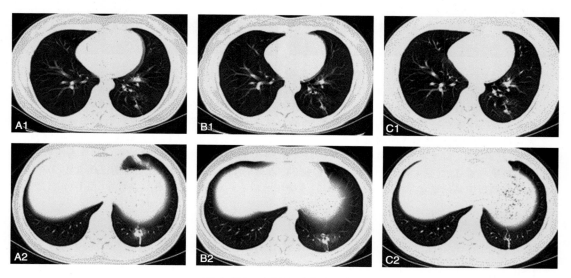

图4-134 病例8动态CT表现

[图A入院第2天即发病第3天CT:示左肺下叶多发点状GGO及高密度实性结节影(图A1~A2),实性结节周围有晕征(图A2);图B第7天复查CT:示原左肺下叶后基底段高密度结节稍缩小,但其周围磨玻璃影范围增大,晕征更为明显(图B2),余大致同前(图B1);图C第15天复查CT:原左肺下叶后基底段高密度结节及周围GGO影较前吸收,见少许纤维索条影(图C2),余大致同前(图C1)]

本病例特点

● 患者入院后甲型流感病毒H1N1咽拭纸检测阳性,为确诊病例,患者入院时出现发热,咽充血,双侧扁桃体肿大,CRP 升高,经过积极的抗病毒、抗感染、止咳化痰等治疗,最终恢复较快好转出院。

- 该患者血常规淋巴细胞百分比降低,白细胞计数及中性粒细胞比值正常,符合病毒性感染,抗感染后复查恢复。
- 该病例病变 CT 表现相对单一:仅出现了 GGO、实变、纤维索条,病变进展快但吸收也快,最终治愈出院。该病例出现多发结节样病灶,应注意与肺结核鉴别,行结核菌素实验后,结果为阴性。

病例 9

病例介绍

男性,20 岁。因"咳嗽、咳痰、乏力伴双下肢水肿 1 月余,加重伴发热 1 周"收治入院。患者一月前因受凉出现咳嗽、咳痰,咳黄色黏稠痰,伴喘息、气促,双下肢凹陷性水肿,偶感头晕,咳嗽剧烈时伴胸痛,遂于当地医院就诊,住院治疗诊断"肾病综合征",经抗感染、改善肾功能等治疗后病情加重。后上症状进一步加重,咳嗽剧烈,伴咯黄绿色痰,发热,体温最高 40℃,呼吸困难,眼睑、双下肢水肿明显,泡沫尿。甲型流感病毒 H1N1 咽拭纸检测阳性。患者居住地有流感散发,否认有患者接触史。

入院时体温 36.8℃,呼吸 22 次/min,脉搏 98 次/min,口唇发绀,双肺可闻及广泛湿啰音,肝区压痛明显,全身凹陷性水肿。入院后,经抗病毒、抗感染和抗真菌,无创呼吸机辅助通气等治疗后,36 天后好转出院。

相关实验室及其他检查(表 4-111)

表 4-111　病例 9 相关实验室检查结果

项目	WBC	Neu%	LYMPH%	ESR	CRP	PaO$_2$
单位	10^9/L	%	%	mm/h	mg/L	mmHg
参考值	3.5~9.5	40~75	20~50	0~15	0~5	80~100
入院当天	9.14	91.30	6.50	102	46.96	53.7
第6天	12.86	91.80	5.40	98	140.19	31.7
第8天	11.57	90.10	5.40	——	12.88	——
第10天	12.74	80.30	8.90	——	16.46	43.2
第17天	14.53	74.10	16.50	——	0.55	70.50
第26天	8.83	58.00	33.20	70	9.84	——
第32天	12.82	63.30	30.60	70	15.05	——

(WBC:white blood cell,白细胞;Neu:neutrophil,中性粒细胞;LYMPH:lymphocyte,淋巴细胞;ESR:erythrocyte sedimentation rate,红细胞沉降率;CRP:C-reactive protein,C-反应蛋白;PaO$_2$:动脉血氧分压。黑体代表异常)

影像学表现(图4-135)

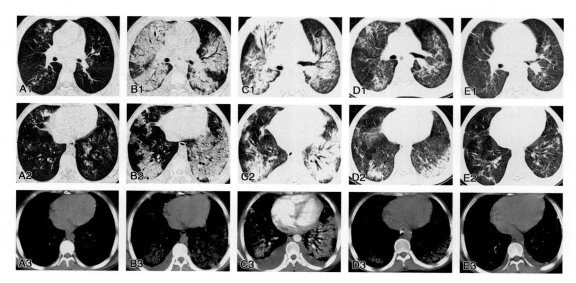

图4-135 病例9 动态CT表现

[图A 住院前7天即发病第2天CT:示双肺多发弥漫斑点GGO,以左肺明显(图A1~A2),双侧胸腔未见积液及胸膜增厚(图A3);图B 第8天复查CT:示双肺弥漫大片密度增高影,病灶范围较前明显增大,弥漫浸润全肺,其内广泛实变,可见空气支气管征(图B1),右肺下叶可见扩张支气管(图B2),双侧胸腔少量积液,以右侧明显(图B3);图C 第14天复查CT:原双肺病灶范围较前稍缩小,但病灶密度较前增高,病灶实变范围较前扩大,其内可见典型空气支气管征(图C1~C2),双侧胸腔积液较前增多(图C3);图D 第27天复查CT:原双肺病灶较前明显吸收,残留部分实变病灶、部分小叶间隔增厚及纤维条索灶(图D1~D2),双侧胸腔积液明显吸收(图D3);图E 出院后40天复查CT:双肺残留实性灶已基本吸收完全,纤维条索灶较前进一步吸收减少(图E1~E2),双侧胸腔少量积液(图E3)]

本病例特点

- 患者发病后甲型流感病毒H1N1咽拭纸检测阳性,为确诊病例,患者入院时出现缺氧症状,PaO_2明显降低,CRP和ESR明显升高,入院时病情较重,经过积极的抗病毒、抗感染、抗真菌,无创呼吸机辅助通气等治疗,最终缓慢恢复,好转出院。
- 该患者血常规淋巴细胞百分比降低,同时中性粒细胞百分比升高,考虑合并细菌感染,抗感染后复查恢复。
- 该病例CT表现多样:同时出现了GGO、实变、胸腔积液,吸收后残留了间质改变和纤维索条。

病例10

病例介绍

女性,57岁。高血压病史8年余,糖尿病病史2年余。因"咳嗽、咳痰2月余,加重伴喘息、呼吸困难半月余"收治入院。患者2月前无明显诱因出现咳嗽、咳痰,自行口服感冒药4天,自觉症状较前加重,伴喘息、呼吸困难,遂至当地医院就诊,经抗感染治疗,呼吸困难症状较前稍好转,但仍病情危重,转至上级医院就诊。甲型流感病毒H1N1咽拭纸检测阳性。患者居住地有流感散发、患者否认有感染者接触史。

入院时体温37.4℃,呼吸24次/min,脉搏106次/min,口唇、指端轻度发绀,双肺呼吸音粗,可闻及散在湿啰音。入院后,经抗病毒、抗感染、止咳化痰平喘和无创呼吸机辅助通气等治疗,26 天后患者及家属要求自动出院。

相关实验室及其他检查(表 4-112)

表 4-112　病例 10 相关实验室检查结果

项目	WBC	Neu%	LYMPH%	ESR	CRP	PaO₂
单位	$10^9/L$	%	%	mm/h	mg/L	mmHg
参考值	3.5~9.5	40~75	20~50	0~15	0~5	80~100
入院当天	7.39	81.30	10.80	25	17.00	64.1
第 2 天	8.07	85.00	10.00	25	—	96.3
第 11 天	5.11	61.50	23.70	18	1.09	81.1
第 16 天	11.09	76.60	12.30	—	11.70	54.6
第 23 天	6.39	74.90	13.80	—	12.80	51.1
第 25 天	6.28	74.20	13.40	—	11.60	52.9

(WBC:white blood cell,白细胞;Neu:neutrophil,中性粒细胞;LYMPH:lymphocyte,淋巴细胞;ESR:erythrocyte sedimentation rate,红细胞沉降率;CRP:C-reactive protein,C-反应蛋白;PaO₂:动脉血氧分压。黑体代表异常)

影像学表现(图 4-136)

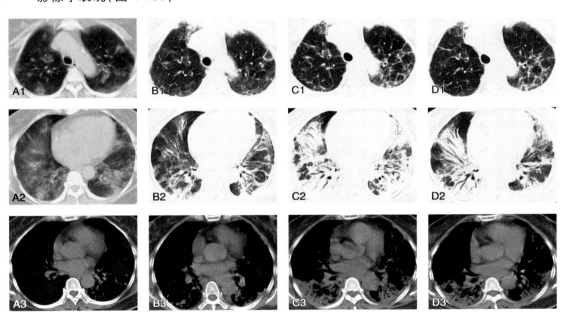

图 4-136　病例 10 动态 CT 表现

[图 A 住院前 14 天即发病第 3 天 CT:示双肺多发斑片状 GGO,病灶内可见充气支气管征(图 A1~A2),左肺下叶后基底段胸膜稍增厚(图 A3);图 B 发病第 20 天 CT:示原双肺病灶较前吸收,病灶密度较前增高,可见小叶间隔增厚及条索影(图 B1~B2),双肺下叶胸膜局限性增厚粘连(图 B3);图 C 发病第 42 天复查 CT:双肺上叶小叶间隔增厚较前明显,左肺上叶尖后段磨玻璃影范围较前增大(图 C1),双肺实变影范围较前明显增大,病灶蔓延至全肺,呈弥漫大片状高密度影(图 C2),双侧增厚粘连的胸膜未见变化(图 C3);图 D 发病第 53 天复查 CT:双肺上叶间质性改变较前稍吸收,左肺上叶尖后段磨玻璃影伴少许实变灶较前稍有吸收(图 D1),双肺弥漫大片实变影较前稍有吸收,以左肺明显(图 D2),双侧增厚粘连的胸膜未见变化(图 D3)]

本病例特点

- 患者发病后甲型流感病毒咽拭纸检测阳性,为确诊病例,患者入院时出现缺氧症状,PaO_2 降低,CRP 和 ESR 明显升高,入院时病情较重,经过积极的抗病毒、抗感染、呼吸机无创辅助呼吸等治疗,治疗效果不佳,CT 示肺部病灶吸收不明显。
- 该患者血常规淋巴细胞百分比降低,同时中性粒细胞百分比升高,考虑合并细菌感染,给予抗感染治疗。
- 该病例 CT 表现多样,同时出现了 GGO、实变、胸膜增厚粘连、间质改变和纤维索条,多次复查 CT 肺内病灶未吸收,但患者及家属仍要求出院,最终未治愈出院。

病例 11

病例介绍

男性,22 岁,无基础病史。因"发热、全身不适 2 周"收治入院。患者两周前受凉后出现发热、头痛、鼻塞、流涕、全身不适等症状;发热不规律,体温最高超 39.0℃,至当地医院就诊,流感病毒核酸检查 H1N1 阳性,考虑甲型流感。患者到外省打工,从事建筑工作,否认有患者接触史。

入院时体温 38.7℃,呼吸 24 次/min,脉搏 85 次/min,双肺呼吸音粗,未闻及干、湿性啰音。入院后,经抗病毒、抗感染、止咳、化痰等对症治疗后体温恢复正常,34 天后治愈出院。

相关实验室及其他检查(表 4-113)

表 4-113　病例 11 相关实验室检查结果

项目	WBC	Neu%	LYMPH%	ESR	CRP	PaO_2
单位	10^9/L	%	%	mm/h	mg/L	mmHg
参考值	3.5~9.5	40~75	20~50	0~15	0~5	80~100
入院第 2 天	9.10	92.20	4.00	—	—	—
第 10 天	6.16	68.40	20.10	10	0.49	—
第 16 天	3.97	52.60	34.30	7	—	—
第 22 天	5.51	65.80	20.70	—	0.36	—

(WBC:white blood cell,白细胞;Neu:neutrophil,中性粒细胞;LYMPH:lymphocyte,淋巴细胞;ESR:erythrocyte sedimentation rate,红细胞沉降率;CRP:C-reactive protein,C-反应蛋白;PaO_2:动脉血氧分压。黑体代表异常)

影像学表现（图 4-137）

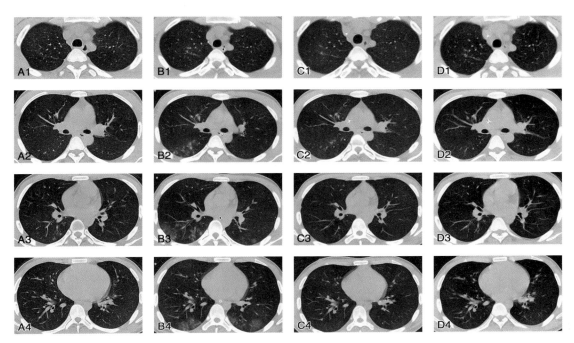

图 4-137　病例 11 动态 CT 表现

[图 A 发病第 3 天 CT：示右肺下叶背段、前、后基底段散发片结状 GGO，余双肺未见异常（图 A1～A4）；图 B 第 8 天复查 CT：示原有肺下叶多发 GGO 较前范围明显增大、密度增高，并可见树芽征，左肺下叶新发片状 GGO（图 B2～B4），双肺下叶多发片状 GGO 位于胸膜下血管支气管走行末端（图 B3～B4）；图 C 第 12 天复查 CT：双下肺多发 GGO 较前明显吸收，余肺实质内未见新发病灶，双肺下叶仅残留小片状渗出及浅淡片状 GGO，以右肺下叶明显（图 C1～C4）；图 D 出院 1 个月后复查 CT：示原双肺下叶病灶完全吸收消散，肺实质内未见异常密度影（图 D2～D4）]

本病例特点

- 患者发病 3 天后至当地医院就诊，甲型流感病毒 H1N1 核酸检测呈阳性，为确诊病例，患者入院时发热症状较明显，最高体温达 39℃，并伴鼻塞、流涕、全身不适等流感症状，胸部 CT 出现病毒性肺炎早期影像学征象，头颅 MRI 提示脑膜炎，经过积极的抗病毒、抗感染等治疗，最终治愈出院。

- 该患者初查血常规淋巴细胞百分比明显降低，同时中性粒细胞百分比明显升高，考虑合并细菌感染可能，抗病毒、抗感染治疗后多次复查均处于正常范围。

- 该病例 CT 表现典型：早期出现单肺多发 GGO，很快进展为双肺多发 GGO，范围增大、密度增高，后经干预迅速吸收消散，病变进展快但吸收也快，最终治愈出院。

病例 12

病例介绍

　　男性，35 岁，无基础病史。因"发热、咳嗽、咳痰 4 天"收治入院。患者 8 天前因血小板减少于外院就诊，4 天前出院当天出现发热，呈持续高热状态，监测体温 40.2℃，伴畏寒及寒战；伴全身肌肉、关节酸痛，伴鼻塞、流清涕；伴咽痒、阵发性咳嗽，伴咳吐黄白色黏痰，遂至当地县医院就诊，咽拭子"甲型 H1N1 流感病毒核酸检测阳性"，遂明确诊断"甲型 H1N1 流行性感冒性肺炎"，患者经抗病毒治疗发热症状较前改善，但咳嗽、咳痰、血小板减少未见缓解，为求进一步诊治来诊入院。患者否认流感患者接触史；否认病死禽类接触史；否认湖北疫区旅居史,否认疫源地患者、疑似病例及一般人员接触史。

入院时体温 36.9℃,呼吸 20 次/min,脉搏 87 次/min,双肺呼吸音粗,无干性啰音,双肺散在湿性啰音。入院后,经抗病毒、抗感染、止咳、化痰等对症治疗后甲型流感病毒核酸检测转阴,症状好转,转至血液科专科治疗。

相关实验室及其他检查(表 4-114)

表 4-114　病例 12 相关实验室检查结果

项目	WBC	PLT	Neu%	ESR	CRP	PaO₂
单位	10^9/L	10^9/L	%	mm/h	mg/L	mmHg
参考值	3.5~9.5	100~300	40~75	0~15	0~5	80~100
入院当天	**0.56**	**5**	**28.50**	—	**44.81**	**74**
第 4 天	**0.36**	**1**	**27.80**	—	—	—
第 6 天	**0.51**	**4**	**28.10**	—	—	—
第 8 天	**0.38**	**1**	**15.80**	—	—	—
第 15 天	**0.56**	**3**	**18.90**	—	—	—

(WBC:white blood cell,白细胞;PLT:platelet count,血小板计数;Neu:neutrophil,中性粒细胞;ESR:erythrocyte sedimentation rate,红细胞沉降率;CRP:C-reactive protein,C-反应蛋白;PaO₂:动脉血氧分压。黑体代表异常)

影像学表现(图 4-138)

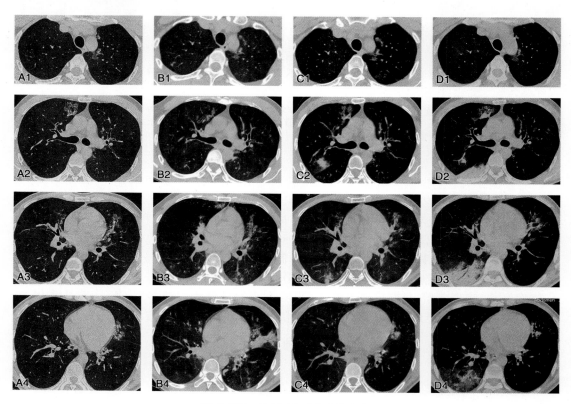

图 4-138　病例 12 动态 CT 表现

[图 A 发病当天 CT:示双肺多发小片、斑片状 GGO,沿支气管血管束分布(图 A1~A4),右肺上叶前段可见铺路石征(图 A2);图 B 第 9 天复查 CT:示原双肺多发病灶较前范围明显增大、密度增高,左肺上叶下舌段病灶融合进展为大片状实变影(图 B1~B4);图 C 第 14 天复查 CT:原双肺病变部分吸收,右侧叶间胸膜周围及右肺下叶后基底段出现新发病变并融合成片(图 C1~C4);图 D 第 24 天复查 CT:示原双肺上叶多发病灶范围较前局限性吸收(图 D1~D4),但右肺下叶病变进展,表现为大片状密度增高影,伴周围模糊,其内可见空气支气管征(图 D3)]

本病例特点

- 患者发病当天至县医院就诊,咽拭子甲型流感病毒 H1N1 核酸检测呈阳性,为确诊病例,患者入院时发热症状较明显,最高体温达 40.2℃,伴畏寒及寒战;伴全身肌肉、关节酸痛,伴鼻塞、流清涕;伴咽痒、阵发性咳嗽,伴咳吐黄白色黏痰,查胸部 CT 出现双肺散在间质磨玻璃病灶,因患者诊断 ITP 并全血细胞降低,肺部合并肺炎克雷伯菌感染,病情较重,经过积极的抗病毒、抗感染、升白细胞、输血治疗等,最终核酸检测转阴,解除呼吸道隔离,转至血液科专科治疗,并继续抗感染治疗;

- 该患者血常规全血细胞明显降低,白细胞多次报危急值,极易合并其他细菌及真菌感染,在积极治疗肺部感染的同时应寻找血细胞降低原因;

- 该病例 CT 表现与临床实际结合紧密,价值较大:早期出现双肺散在 GGO,进展为双肺多发 GGO 部分伴实变、范围增大、密度增高,后期进展为大片状实变,多次复查病灶吸收不理想,鉴于该患者全血细胞减低,合并其他细菌感染可能性大,治疗周期较长。

病例 13

病例介绍

女性,39 岁,无基础病史。因"发热、咳嗽、咳痰 4 天"收治入院。患者 4 天前开始出现冷热交替,测体温最高 37.8℃,无寒战等,伴有背部、臀部肌肉酸痛,后症状逐渐加重,体温逐渐升高,最高体温达 39.8℃,伴畏寒,无寒战,伴有咽痛、咳嗽、咳痰,痰为白色黏痰,至当地医院就诊,给予退热治疗,体温降至 38.3℃,转诊我院进一步治疗,流感采样结果为甲型 H1N1 型流感阳性。患者 1 周前有禽类接触史。

入院时体温 36.8℃,呼吸 18 次/min,脉搏 78 次/min,咽充血,扁桃体无肿大,双肺呼吸音粗,未闻及干、湿啰音。入院后,经抗病毒、抗感染、止咳、化痰等对症治疗后体温恢复正常,症状消失,7 天后治愈出院。

相关实验室及其他检查(表 4-115)

表 4-115 病例 13 相关实验室检查结果

项目	WBC	Neu%	LYMPH%	ESR	CRP	PaO$_2$
单位	10^9/L	%	%	mm/h	mg/L	mmHg
参考值	3.5~9.5	50~70	20~40	0~20	0~6	80~100
入院当天	6.72	73.20	18.80	14	41.49	71.6
第 4 天	6.62	75.60	15.30	25	62.23	—
第 7 天	8.24	72.00	20.00	44	28.00	86.3
第 20 天	4.96	66.10	25.20	5	0.83	80.9

(WBC:white blood cell,白细胞;Neu:neutrophil,中性粒细胞;LYMPH:lymphocyte,淋巴细胞;ESR:erythrocyte sedimentation rate,红细胞沉降率;CRP:C-reactive protein,C-反应蛋白;PaO$_2$:动脉血氧分压。黑体代表异常)

影像学表现(图 4-139)

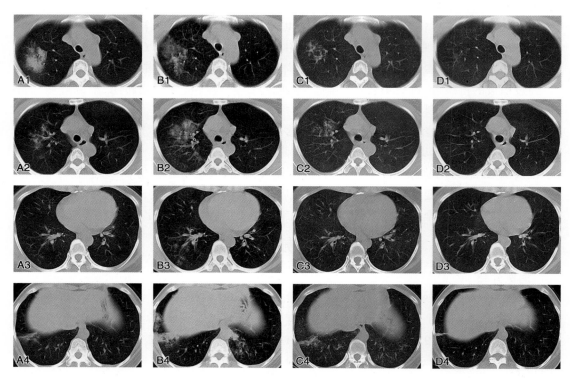

图 4-139　病例 13 动态 CT 表现

[图 A 发病第 4 天 CT:示右肺上、下叶散在斑片、点状渗出实变影,左肺下叶后基底段小点状浅淡模糊影(图 A1~A4),右肺上叶实变影内可见空气支气管征(图 A1);图 B 第 8 天复查 CT:示双肺多发病灶范围明显增大,沿支气管血管束呈斑片状分布(图 B1~B4),双肺下叶实变面积较前增大,右肺下叶病灶邻近胸膜稍增厚(图 B3~B4);图 C 第 15 天复查 CT:示双肺多发渗出较前吸收,残留病变密度较前减低,余肺实质内未见新发病灶(图 C1~C4);图 D 1 个月后复查 CT:示原双肺多发病灶基本吸收消散,仅于右肺上叶尖段残留浅淡点状模糊影,右肺下叶外基底段残留条索影(图 D4)]

本病例特点

- 患者发病一周前有过禽类接触史,发病 4 天后就诊,入院后流感采样甲型 H1N1 型流感结果呈阳性,为确诊病例,患者入院后体温波动,最高体温达 39.8℃,并伴鼻塞、流涕、咳嗽、咳痰、全身不适等流感症状,查胸部 CT 出现肺部感染性病变影像学征象,经过积极的抗病毒、抗感染及相应对症治疗,最终治愈出院。
- 该患者初查血常规淋巴细胞百分比降低,同时中性粒细胞百分比升高,感染指标 CRP 明显升高,考虑合并细菌感染可能,另外动脉血氧分压降低,但患者无气促、呼吸困难、发绀等症状,抗病毒、抗感染治疗后复查各项指标处于正常范围。
- 该病例 CT 表现典型:发病第 4 天初查胸部 CT 时即出现散在斑片、点状渗出实变影,感染性病变可能性大,病变进展较为迅速,双肺多发病灶范围明显增大,以双肺下叶明显,后经积极治疗一周后病灶明显开始吸收,因合并多种感染致病灶吸收较慢,最终达到出院标准,治愈出院。

病例 14

病例介绍

男性,45 岁,糖尿病病史 18 年。因"发热、咽痛伴咳嗽 1 周"收治入院。患者一周前无明显诱因出现发热、阵发性咳痰、咽痛、吞咽困难，体温最高38.4℃，至当地医院就诊，甲型流感病毒 H1N1 核酸阳性。患者居住地有流感散发、患者否认有患者接触史。

入院时体温36.1℃，呼吸 20 次/min，脉搏 70 次/min，咽部充血，肺部听诊呼吸音清，无啰音。入院后，经抗病毒，抗感染及对症治疗后病情好转，9 天后治愈出院。

相关实验室及其他检查（表 4-116）

表 4-116　病例 14 相关实验室检查结果

项目	WBC	Neu%	LYMPH%	ESR	CRP	PaO$_2$
单位	10^9/L	%	%	mm/h	mg/L	mmHg
参考值	3.5~9.5	40~75	20~50	0~15	0~15	80~100
入院当天	3.64	55.80	—	—	14.84	160
第 6 天	4.38	55.30	31.50	6	1.35	—

（WBC：white blood cell，白细胞；Neu：neutrophil，中性粒细胞；LYMPH：lymphocyte，淋巴细胞；ESR：erythrocyte sedimentation rate，红细胞沉降率；CRP：C-reactive protein，C-反应蛋白；PaO$_2$：动脉血氧分压；PaCO$_2$：动脉血二氧化碳分压。黑体代表异常）

影像学表现（图 4-140）

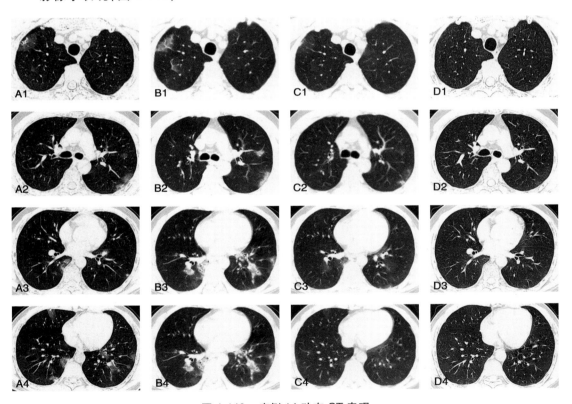

图 4-140　病例 14 动态 CT 表现

［图 A 发病第 4 天 CT：示双肺多发散在 GGO，部分病灶内可见实变影，病灶多位于胸膜下（图 A1~A4）；图 B 住院头天即发病第 7 天 CT：示双肺多发 GGO 较前范围明显增大、密度增高，实变范围较前增大（图 B1~B4），右肺上叶尖段病灶内可见增粗血管影（图 B1）；图 C 第 13 天复查 CT：示双肺病灶较前明显吸收减少，残留少许 GGO（图 C1~C4）；图 D 出院第 10 天即发病第 27 天复查 CT：示双肺病灶完全吸收消散（图 D1~D4）］

本病例特点

- 患者发病 7 天后甲型流感病毒 H1N1 核酸检测阳性,为确诊病例,患者入院时发热、咽痛伴咳嗽,但 ESR、CRP 结果正常,经抗病毒、抗感染及对症治疗后,最终恢复较快治愈出院。
- 该患者入院时相关实验室检查正常。
- 该病例 CT 表现典型:早期出现双肺多发 GGO,病灶多位于胸膜下,病情进展迅速,肺内病灶范围增大并实变影增多,经积极治疗后病灶最终完全消散,病变进展快但吸收也快,最终治愈出院。

病例 15

病例介绍

男性,28 岁,吸烟 10 余年。因"咳嗽、咳痰伴咯血 3 天"收治入院。患者 3 天前无明显诱因出现反复出现咳嗽、咳痰,伴咯血,色鲜血,咯红褐色样痰,伴喘息、气促,伴乏力、盗汗,至当地医院就诊,甲型流感病毒 H1N1 核酸阳性。

入院时体温 38.3℃,呼吸 24 次/min,脉搏 114 次/min,轮椅推入,急性病情,衰弱病容,口唇轻度发绀,双肺呼吸音粗。入院后,经抗感染、抗病毒、抗真菌、止血、平喘等治疗后病情好转,16 天后出院。

相关实验室及其他检查(表 4-117)

表 4-117　病例 15 相关实验室检查结果

项目	WBC	Neu%	LYMPH%	ESR	HsCRP	PaO$_2$
单位	10^9/L	%	%	mm/h	mg/L	mmHg
参考值	3.5~9.5	40~75	20~50	0~15	0~5	80~100
入院当天	5.55	77.00	18.20	6	146.35	56.3
第 2 天	—	—	—	—	—	52.9
第 3 天	5.02	66.70	23.70	—	52.23	—
第 4 天	—	—	—	—	—	62.0
第 9 天	6.00	63.20	22.00	—	1.90	—

(WBC:white blood cell,白细胞;Neu:neutrophil,中性粒细胞;LYMPH:lymphocyte,淋巴细胞;ESR:erythrocyte sedimentation rate,红细胞沉降率;Hs CRP:high-sensitivity C-reactive protein,超敏 C-反应蛋白;PaO$_2$:动脉血氧分压。黑体代表异常)

影像学表现(图4-141)

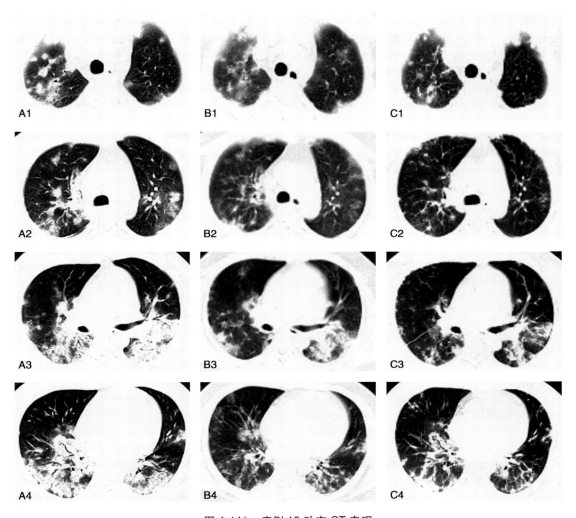

图4-141　病例15动态CT表现

[图A 发病第3天CT:示双肺多发散在斑片状、结节样磨玻璃影,边缘模糊,部分病灶呈实变影像,其内可见空气支气管征象(图A1~A4);图B 第8天复查CT:原双肺磨玻璃影较前吸收,实变范围较前缩小,病灶密度较前减低,双肺下叶部分空气支气管征消失(图B1~B4);图C 第18天复查CT:双肺病灶较前进一步吸收,双肺内可见散在小斑片状浅淡模糊影,小叶间隔增厚,双肺下叶可见条索影,右肺下叶外基底段及后基底段小斑片状实变影,左肺下叶后基底段可见胸膜下线影(图C1~C4)]

本病例特点

- 患者发病3天后入院,甲型流感病毒H1N1核酸检测阳性,入院时出现缺氧症状,PaO_2降低,HsCRP升高,经过积极的抗感染、抗病毒、抗真菌、止血、平喘等治疗,最终患者病情好转出院。

- 该患者血常规淋巴细胞百分比降低,同时中性粒细胞百分比升高,考虑合并细菌感染,抗感染后复查恢复。

- 该病例CT表现复杂:双肺多发GGO、实变影,其内可见空气支气管征,最后残留了间质改变和纤维索条,病变吸收较快,最终病情好转出院。

病例 16

病例介绍

男性,71 岁。外院行前列腺手术切除术后复查胸部 CT 检查提示肺炎,给予行甲型流感病毒核酸检测阳性,后来我院继续治疗。患者无发热情况,无鼻塞、流涕,无咽痛,无咳嗽咳痰,无胸闷、气促及呼吸困难。患者居住地有流感散发,患者否认有患者接触史。

入院时体温 36.0℃,呼吸 22 次/min,脉搏 78 次/min,双肺呼吸音粗,未闻及干湿性啰音。入院后,经抗病毒治疗,9 天后治愈出院。

相关实验室及其他检查(表 4-118)

表 4-118　病例 16 相关实验室检查结果

项目	WBC	Neu%	LYMPH%	ESR	HsCRP	PaO$_2$
单位	10^9/L	%	%	mm/h	mg/L	mmHg
参考值	3.97~9.15	50~70	20~40	0~15	0~6	80~100
外院	4.34	41.50	40.30	—	—	—
入院当天	6.01	47.50	36.10		0.25	

(WBC:white blood cell,白细胞;Neu:neutrophil,中性粒细胞;LYMPH:lymphocyte,淋巴细胞;ESR:erythrocyte sedimentation rate,红细胞沉降率;HsCRP:high-sensitivity C-reactive protein,C-反应蛋白;PaO$_2$:动脉血氧分压。)

影像学表现(图 4-142)

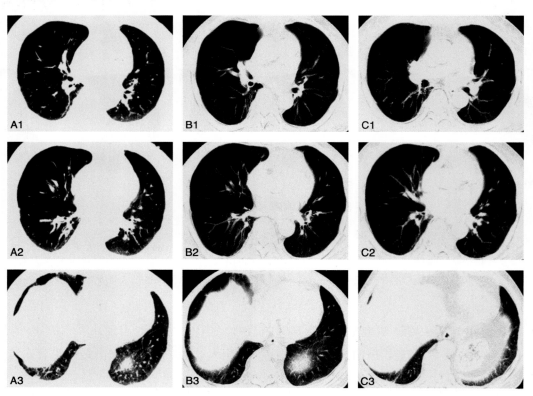

图 4-142　病例 16 动态 CT 表现

[图 A 发病第 1 天 CT:示双肺下叶斑片 GGO、可见小叶间隔增厚、右肺下叶后基底段胸膜下小斑片状实变影,双侧胸腔未见积液(图 A1~A3);图 B 第 8 天复查 CT:示原双肺下叶病变较前明显吸收,小叶间隔增厚较前恢复,右肺下叶后基底段实变影较前吸收(图 B1~B3);图 C 第 15 天复查 CT:双肺下叶病灶已基本吸收,右肺下叶后基底段可见少许纤维索条影(图 C1~C3)]

本病例特点

- 患者行前列腺手术切除术后复查胸部CT检查提示肺炎,后行甲型流感病毒核酸检测阳性为确诊病例,患者入院时一般情况良好,并无任何呼吸道感染症状,经抗病毒治疗后治愈出院。

- 该患者血常规淋巴细胞百分比及中性粒细胞百分比正常。

- 该病例CT表现较为典型,双肺下叶GGO病灶并少许实变影、可见小叶间隔增厚,病变未见明显进展,经积极治疗病灶吸收快,残留了少许纤维索条,最终治愈出院。

病例 17

病例介绍

男性,48岁,既往有糖尿病史。患者因"咳嗽、气促8天,发热4天"收治入院。患者8天前无明显诱因出现咳嗽,多为干咳,稍感气促、胸痛,无流涕、鼻阻、咽痛、全身疼痛等情况;就诊予当地卫生院,给予输液治疗(具体用药不详),自觉症状好转不明显,且4天前出现畏寒、发热,体温最高达39.7℃,自觉全天均在发热便至当地医院就诊,甲型流感病毒H1N1核酸阳性。患者居住地有流感散发、患者否认有患者接触史。

入院时体温37℃,呼吸20次/min,脉搏76次/min,神志清晰,精神稍差,唇甲稍发绀,双肺呼吸音粗,双肺可闻及散在湿啰音。患者入院后经抗病毒、抗感染和中药等治疗后体温恢复正常,30天后治愈出院。

相关实验室及其他检查(表4-119)

表4-119　病例17相关实验室检查结果

项目	WBC	Neu%	LYMPH%	ESR	CRP	PaO_2
单位	10^9/L	%	%	mm/h	mg/L	mmHg
参考值	3.5~9.5	40~75	20~50	0~15	0~5	80~100
入院当天	3.93	85.20	11.70	87	204.96	79.1
第3天	7.99	81.40	14.50	—	55.55	58.6
第6天	11.82	83.20	11.60	37	19.40	61.0
第9天	12.05	88.80	6.30	—	32.81	66.2
第15天	6.84	62.80	27.60	12	8.33	66.9

(WBC:white blood cell,白细胞;Neu:neutrophil,中性粒细胞;LYMPH:lymphocyte,淋巴细胞;ESR:erythrocyte sedimentation rate,红细胞沉降率;CRP:C-reactive protein,C-反应蛋白;PaO_2:动脉血氧分压。黑体代表异常)

影像学表现(图 4-143)

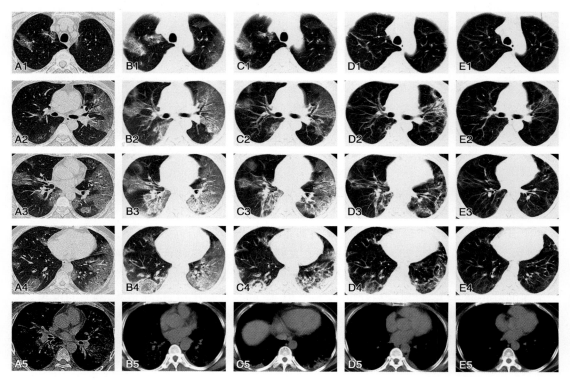

图 4-143　病例 17 动态 CT 表现

[图 A 住院前一天即发病第 3 天 CT:双肺内多发斑片状、条片状、片状 GGO,以左肺为重,其内可见铺路石征(图 A1~A4),可见右侧斜裂胸膜局部受累增厚,左侧斜裂胸膜稍受牵拉(图 A4);图 B 第 5 天复查 CT:双肺多发磨玻璃影较前明显增多、范围较前增大,部分病灶密度增高并出现实变,其内可见空气支气管征(图 B1~B3),左侧胸膜腔内出现少量积液(图 B5);图 C 第 10 天复查 CT:双肺磨玻璃影病灶较前吸收(图 C1~C4),双肺下叶后基底段实变范围较前增大(图 C4),左侧胸膜腔积液较前吸收(C5);图 D 第 30 天复查 CT:双肺病灶较前吸收,但仍可见间质性改变伴纤维索条影以及斜裂胸膜增厚(图 D1~D4),左侧胸膜腔又出现少量积液(D5);图 E 出院半个月后复查 CT:全肺病灶基本完全吸收,间质性改变伴纤维索条较前明显吸收,增厚的斜裂胸膜较前恢复,残留少许纤维条索及浅淡模糊影(图 E2~E4),左侧胸膜腔积液完全吸收(E5)]

本病例特点

- 患者发病 3 天后甲型流感病毒 H1N1 核酸检测阳性,故为甲流确诊病例。
- 患者入院时出现缺氧症状,该患者血常规出现淋巴细胞百分比降低,同时中性粒细胞百分比升高,考虑可能合并细菌感染,抗感染后复查恢复;PaO_2 降低,CRP 和 ESR 明显升高,患者入院时病情较重,经过积极的抗病毒、抗感染、呼吸机无创辅助呼吸等治疗后最终恢复。
- 该病例 CT 表现典型:双肺出现了 GGO、实变、铺路石征、胸腔积液,经过积极治疗后病变基本完全吸收,残留了少许间质性改变和纤维索条,病变进展快,吸收也快,患者最终治愈出院。

病例 18

病例介绍

女性，65 岁，无基础病史。因"反复咳嗽、咳痰 1 月余，加重伴发热、恶心、呕吐 3 天"收治入院。患者近 1 个月来，反复咳嗽、咳痰，近 3 天来患者出现发热，最高体温 38.2℃，至当地医院就诊，流感病毒核酸检查 H1N1 阳性，考虑甲型流感。患者居住地有流感散发且患者有外出史。

入院时体温 38℃，呼吸 21 次/min，脉搏 98 次/min，双肺呼吸音粗，未闻及干、湿性啰音。入院后，经抗感染、抗病毒、气管插管机械通气、持续血液透析滤过，对症支持等治疗，病情曾有好转，但患者病情出现反复，感染较重，呼吸衰竭加重，入院 37 天经积极抢救无效死亡。

相关实验室及其他检查（表 4-120）

表 4-120　病例 18 相关实验室检查结果

项目	WBC	Neu%	LYMPH%	ESR	CRP	PaO$_2$
单位	10^9/L	%	%	mm/h	mg/L	mmHg
参考值	3.5~9.5	50~70	20~40	0~15	0~5	80~100
入院第 2 天	9.35	78.00	14.50	—	—	—
第 6 天	6.63	83.90	13.30	95	209.78	45.1
第 16 天	11.01	93.30	3.80	—	17.73	52.5
第 27 天	7.25	88.50	8.70	—	24.55	—
第 36 天	10.40	62.3	29.3	—	30.23	62.8

（WBC：white blood cell，白细胞；Neu：neutrophil，中性粒细胞；LYMPH：lymphocyte，淋巴细胞；ESR：erythrocyte sedimentation rate，红细胞沉降率；CRP：C-reactive protein，C-反应蛋白；PaO$_2$：动脉血氧分压。黑体代表异常）

影像学表现(图 4-144)

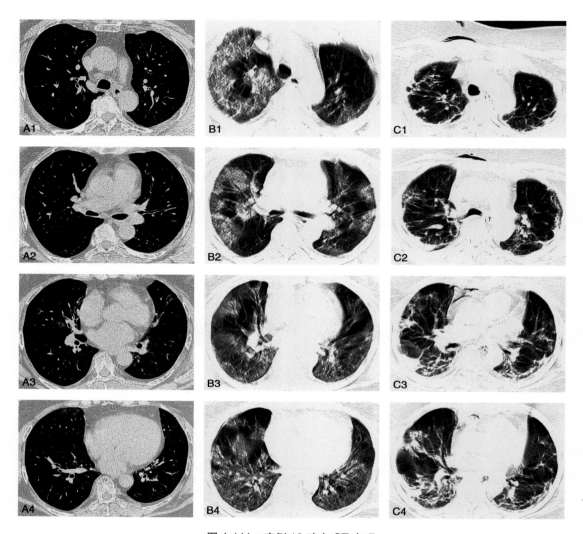

图 4-144　病例 18 动态 CT 表现

[图 A 发病第 30 天 CT:示右肺中叶、左肺上叶舌段纤维条索灶及小斑片 GGO(图 A3~A4),余肺内未见明显病灶(图 A1~A2);图 B 住院第 6 天即发病第 36 天复查 CT:示双肺内散在斑片状、片状密度增高影,边界欠清,多呈磨玻璃影,双肺内局部小叶间隔增厚(图 B1~B4);图 C 住院第 34 天即发病第 70 天复查 CT:示肺内病灶较前略有减少(图 C1~C4),右前胸壁软组织内可见少量积气(图 C1~C2)]

本病例特点

- 患者发病 1 个月后至当地医院就诊,甲型流感病毒 H1N1 核酸检测呈阳性,为确诊病例,患者近 1 个月来反复咳嗽、咳痰,3 天前出现发热,最高体温 38.2℃,病情进展极快,虽经积极抗感染、抗病毒、气管插管机械通气等对症支持治疗,但患者病情出现反复,感染较重,呼吸衰竭加重,经积极抢救无效死亡。

- 患者入院实验室检查提示中性粒细胞百分比升高、淋巴细胞百分比降低,到入院第 6 天 CRP 和 ESR 明显升高,PaO_2 降低,提示患者感染较重,经积极抗感染、抗病毒等对症支持治疗后,CRP 和白细胞计数依然较高,PaO₂ 较低,最终因脓毒性休克经抢救无效死亡。

- 该病例 CT 表现典型:该患者病情发展迅速,第一次肺部 CT 仅表现为左肺上叶舌段、右肺中叶少许 GGO 及条索灶,6 天后病情迅速进展,双肺弥漫 GGO 病灶,到最后一次复查 CT 示肺内病灶未见明显好转,最终出现脓毒血症及呼吸衰竭,经抢救无效死亡。

病例 19

病例介绍

男性,53 岁,无基础病史。因"胸闷、心悸 10 天,咳嗽一周,发热 3 天"收治入院。患者 10 天前无明显诱因出现夜间不能平卧,胸闷、心悸,稍活动即加重,随后伴阵发性咳嗽、咳少量黄色黏痰,发热,体温最高 39.0℃,至当地医院就诊,流感病毒核酸检查 H1N1 阳性,考虑甲型流感。患者居住地有流感散发、患者否认有患者接触史。

入院时体温 37.7℃,呼吸 19 次/min,脉搏 82 次/min,双肺呼吸音增粗,右下肺可闻及散在湿性啰音。入院后,经抗感染、抗病毒、降低心室率、改善心室重构等对症治疗后病情好转,20 天后治愈出院。

相关实验室及其他检查(表 4-121)

表 4-121　病例 19 相关实验室检查结果

项目	WBC	Neu%	LYMPH%	ESR	CRP	PaO₂
单位	10⁹/L	%	%	mm/h	mg/L	mmHg
参考值	3.5~9.5	50~70	20~40	0~15	0~5	80~100
入院当天	3.90	69.70	21.80	—	66.40	88.5
第 3 天	3.74	60.40	28.60	—	23.62	—
第 11 天	9.72	74.30	17.60	—	0.36	—
第 18 天	6.63	51.00	35.60	—	—	—

(WBC:white blood cell,白细胞;Neu:neutrophil,中性粒细胞;LYMPH:lymphocyte,淋巴细胞;ESR:erythrocyte sedimentation rate,红细胞沉降率;CRP:C-reactive protein,C-反应蛋白;PaO₂:动脉血氧分压。黑体代表异常)

影像学表现（图 4-145）

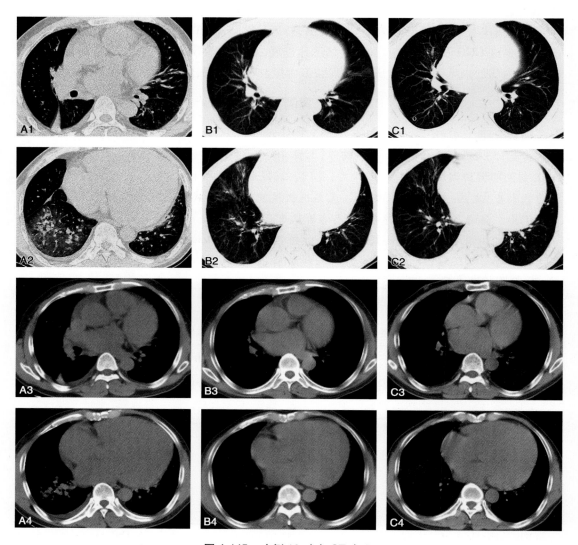

图 4-145　病例 19 动态 CT 表现

［图 A 发病第 9 天 CT：示左肺上叶舌段小条片状稍高密度模糊影，右肺斜裂胸膜积液（图 A1），右肺下叶基底段斑片状 GGO，其内可见小叶间隔增厚（图 A2），心包、右侧胸腔少量积液（图 A3～A4）；图 B 发病第 19 天复查 CT：示左肺上叶舌段病灶密度减低，右肺斜裂胸膜积液已吸收（图 B1），右肺下叶基底段病灶较前明显吸收，残留少许浅淡模糊影，右肺中叶少许浅淡模糊影，心包腔、右侧胸腔内积液较前明显吸收（图 B3～B4）；图 C 发病第 27 天复查 CT：肺内病灶较前明显吸收，右肺中叶少许浅淡模糊影（图 C1～C2）］

本病例特点

- 患者发病 3 天后至当地医院就诊，甲型流感病毒 H1N1 核酸检测呈阳性，为确诊病例，患者入院时胸闷、心悸、不能平卧等症状缓解，咳嗽、咳痰、痰中带血等症状仍明显，经过积极的抗病毒、抗感染、改善心室重构等治疗，最终治愈出院。
- 该患者初查血常规、动脉血氧分压正常，CRP 较高，提示患者存在感染，入院 11 天白细胞和中性粒细胞轻度升高、淋巴细胞轻度减低,经抗病毒、抗感染治疗后复查各项指标恢复正常范围。

- 该病例 CT 表现典型,同时出现了 GGO、心包积液、胸膜腔积液,经积极治疗后吸收消散较快,最终治愈出院。

病例 20

病例介绍

女性,29 岁。因"咳嗽、咳痰 1 周,发热 5 天,胸闷 1 天"收治入院。患者 1 周前因为受凉后出现咳嗽、咳痰,自服"感冒药"2 天效果不佳,5 天前感乏力,感咽痛,出现全身肌肉酸痛,自测体温最高 39.3℃,伴畏寒,无明显寒战,伴头痛,至当地医院就诊,甲型流感病毒 H1N1 核酸阳性。患者居住地有流感散发、患者否认有患者接触史。

入院时体温 39℃,呼吸 19 次/min,脉搏 102 次/min,颈部可触及数粒黄豆大小肿大淋巴结,咽充血,双肺呼吸音粗。入院后,予抗病毒、抗感染、减轻炎症反应、止咳化痰等对症支持治疗,28 天后出院。

相关实验室及其他检查(表 4-122)

表 4-122 病例 20 相关实验室检查结果

项目	WBC	Neu%	LYMPH%	ESR	HsCRP	PaO$_2$
单位	10^9/L	%	%	mm/h	mg/L	mmHg
参考值	3.5~9.5	50~70	20~40	0~15	0~6	80~100
入院当天	1.08	63.00	25.90	8.0	26.81	77.3
第 2 天	1.19	47.90	40.30	—	—	—
第 4 天	7.91	83.10	13.40	—	—	—
第 14 天	4.09	57.00	29.80	—	0.10	—
第 23 天	2.39	41.40	29.70	—	0.01	—
第 27 天	2.55	39.20	41.20	—	0.02	—

(WBC:white blood cell,白细胞;Neu:neutrophil,中性粒细胞;LYMPH:lymphocyte,淋巴细胞;ESR:erythrocyte sedimentation rate,红细胞沉降率;HsCRP:high-sensitivity C-reactive protein,超敏 C-反应蛋白;PaO$_2$:动脉血氧分压。黑体代表异常)

影像学表现（图 4-146）

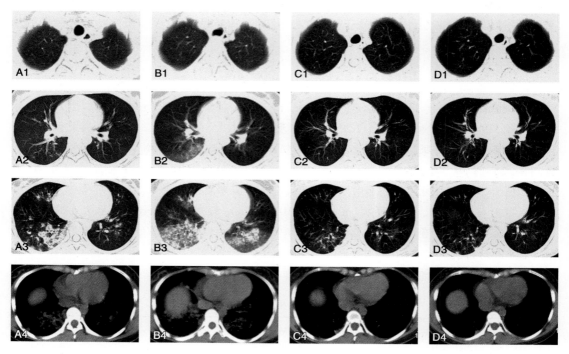

图 4-146　病例 20 动态 CT 表现

［图 A 发病第 7 天 CT：示右肺下叶后基底段多发小斑片状稍高密度影，部分呈树芽征改变（图 A2），右肺中叶及双肺下叶多发斑片状、结节状稍高密度影，边界欠清，其内可见空气支气管征，部分病灶周围可见晕征，以右下肺为主（图 A3），右肺下叶后基底段胸膜局限性增厚（图 A4），右肺上叶尖段、左肺上叶尖后段未见明显异常（图 A1）；图 B 第 13 天复查 CT：示双肺病灶范围较前增大，GGO 病灶为主，其内可见实变（图 B2~B3），右肺下叶后基底段胸膜增厚较前明显（图 B4）；图 C 第 18 天复查 CT：双肺病灶较前明显吸收，双肺下叶可见间质性改变伴纤维索条影（图 C2~C3），右肺下叶后基底段胸膜增厚较前减轻（图 C4）；图 D 第 32 天复查 CT：双肺下叶病灶进一步吸收，右肺下叶后基底段小叶间隔增厚及纤维索条影较前吸收，左肺下叶外基底段残留少许浅淡模糊影（图 D2~D3），右肺下叶后基底段胸膜增厚较前减轻（图 D4）］

本病例特点

- 患者发病后甲型流感病毒 H1N1 核酸检测阳性,为确诊病例,患者入院时出现缺氧症状,PaO_2 降低,HsCRP 升高,经过积极的抗病毒、抗感染、减轻炎症反应、止咳化痰等对症支持治疗,最终治愈出院。
- 该患者入院当天血常规示白细胞减低,中性粒细胞及淋巴细胞百分比正常,入院第 2 天复查淋巴细胞百分比降低,符合病毒性感染表现,入院第 4 天中性粒细胞百分比增高,考虑合并细菌感染可能,经抗病毒、抗感染后,患者症状缓解,虽然出院前血常规结果仍提示异常,但 HsCRP 连续 3 次复查结果正常,予以出院。
- 该病例 CT 表现多样:双肺多发结节样、斑片 GGO 及实变影,病灶主要位于胸膜下,有向中央蔓延趋势,病变进展快、吸收快,最终残留少许小叶间隔增厚及索条影。

二、乙型流感病毒性肺炎

病例 1

病例介绍

女性,38 岁。因"反复咳嗽、咳痰伴呼吸困难 20 余天"收治入院。患者 20 天前无明显诱因出现发热,伴畏寒,无寒战,曾在当地诊所就诊,给予输液治疗 3 天(具体不详),患者未见好转,转院进一步检查,乙型流感病毒阳性。患者居住地时值流感散发。

入院时体温 36.3℃,呼吸 18 次/min,脉搏 83 次/min,患者呼吸急促,双肺呼吸音粗,未闻及干湿性啰音。入院后完善相关检查,予抗病毒、止咳、化痰、改善循环、补液等对症支持治疗。14 天后治愈出院。

相关实验室及其他检查(表 4-123)

表 4-123　病例 1 相关实验室检查结果

项目	WBC	Neu%	LYMPH%	ESR	CRP	PaO_2
单位	10^9/L	%	%	mm/h	mg/L	mmHg
参考值	3.5~9.5	40~75	20~50	0~15	0~5	80~100
入院当天	5.37	3.10	1.82	—	0.29	116.5
第 5 天	4.70	2.35	1.94	27	0	—

(WBC:white blood cell,白细胞;Neu:neutrophil,中性粒细胞;LYMPH:lymphocyte,淋巴细胞;ESR:erythrocyte sedimentation rate,红细胞沉降率;CRP:C-reactive protein,C-反应蛋白;PaO_2:动脉血氧分压。黑体代表异常)

影像学表现（图 4-147）

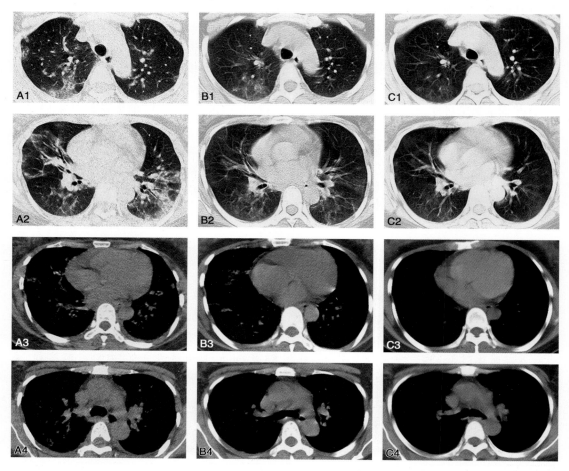

图 4-147　病例 1 动态 CT 表现

[图 A 入院前 4 天即发病第 16 天 CT：示双肺多发斑片 GGO，可见小叶间隔增厚，其内少许实变影（图 A1、A2）；图 B 第 25 天复查 CT：示双肺多发条病灶较前吸收减少、密度减低，呈"云雾样"改变（图 B1、B2）；图 C 第 32 天复查 CT：示双肺病灶较前进一步吸收，残留浅淡模糊影（图 C1、C2）。双侧胸腔未见积液（图 A3、B3、C3），纵隔内未见确切肿大淋巴结（图 A4、B4、C4）]

本病例特点

- 患者发病数天后乙型流感病毒 IGM 检测阳性，予抗病毒、止咳、化痰、改善循环、补液等对症支持治疗。14 天后治愈出院。
- 该患者血常规淋巴细胞百分比降低，同时中性粒细胞百分比明显降低，符合病毒性感染表现；
- 该病例 CT 表现：双肺多发 GGO 伴小叶间隔增厚，其内少许实变，双侧胸膜腔未见积液，纵隔内未见肿大淋巴结，经积极治疗，病变吸收快，最终治愈出院。

病例 2

病例介绍

男性，42 岁，吸烟 15 年。因"右侧胸背部疼痛伴发热一周，加重伴咳嗽、胸闷、呼吸困难

3天"收治入院。患者1周前无明显诱因出现右侧胸部部疼痛,发热,最高体温达39.5℃,至当地医院就诊,乙型流感病毒RNA阳性。患者否认有患者接触史。

入院时体温37.2℃,呼吸30次/min,脉搏95次/min,双眼巩膜黄染,口唇发绀,左肺呼吸音粗,右肺呼吸音降低,左肺可闻及少许干啰音,右肺可闻及明显湿啰音。入院后,经抗感染、抗病毒、保肝、平喘等对症处理。17天后好转出院。

相关实验室及其他检查(表4-124)

表4-124 病例2相关实验室检查结果

项目	WBC	NeuT%	LYMPH%	ESR	HsCRP	PaO$_2$
单位	10^9/L	%	%	mm/h	mg/L	mmHg
参考值	3.5~9.5	50~70	20~40	0~15	0~5	80~100
入院当天	18.63	79.20	11.00	80	502.78	60.4
第4天	12.84	73.90	18.90	—	63.89	58.9
第6天	11.67	74.40	18.30	—	34.95	—
第10天	11.90	70.80	19.70	39	23.61	—

(WBC:white blood cell,白细胞;Neu:neutrophil,中性粒细胞;LYMPH:lymphocyte,淋巴细胞;ESR:erythrocyte sedimentation rate,红细胞沉降率;HsCRP:high-sensitivity C-reactive protein,超敏C-反应蛋白;PaO$_2$:动脉血氧分压。黑体代表异常)

影像学表现(图4-148)

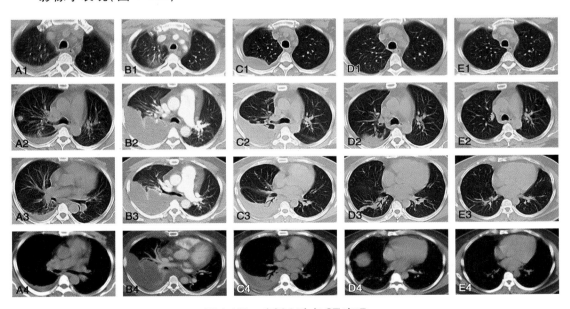

图4-148 病例2动态CT表现

[图A 发病第5天CT:示右肺上叶后段类圆形、斑片状高密度影(图A2),双肺下叶小条索状稍高密度影(图A3),双侧胸腔积液,局部胸膜增厚(图A1~A4);图B 发病第7天CT:示右肺上叶尖段小斑片浅淡模糊影(图B1),右侧胸腔积液明显增多,右肺下叶肺实质受压不张(图B1~B4),双侧胸膜局限性增厚(图B4);图C 第22天复查CT:示右侧胸膜腔积液较前吸收,右肺下叶局部实变不张,其内可见空气支气管征(图C1~C3),左侧胸膜增厚较前缓解(图C4);图D 第58天复查CT(返院复查):示右侧胸膜腔积液较前明显减少,右肺下叶可见小斑片实变影及条索灶(图D2~D4);图E 第253天复查CT(返院复查):示原双肺病灶已吸收,胸膜腔无积液(图E1~E4)]

本病例特点

- 患者发病 3 天后乙型流感病毒 RNA 阳性,为确诊病例,患者入院时出现缺氧症状,PaO_2 降低,HsCRP 和 ESR 明显升高,经过积极的抗感染、抗病毒、保肝、平喘等对症处理,最终好转出院;
- 该患者血常规淋巴细胞百分比降低,同时中性粒细胞百分比升高,考虑合并细菌感染,抗感染后复查好转;
- 该病例 CT 表现多样:同时出现了实变、胸腔积液、肺不张,经积极治疗后最终病灶完全吸收。

病例 3

病例介绍

男性,25 岁,既往体健。因"咽痛、胸痛、呼吸困难 4 天,发热 2 天"收治入院。患者 4 天前无明显诱因出现咽痛、流涕、胸痛;伴头晕、头痛、乏力;伴咳嗽,初起时为干咳,自觉发热,未测量体温;就诊于其附近诊所,输液治疗(可能为头孢类药物);未见好转。后转诊至"乡镇卫生院"输液治疗。2 天前自觉上述症状加重,出现寒战、高热;体温最高达 40℃。乙型流感病毒核酸阳性。患者居住地有流感散发、患者否认有患者接触史。

入院时体温 39℃,呼吸 22 次/min,脉搏 115 次/min,双肺呼吸音粗,未闻及干湿性啰音。入院后经抗病毒、抗感染和中药等治疗后体温恢复正常,17 天后治愈出院。

相关实验室及其他检查(表 4-125)

表 4-125 病例 3 相关实验室检查结果

项目	WBC	Neu%	LYMPH%	ESR	CRP	PaO_2
单位	10^9/L	%	%	mm/h	mg/L	mmHg
参考值	3.5~9.5	40~75	20~50	0~15	0~5	80~100
入院当天	11.23	84.40	7.70	4	71.02	59.2
第 2 天	10.68	74.70	16.30	4	93.63	72.3
第 3 天	9.63	74.00	17.20	—	151.29	74.9
第 6 天	6.23	54.30	33.10	—	17.23	—
第 15 天	5.68	52.40	39.30	—	0.18	76.2

(WBC:white blood cell,白细胞;Neu:neutrophil,中性粒细胞;LYMPH:lymphocyte,淋巴细胞;ESR:erythrocyte sedimentation rate,红细胞沉降率;CRP:C-reactive protein,C-反应蛋白;PaO_2:动脉血氧分压。黑体代表异常)

影像学表现(图 4-149)

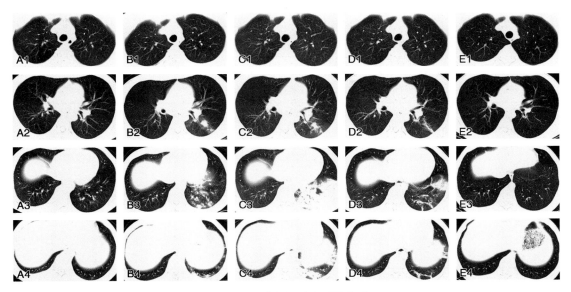

图 4-149　病例 3 动态 CT 表现

[图 A 住院当天即发病第 4 天 CT:左肺下叶后基底段少许小斑点状 GGO(图 A3~A4);余肺内未见明显异常(图 A1~A2);图 B 第 5 天复查 CT:原左肺下叶 GGO 范围较前明显增大,且密度增高,部分有实变(图 B3~B4);左肺下叶背段新发病变呈斑片状高密度影,伴晕征(图 B2);图 C 第 6 天复查 CT:原左肺下叶实变范围较前明显增多,其内可见充气支气管征(图 C3);图 D 第 9 天复查 CT:原左肺下叶实变病灶较前明显吸收,左肺下叶残留间质性改变伴纤维条索影(图 D2~D4);图 E 第 18 天复查 CT:原左肺下叶病灶完全吸收]

本病例特点

- 患者发病时出现流涕、咽痛、胸痛,伴头晕头痛、乏力、咳嗽 4 天,发热 2 天,入院后乙型流感病毒核酸检测阳性,故为确诊病例。
- 该患者入院时血常规出现白细胞增高,淋巴细胞百分比降低,同时中性粒细胞百分比升高,PaO_2 降低,感染指标 ESR 明显升高,考虑可能合并细菌感染,经过积极的抗病毒、抗感染治疗,血常规各项指标逐渐恢复正常。
- 该病例 CT 表现典型:早期出现小斑点 GGO,病变迅速进展出现斑片状 GGO、片状实变,经治疗后病变逐步吸收残留间质性改变伴纤维索条影,最后病灶完全吸收消散,病变进展快,吸收也快,患者最终治愈出院。

第三节　巨细胞病毒肺炎病例荟萃

病例 1

病例介绍

　　男性,36 岁。因"咳嗽、胸闷、气促、发热 1 月余"收治入院。患者 1 月余前无明显诱因出现咳嗽、咳少量白色泡沫痰,胸闷、气促,并呈渐进性进展,活动受限,静息状态仍感呼吸困难,伴有发热,体温最高 40℃。至当地医院就诊,胸部 CT 示双肺弥漫间质性肺炎,予"抗病毒、糖皮质激素、抗生素"等治疗后,症状无明显减轻。其间行 HIV 抗体检测确认阳性。患者居住地有 HIV/AIDS 病例散发,患者有冶游史。

入院时体温 39.9℃，呼吸 42 次/min，脉搏 136 次/min。吸氧条件下血氧饱和度 93%，一般情况差，急性病容，神志清楚，呼吸急促，口唇指端轻度发绀，口腔黏膜少许红斑，双肺呼吸音粗，右下肺闻及少许湿性啰音。入院后，经抗病毒、抗真菌、抗细菌、抗结核等综合治疗后体温恢复正常，37 天后出院。

相关实验室及其他检查（表 4-126）

表 4-126　病例 1 相关实验室检查结果

项目	WBC	Neu%	LYMPH%	ESR	CRP	PaO₂
单位	10^9/L	%	%	mm/h	mg/L	mmHg
参考值	3.5~9.5	40~75	20~50	0~15	0~5	80~100
入院当天	6.02	92.50	—	—	124.51	74
第 5 天	6.47	95.98	—	—	—	66
第 9 天	4.88	91.60	—	—	69.75	72
第 28 天	1.75	70.30	16.57	—	—	—
第 34 天	5.74	74.20	—	—	—	—
第 37 天	4.61	65.10	13.40	—	—	—

（WBC：white blood cell，白细胞；Neu：neutrophil，中性粒细胞；LYMPH：lymphocyte，淋巴细胞；ESR：erythrocyte sedimentation rate，红细胞沉降率；CRP：C-reactive protein，C-反应蛋白；PaO₂：动脉血氧分压。黑体代表异常）

影像学表现（图 4-150）

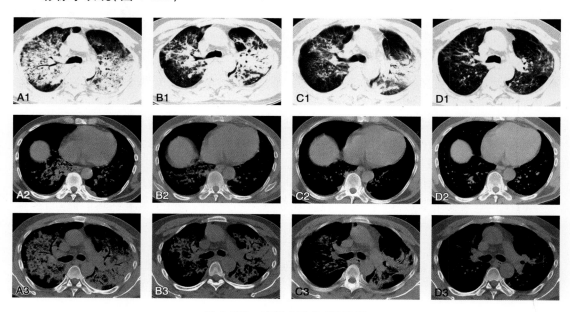

图 4-150　病例 1 动态 CT 表现

[图 A 住院第 3 天 CT：示双肺上叶肺野透光度明显下降，见多发弥漫分布的斑片状 GGO 及实变影，边缘模糊，交织呈密网状，其内可见空气支气管征，部分支气管扩张（图 A1），双侧背侧胸膜条形增厚（图 A2），纵隔内主肺动脉窗可见稍肿大淋巴结（图 A3）；图 B 第 9 天复查 CT：示原双肺上叶多发磨玻璃影及实变影较前吸收好转，仍可见空气支气管征（图 B1），双侧胸膜增厚较前稍缓解（图 B2），纵隔内淋巴结未见明显变化（图 B3）；图 C 第 16 天复查 CT：双上肺磨玻璃影及实变影较前进一步吸收，肺内可见纤维索条影（图 C1），双侧胸膜增厚未见明显变化（图 C2），纵隔内淋巴结较前未见明显变化（图 C3）；图 D 第 29 天复查 CT：双肺上叶病灶较前吸收，残留浅淡模糊影及条索灶（图 D1），双侧胸膜增厚较前缓解（图 D2），纵隔内淋巴结无明显变化（图 D3）]

本病例特点

- 患者既往已确诊为 HIV 感染病例,入院后人类巨细胞病毒 DNA 定量检测确诊巨细胞病毒肺炎,患者入院时出现缺氧症状,PaO_2 降低,CRP 明显升高,入院时情况差,经过积极的抗病毒、抗真菌、抗细菌、抗结核等治疗,最终患者一般情况好转,病情平稳出院。
- 该患者血常规出现淋巴细胞百分比降低,中性粒细胞百分比升高,考虑合并细菌感染,经抗感染后复查时中性粒细胞百分比恢复。
- 该病例 CT 表现随病程迁延而呈动态变化:肺内出现了弥漫 GGO、实变影并肺间质改变,又可见胸膜肥厚、纵隔淋巴结肿大等,最终经过积极治疗大部分病灶吸收,病情好转出院。

病例 2

病例介绍

女性,31 岁。因"发热 2 月,咳嗽、胸闷 1 月加重 10 天"收治入院。患者 2 月前无明显诱因出现发热,体温 38～39℃,发热无规律,感畏寒、无寒战。至当地医院就诊,发热无好转,且胸闷症状渐加重,出现咳嗽、咯痰,为白色黏液痰,活动后症状加重,休息后症状好转,诊断为"肺部感染(肺结核,细菌性肺炎)"。当地治疗 3 天发现 HIV 抗体初筛可疑阳性。患者居住地有 HIV/AIDS 病例散发,无静脉注射毒品史,无输血、献血史,无冶游史,丈夫 HIV 抗体确认阳性。

入院时体温 37℃,呼吸 28 次/min,脉搏 86 次/min,未吸氧条件下血氧饱和度 85%,呼吸急促,神志清楚,问答切题,查体合作,口腔黏膜见白色伪膜,口唇肢端无紫绀。两肺呼吸音粗,右侧散在湿性啰音。入院后给予抗 PCP、抗巨细胞病毒、抗真菌、抗结核、抗细菌、吸氧、营养对症支持治疗,病情好转出院。

相关实验室及其他检查(表 4-127)

表 4-127　病例 2 相关实验室检查结果

项目	WBC	Neu%	LYMPH%	ESR	CRP	PaO_2
单位	10^9/L	%	%	mm/h	mg/L	mmHg
参考值	3.5～9.5	40～75	20～50	0～15	0～5	80～100
入院当天	1.65	—	—	76	22.62	—
第 9 天	5.65	—	—	—	0.80	—
第 17 天	2.03	—	—	—	—	—
第 24 天	1.82	—	—	—	—	—
第 32 天	2.19	51.10	—	—	—	—
第 38 天	3.14	—	—	—	—	—

(WBC:white blood cell,白细胞;Neu:neutrophil,中性粒细胞;LYMPH:lymphocyte,淋巴细胞;ESR:erythrocyte sedimentation rate,红细胞沉降率;CRP:C-reactive protein,C-反应蛋白;PaO_2:动脉血氧分压。黑体代表异常)

影像学表现(图 4-151)

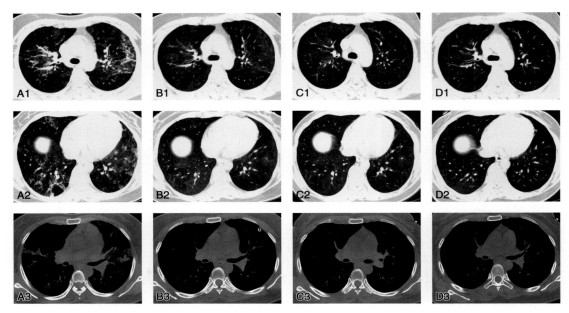

图 4-151　病例 2 动态 CT 表现

[图 A 住院第 4 天 CT:示双肺多发片状 GGO,边界不清,肺内可见小叶间隔增厚(图 A1~A2),双肺下叶部分病灶实变,部分支气管稍扩张(图 A2),右肺下叶外基底段胸膜局限稍增厚,双侧胸膜腔无积液(图 A3);图 B 第 13 天复查 CT:示原双肺多发病灶密度较前浅淡,范围稍减小(图 B1~B2),原双肺下叶部分实变较前明显吸收,仅见部分 GGO(图 B2),右肺下叶外基底段胸膜增厚较前缓解(图 B3);图 C 第 23 天复查 CT:双肺病灶较前进一步吸收,GGO 范围减小(图 C1~C2);图 D 第 38 天复查 CT:双肺病灶较前基本吸收(图 D1~D2)]

本病例特点

- 患者入院第 6 天艾滋病联合检测 HIV-1 抗体确认阳性,巨细胞病毒抗体检测阳性,为确诊病例,患者入院时出现缺氧症状,ESR 和 CRP 升高,入院时病情较重,经过抗 PCP、抗巨细胞病毒、抗真菌、抗结核、抗细菌、吸氧、营养对症等治疗,最终患者病情好转出院。
- 该患者血常规白细胞绝对值较低,考虑与 HIV 感染有关。
- 该病例 CT 表现多样:同时出现了 GGO、实变、小叶间隔增厚,病变进展快,吸收亦快,最终临床症状及肺部病灶均明显好转出院。

病例 3

病例介绍

　　男性,49 岁。因"发热、咳嗽 2 个月,胸闷、气促 10 天"收治入院。患者 2 月前无明显诱因出现发热,发热无明显规律,最高体温为 39℃,畏寒,无寒战、盗汗,伴阵发性咳嗽,咳少量白色泡沫痰,自行服用感冒药后症状无缓解,至当地医院就诊诊断为肺部感染。其间行 HIV 抗体检测确认阳性。患者居住地有 HIV/AIDS 病例散发。

　　入院时体温 38.6℃,呼吸 32 次/min,脉搏 124 次/min,未吸氧条件下血氧饱和度 85%,一般情况差,消瘦,神志清楚,呼吸急促,口腔黏膜光滑,口唇、肢端轻度发绀;双肺呼吸音粗,双下肺闻及少许湿性啰音;舟状腹,无压痛、反跳痛。入院后,经抗 PCP、抗病毒、抗结核、化痰及营养对症支持治疗,患者病情平稳,肺部病灶逐渐吸收,34 天后出院。

相关实验室及其他检查(表 4-128)

表 4-128 病例 3 相关实验室检查结果

项目	WBC	Neu%	LYMPH%	ESR	CRP	PaO₂
单位	$10^9/L$	%	%	mm/h	mg/L	mmHg
参考值	3.5~9.5	40~75	20~50	0~15	0~5	80~100
入院当天	5.97	90.50	—	53	105.75	76
第 12 天	1.45	57.24	—	—	—	—
第 23 天	1.32	24.24	—	56	—	73

(WBC:white blood cell,白细胞;Neu:neutrophil,中性粒细胞;LYMPH:lymphocyte,淋巴细胞;ESR:erythrocyte sedimentation rate,红细胞沉降率;CRP:C-reactive protein,C-反应蛋白;PaO₂:动脉血氧分压。黑体代表异常)

影像学表现(图 4-152)

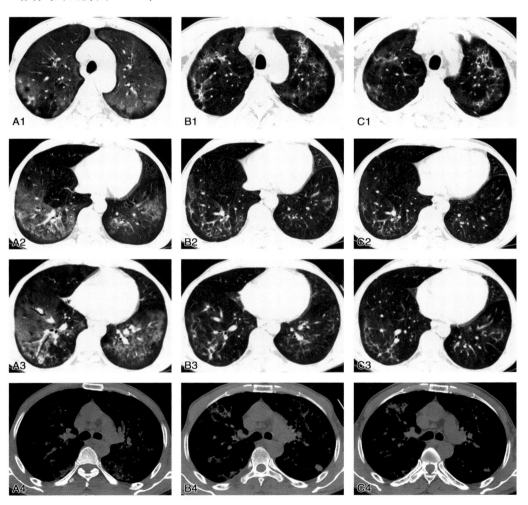

图 4-152 病例 3 动态 CT 表现

[图 A 住院第 2 天 CT:示双肺弥漫性斑片状 GGO 及少许不规则实变,小叶间隔增厚(图 A1~A2),右肺下叶病灶见扩张的支气管(图 A3),纵隔可见肿大淋巴结,右肺下叶局部胸膜增厚(图 A4)。图 B 第 23 天复查 CT:示原双肺上叶多发磨玻璃影较前吸收、密度减低(图 B1),双肺下叶实变及磨玻璃影明显吸收,并见纤维条索影(图 B2~B3),纵隔内肿大淋巴结及右肺下叶局部胸膜增厚同前(图 B4);图 C 第 33 天复查 CT:双肺上叶弥漫性 GGO 密度较前稍浅淡(图 C1),双肺下叶病灶明显吸收,仅见少许浅淡密度 GGO 并伴少许纤维条索影(图 C2~C3),纵隔内肿大淋巴结体积稍减小,右肺下叶增厚的胸膜较前恢复(图 C4)]

本病例特点

- 患者入院前于当地医院行 HIV 抗体检测确认阳性,入院后行巨细胞病毒抗体检测呈阳性,为确诊病例,患者入院时缺氧,一般情况差,消瘦,呼吸急促,口唇、肢端轻度发绀,双肺呼吸音粗,双下肺闻及少许湿性啰音,ESR 和 CRP 值明显增高。经积极的抗 PCP、抗病毒、抗结核、高效抗逆转录病毒治疗、化痰及营养对症支持治疗,病情渐渐平稳遂出院。
- 该患者白细胞绝对值多次低达危机值,考虑与使用磺胺、更昔洛韦等药物有关,后予停药及相应升白细胞处理,密切监测白细胞变化,白细胞于出院前恢复正常值。
- 该病例 CT 表现典型:出现了双肺弥漫 GGO、结节样实变、胸膜增厚及纵隔淋巴结肿大,肺部病灶吸收后演变成纤维条索影,经过积极治疗后病灶大部分吸收,最终病情平稳出院。

病例 4

病例介绍

男性,28 岁,HIV 抗体确认阳性 4 年。因"活动后胸闷、气促伴咳嗽、咳痰 40 余天"收治入院。患者 40 余天前无明显诱因感活动后胸闷、气促、心悸,休息后症状有所改善,并阵发性咳嗽,咳白色黏痰,感乏力、头晕,易疲劳。至当地医院住院治疗,给予输液治疗,症状逐渐加重,行胸部 CT 示双肺弥漫性渗出性病变,诊断为"AIDS 伴重症肺部感染(PCP、细菌、真菌)",给予"抗 PCP、抗细菌、抗真菌、吸氧、止咳化痰"等治疗,症状有所改善。患者否认治游、输血、静脉吸毒史,患者居住地有散发 HIV/AIDS 患者。

入院时体温 36.2℃,呼吸 21 次/min,脉搏 98 次/min,血压 139/114mmHg,未吸氧条件下血氧饱和度<95%,一般情况差,消瘦,神志清楚。口腔黏膜多发散在小溃疡;咽充血,双扁桃体不大;双肺呼吸音低,双下肺可闻及少许散在湿性啰音;外生殖器可见多发散在溃疡,未见明显分泌物。入院后,经抗病毒、抗感染、升白细胞等治疗后病情有所改善出院。

相关实验室及其他检查(表 4-129)

表 4-129　病例 4 相关实验室检查结果

项目	WBC	Neu%	LYMPH%	ESR	CRP	PaO$_2$
单位	10^9/L	%	%	mm/h	mg/L	mmHg
参考值	3.5~9.5	40~75	20~50	0~15	0~5	80~100
入院第 2 天	3.26	73.00	21.50	1	0.19	75
第 23 天	2.43	79.40	10.70	—	0.10	—
第 43 天	0.74	20.20	54.10	—	44.83	—

(WBC:white blood cell,白细胞;Neu:neutrophil,中性粒细胞;LYMPH:lymphocyte,淋巴细胞;ESR:erythrocyte sedimentation rate,红细胞沉降率;CRP:C-reactive protein,C-反应蛋白;PaO$_2$:动脉血氧分压。黑体代表异常)

影像学表现（图 4-153）

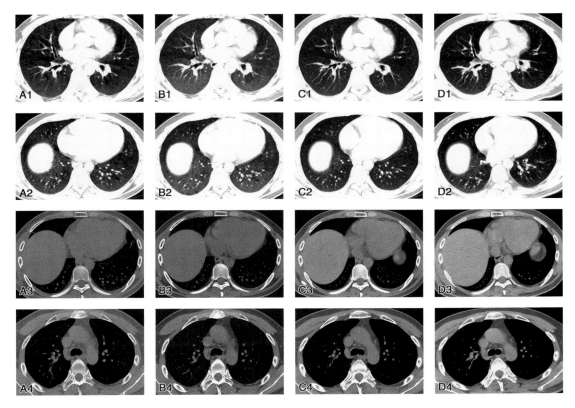

图 4-153　病例 4 动态 CT 表现

［图 A 住院第 2 天 CT：示双肺弥漫多发片状 GGO，边界不清（图 A1），左肺下叶后基底段可见扩张
小支气管（图 A2），双肺下叶后基底段胸膜稍增厚（图 A3），纵隔内未见肿大淋巴结（图 A4）；图 B
第 8 天复查 CT：示原双肺多发磨玻璃影，范围较前稍增大，密度增高（图 B1），左肺下叶后段可见
扩张小支气管（图 B2），余大致同前（图 B3~B4）；图 C 第 21 天复查 CT：双肺磨玻璃影较前明显吸
收（图 C1~C2），左肺下叶后段仍可见扩张小支气管（图 C2），余大致同前（图 C3~C4）；图 D 第 43
天复查 CT：双肺病灶已基本吸收，左肺下叶后基底段扩张小支气管部分已恢复（图 D2），余大致同
前（图 D3~D4）］

本病例特点

- 患者既往已确诊为 HIV 感染病例，入院后经基因检测明确感染巨细胞病毒。患者入院时
胸闷、气促、咳嗽、咳痰，轻微缺氧，一般情况差。经过积极的抗病毒、抗感染、升白细胞等
综合治疗后病情改善；

- 该患者血常规白细胞、血小板绝对值及中性粒细胞百分数偏低，考虑与 HIV 感染或治疗
药物有关，停用磺胺、更昔洛韦及给予升白细胞治疗后，复查白细胞含量逐渐升高。

- 该病例胸部 CT 表现典型：双肺弥漫 GGO，边界不清，累及整个肺野，其内可见扩张的小支
气管，经积极治疗后，病变基本吸收，好转出院。

病例 5

病例介绍

男性,36 岁。HIV 抗体确诊阳性 1 月余,因"反复发热半年,皮疹 4 天"收治入院。患者半年前无明显诱因出现发热,以午后、夜间发热为主,体温最高 38℃,伴畏寒,盗汗,伴阵发性咳嗽,咳少量白色黏液痰,至当地诊所输液治疗病情无好转,外院 CT 示双肺感染并多发空洞,诊断为肺结核,抗结核治疗后体温有下降,出院后再次出现高热,体温最高 40℃,伴全身皮疹,皮肤瘙痒,自服退热药体温可降至正常,但次日再次发热。患者既往有冶游史,否认静脉吸毒、输血、手术史,居住当地常年有 HIV 感染病例散发。

入院时体温 37℃,呼吸 21 次/min,脉搏 113 次/min,神志清楚,一般情况欠佳,全身皮肤见点片状相互融合充血性皮疹,无水疱及异常分泌物附着,伴瘙痒明显,口腔黏膜光滑,咽充血,双肺呼吸音粗,无明显干湿性啰音。入院后,经抗过敏、补液、抑酸、抗结核、抗病毒等治疗后病情好转、生命体征稳定后带药出院。

相关实验室及其他检查(表 4-130)

表 4-130　病例 5 相关实验室检查结果

项目	WBC	Neu%	LYMPH%	ESR	CRP	PaO$_2$
单位	10^9/L	%	%	mm/h	mg/L	mmHg
参考值	3.5~9.5	40~75	20~50	0~15	0~5	80~100
入院第 2 天	**1.39**	51.80	30.20	**56**	**16.91**	—
第 13 天	**3.12**	67.60	20.20	**48**	2.92	—
第 38 天	**2.64**	**76.90**	**12.10**	**46**	2.99	—
第 48 天	**2.48**	73.80	**11.70**	**51**	**8.63**	—
第 62 天	**1.77**	**79.60**	**10.20**	12	0.99	—
第 68 天	**2.00**	**78.00**	**12.50**	**36**	2.58	—
第 80 天	**3.42**	**79.80**	**9.40**	**69**	**38.58**	—
第 95 天	**3.39**	**76.10**	**13.60**	**56**	**14.47**	—

(WBC:white blood cell,白细胞;Neu:neutrophil,中性粒细胞;LYMPH:lymphocyte,淋巴细胞;ESR:erythrocyte sedimentation rate,红细胞沉降率;CRP:C-reactive protein,C-反应蛋白;PaO$_2$:动脉血氧分压。黑体代表异常)

影像学表现(图 4-154)

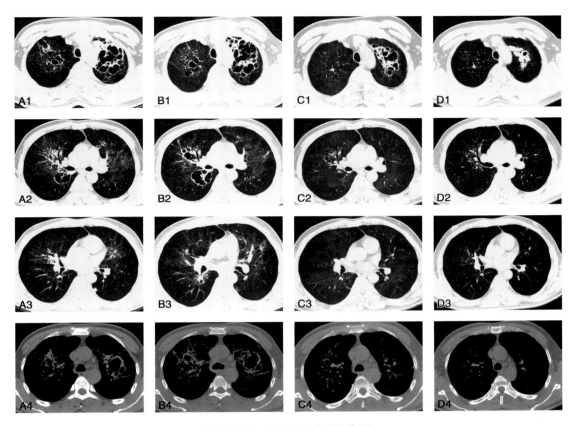

图 4-154　病例 5 动态 CT 表现

[图 A 住院第 2 天 CT:示双肺纹理增多、紊乱,双肺多发 GGO,并可见多发支气管扩张、管壁增厚,呈葡萄串样改变并周围可见实性成分影,呈气腔样实变(图 A1~A3),纵隔内可见多发肿大淋巴结(图 A4);图 B 第 13 天复查 CT:示原双肺多发气腔样实变影较前稍进展,双肺多发磨玻璃影较前未见明显变化(图 B1~B3),纵隔内肿大淋巴结未见变化(图 B4);图 C 第 48 天复查 CT:原双肺多发气腔样实变影较前吸收、缓解,肺内多发浅淡 GGO(图 C1~C3),纵隔内肿大淋巴结较前未见明显变化(图 C4);图 D 第 80 天复查 CT:左肺上叶尖后段少许气腔样实变影,肺内多发浅淡 GGO 较前明显吸收(图 D1~D3),纵隔内肿大淋巴结对比第一次 CT 体积稍减小(图 D4)]

本病例特点

- 患者入院前 1 月余确诊 AIDS。入院经基因检测确诊感染人类巨细胞病毒。入院时 CRP 和 ESR 升高,经过积极的抗过敏、补液、抑酸、抗结核、抗病毒等治疗,病情好转出院。

- 该患者入院前及入院后血常规均提示白细胞减少,白细胞减少考虑可能与 HIV 感染相关。入院时 CD4 淋巴细胞计数 54 个/μl,经积极治疗,CD4 淋巴细胞升至 92 个/μl。

- 该病例 CT 表现典型:同时出现了 GGO、气腔样实变影及纵隔淋巴结肿大,随病程迁延,肺部病灶吸收后残留了间质改变和纤维索条,患者最终病情好转出院。

病例6

病例介绍

女性,43岁,HIV抗体确认阳性10年。患者因"咳嗽、咳痰1月余,伴胸闷、气促、发热10余天"收治入院。患者1月余前无明显诱因出现阵发性咳嗽,咳白色泡沫痰,量多,近10余天来患者感胸闷、气促,活动后症状加重,伴发热,最高体温39.0℃,发热时感畏寒、寒战,有盗汗,感乏力、食欲缺乏。

入院时体温38.4℃,呼吸21次/min,脉搏120次/min,急性病容,轻度缺氧征,口腔黏膜未见白色伪膜,咽充血,扁桃体无肿大,浅表淋巴结未及肿大,双肺呼吸音粗,闻及散在湿啰音。入院后,经抗病毒、抗感染治疗后患者临床症状缓解,30天后出院。

相关实验室及其他检查(表4-131)

表4-131 病例6相关实验室检查结果

项目	WBC	Neu%	LYMPH%	ESR	CRP	PaO$_2$
单位	10^9/L	%	%	mm/h	mg/L	mmHg
参考值	3.5~9.5	40~75	20~50	0~15	0~5	80~100
入院当天	4.69	77.00	—			51.00
第3天	—	—	—	83.00	66.56	—
第10天	4.91	—	—		2.94	90.00
第24天	7.44	83.30	—	63.00	101.32	—
第25天	—	82.20	—		100.35	

(WBC:white blood cell,白细胞;Neu:neutrophil,中性粒细胞;LYMPH:lymphocyte,淋巴细胞;ESR:erythrocyte sedimentation rate,红细胞沉降率;CRP:C-reactive protein,C-反应蛋白;PaO$_2$:动脉血氧分压。黑体代表异常)

影像学表现(图4-155)

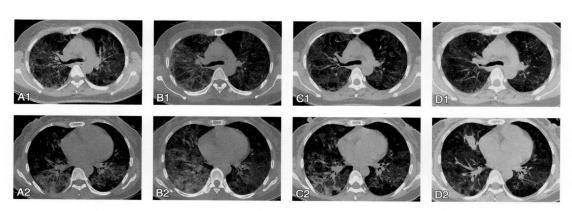

图4-155 病例6动态CT表现

[图A 住院第一天CT:示双肺弥漫多发磨玻璃影,边界不清,右肺下叶后基底段可见实变影,病灶内可见小叶间隔明显增厚、部分支气管扩张(图A1~A2);图B 第4天复查CT:示双肺病灶范围大致同前,部分病灶密度较前减低(图B1~B2);图C 第9天复查CT:双肺病灶较前吸收,右肺下叶后基底段实变范围较前缩小(图C1~C2);图D 第30天复查CT:双肺病灶较前明显吸收,肺内可见斑片浅淡GGO,右肺下叶后基底段实变灶已吸收,右肺中叶可见小片实变影,右肺下叶后基底段支气管扩张较前恢复(图D1~D2)]

本病例特点

- 患者既往 HIV 抗体确认阳性，CD4 计数极低，免疫力低下。患者入院时出现缺氧症状，PaO_2 降低，CRP 和 ESR 明显升高，入院时较重，经过积极的抗巨细胞病毒、抗真菌、抗感染、呼吸机无创辅助呼吸等治疗，最终临床症状明显缓解出院；

- 该病例 CT 表现多样：双肺多发 GGO，边界不清，累及多个肺野；右肺下叶实变并呈段样分布，其内见支气管扩张；双肺小叶间隔增厚。经过积极治疗后肺部病灶大部分吸收，临床症状缓解后出院。

<h2 style="text-align:center">病例 7</h2>

病例介绍

男性，32 岁，无基础病史。因"胸闷气促半个月"收治入院。患者于半个月前无明显诱因出现活动后胸闷，进行性加重，伴间断不规律发热，体温 38℃ 左右，时有干咳，至当地医院就诊，HIV 抗体确诊阳性，职业农民，否认有患者接触史。血 HCMV 抗体阳性。

入院时体温 37.4℃，呼吸 20 次/min，脉搏 92 次/min，双肺呼吸音粗，未闻及干、湿性啰音。入院后予抗 PCP、抗细菌、抗病毒等对症治疗后肺部病灶吸收好转。49 天后好转出院。

相关实验室及其他检查（表 4-132）

表 4-132　病例 7 相关实验室检查结果

项目	WBC	Neu%	LYMPH%	ESR	CRP	PaO_2
单位	10^9/L	%	%	mm/h	mg/L	mmHg
参考值	3.5~9.5	40~75	20~50	0~15	0~5	80~100
入院当天	3.79	—	—	—	40.57	—
第 19 天	4.15	—	—	—	30.64	—
第 23 天	4.23	—	—	—	56.48	—
第 34 天	4.66	—	—	—	68.03	—
第 48 天	2.56	—	—	—	—	—

（WBC：white blood cell，白细胞；Neu：neutrophil，中性粒细胞；LYMPH：lymphocyte，淋巴细胞；ESR：erythrocyte sedimentation rate，红细胞沉降率；CRP：C-reactive protein，C-反应蛋白；PaO_2：动脉血氧分压。黑体代表异常）

影像学表现(图 4-156)

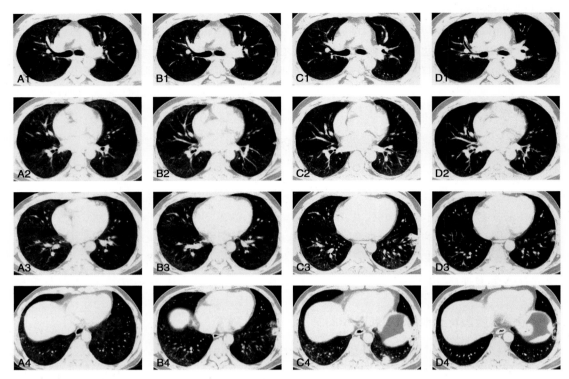

图 4-156　病例 7 动态 CT 表现

[图 A 住院第 4 天即发病第 19 天 CT:示双肺纹理增多、紊乱,肺内弥漫 GGO 病灶,病灶边界不清,累及全肺叶(图 A1~A4);图 B 第 34 天复查 CT:左肺下叶前内侧段病灶实变(图 B4),余肺内病灶较前略吸收、好转;图 C 第 50 天复查 CT:左肺下叶后基底段新发实变病灶(图 C3)、前内基底段实变病灶范围较前增大(图 C4),余肺内病灶较前略吸收(图 C1~C3);图 D 第 63 天复查 CT:双肺病灶较前明显吸收消散,左肺下叶前内基底段胸膜下残留少许条索灶(图 D1~D4)]

本病例特点

- 患者于半月前至当地医院就诊,其间 HIV 抗体确诊阳性,血抗巨细胞病毒抗体阳性,故为确诊病例。患者入院时胸闷症状呈进行性加重,偶有干咳,经抗病毒、抗感染等对症支持治疗后,胸闷症状好转,最终好转出院。

- 患者 HIV 抗体阳性,入院时实验室检查提示 CPR 升高,经抗病毒、抗感染等治疗后各项实验室指标未列出,但患者胸闷等症状出现好转。

- 该病例 CT 表现典型:双肺多发 GGO,边界不清,累及多个肺野,其内可见小叶间隔增厚。经过积极抗巨细胞病毒、抗感染治疗后肺部病灶基本完全吸收,病情稳定后出院。

病例 8

病例介绍

女性,55 岁。因"发热伴活动后胸闷 2 周,加重 1 周"收治入院。患者于 2 周前无明显诱因出现发热,以午后及夜间发热为主,体温最高 38℃,伴畏寒,无寒战,伴活动后胸闷,以上坡及爬楼时加重,休息后可缓解,伴阵发性咳嗽,咳少量白色黏液痰,无胸痛,伴食欲下降,无腹痛,腹泻,恶心,呕吐,至当地医院住院治疗。其间行 HIV 抗体检测确认阳性。

入院时体温 37.3℃,呼吸 54 次/min,脉搏 93 次/min,CD4 计数 26 个/μl,口唇肢端轻度发绀,浅表淋巴结未触及。口腔黏膜见白色伪膜,咽无充血,扁桃体无肿大。入院后,经抗病毒、抗感染治疗后临床症状明显缓解,病情稳定,65 天后出院。

相关实验室及其他检查(表 4-133)

表 4-133 病例 8 相关实验室检查结果

项目	WBC	Neu%	LYMPH%	ESR	CRP	PaO₂
单位	10⁹/L	%	%	mm/h	mg/L	mmHg
参考值	3.5~9.5	40~75	20~50	0~15	0~5	80~100
入院当天	2.75	—	—	64	47.99	51
第 6 天	4.08	—	—	49	4.02	—
第 9 天	10.06	97.90	0.50	38	20.96	47
第 19 天	6.70	92.80	3.00	14	0.19	—
第 22 天	5.75	89.50	4.90	11	0.05	—
第 29 天	3.50	86.00	7.10	26	2.65	—
第 44 天	5.98	78.80	9.00	42	1.87	—
第 52 天	4.00	50.00	45.00	10	26.38	—

(WBC:white blood cell,白细胞;Neu:neutrophil,中性粒细胞;LYMPH:lymphocyte,淋巴细胞;ESR:erythrocyte sedimentation rate,红细胞沉降率;CRP:C-reactive protein,C-反应蛋白;PaO₂:动脉血氧分压。黑体代表异常)

影像学表现(图 4-157)

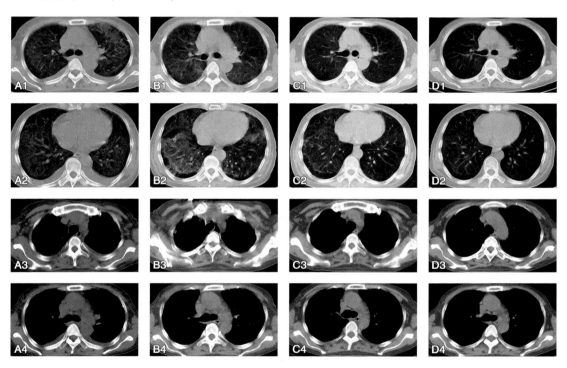

图 4-157 病例 8 动态 CT 表现

[图 A 住院第 5 天 CT:示双肺多发片状磨玻璃影,边界模糊不清,以左肺上叶前段为著,病灶内可见小叶间隔增厚(图 A1~A2),双侧腋窝多发淋巴结,部分稍肿大(图 A3),纵隔内部分淋巴结稍增大,双侧胸腔少量积液(图 A4);图 B 第 15 天复查 CT:示原左肺上叶前段磨玻璃影较前明显吸收,双肺下叶背段磨玻璃影较前增多(图 B1),双肺下叶多发磨玻璃影密度增高,以右肺下叶基底段、左肺上舌段为著(图 B2),双侧腋窝多发淋巴结较前无明显变化(图 B3),纵隔淋巴结较前变化不明显,双侧胸腔积液基本吸收(图 B4);图 C 第 29 天复查 CT:原双肺上叶、双肺下叶背段磨玻璃影基本完全吸收(图 C1),原双肺下叶、左肺上舌段病灶较前明显吸收,右肺下叶可见胸膜下线影(图 C2),双侧腋窝淋巴结较前变化不明显(图 C3),纵隔淋巴结较前缩小,双侧胸腔未见积液征象(图 C4);图 D 第 52 天复查 CT:原双肺病灶较前进一步吸收,右肺下叶胸膜下线影较前吸收(图 D1~D2),双侧腋窝淋巴结较前缩小(图 D3),纵隔内未见肿大淋巴结,胸腔未见积液(图 D4)]

本病例特点

- 患者 HIV 抗体确认阳性,CD4 计数较低,免疫力低下,入院时口唇肢端轻度发绀,口腔真菌感染较重,PaO_2 降低,CRP 和 ESR 明显升高,经过积极的抗病毒、抗真菌、呼吸机无创辅助呼吸等治疗,最终病情好转后出院。
- 该患者血常规淋巴细胞百分比降低,同时中性粒细胞百分比升高,考虑合并细菌感染,抗感染后复查其指标恢复。
- 该病例 CT 表现多样:双肺多发 GGO,边界不清,累及多个肺野;双肺小叶间隔增厚;治疗过程中部分病灶密度增高,并可见胸膜下线影。同时出现了胸腔积液和腋窝、纵隔淋巴结肿大。经过积极抗病毒、抗感染等治疗后,最终好转出院。

病例 9

病例介绍

男性,39 岁,HIV 抗体确认阳性 8 年。患者因"胸闷、气促 1 月余,发热 1 个月"收治入院。患者 1 月余前无明显诱因出现胸闷、气促伴干咳、无痰,无发热。后胸闷、气促进行性加重,日常活动亦受限,休息后可缓解,1 月前出现发热,无规律,最高体温 39.6℃,偶有畏寒、寒战,伴乏力、食欲缺乏、消瘦、盗汗,间断腹泻黏液样稀便,伴里急后重、腹痛,无脓血、腹胀,在当地医院就诊,予抗病毒、抗感染等治疗后体温恢复正常,但胸闷、气促继续加重。

入院时体温 36.6℃,呼吸 34 次/min,脉搏 132 次/min,未吸氧条件下血氧饱和度 70%,10L/min 面罩吸氧下血氧饱和度 92%。一般情况差,消瘦,口唇指端重度发绀,口腔内可见大量白色伪膜,双肺呼吸音粗,双肺无干湿性啰音。入院后,经抗病毒、抗感染等治疗后病情好转,50 天后出院。

相关实验室及其他检查(表 4-134)

表 4-134　病例 9 相关实验室检查结果

项目	WBC	Neu%	LYMPH%	ESR	CRP	PaO$_2$
单位	10^9/L	%	%	mm/h	mg/L	mmHg
参考值	3.5~9.5	40~75	20~50	0~15	0~5	80~100
入院当天	4.17	78.70	—	63	66.24	73
第 4 天	3.93	—	—	—	9.66	—
第 11 天	4.27	84.80	11.70	23	0.63	—
第 16 天	8.72	—	—	—	4.00	—
第 44 天	5.48	—	—	39	—	—

(WBC:white blood cell,白细胞;Neu:neutrophil,中性粒细胞;LYMPH:lymphocyte,淋巴细胞;ESR:erythrocyte sedimentation rate,红细胞沉降率;CRP:C-reactive protein,C-反应蛋白;PaO$_2$:动脉血氧分压。黑体代表异常)

影像学表现（图 4-158）

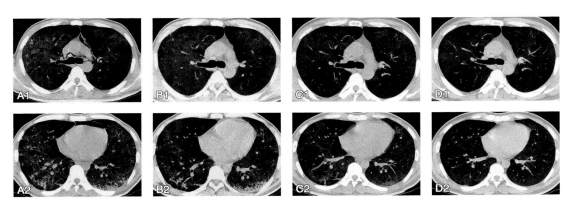

图 4-158　病例 9 动态 CT 表现

[图 A 住院第 5 天 CT：示双肺多发片状磨玻璃影，边界不清，伴小叶间隔增厚，左肺下叶后、外基底段及右肺下叶后基底段部分实变，病灶内可见扩张的小支气管，纵隔少量气肿（图 A1~A2）；图 B 第 13 天复查 CT：双肺病灶范围大致同前，左肺下叶后、外基底段及右肺下叶后基底段实变部分较前稍吸收，病灶内仍可见小叶间隔增厚，小支气管扩张。纵隔气肿吸收（图 B1~B2）；图 C 第 22 天复查 CT：双肺病灶较前吸收，密度较前减低，部分扩张的小支气管较前恢复，右肺下叶后基底段可见纤维条索影（图 C1~C2）；图 D 第 44 天复查 CT：双肺病灶较前进一步吸收，密度减低，右肺下叶后基底段纤维条索影较前吸收（图 D1~D2）]

本病例特点

- 患者 HIV 抗体确认阳性，CD4 计数较低，免疫力低下。患者入院时消瘦，口唇指端重度发绀，口腔内真菌感染较重，PaO₂ 降低，CRP 和 ESR 明显升高，入院时较重，经过积极的抗病毒、抗感染、呼吸机无创辅助呼吸等治疗，最终治愈出院。
- 该患者血常规淋巴细胞百分比降低，同时中性粒细胞百分比升高，考虑合并细菌感染，给予抗感染治疗。
- 该病例 CT 表现多样：双肺弥漫多发 GGO，边界不清，累及多个肺野；双肺下叶实变，其内见空气支气管征；双肺小叶间隔增厚。同时合并纵隔气肿，经过治疗后肺部病灶基本完全吸收，病情稳定后出院。

病例 10

病例介绍

男性，48 岁，HIV 抗体确诊阳性 2 月余。患者因"发热、咳嗽、咳痰 2 个月，胸闷 1 周"收治入院。患者 2 个月前无明显诱因出现发热，伴阵发性咳嗽、咯少量白色黏痰，量不多，遂至当地医院就诊，给予头孢抗感染治疗后患者发热减轻。1 周前患者出现活动后胸闷，休息后减轻，无发热、咳嗽、咳痰。

入院时体温 36.3℃，呼吸 19 次/min，脉搏 81 次/min，CD4 淋巴细胞计数 14 个/μl。浅表淋巴结未触及，口腔黏膜光滑，咽无充血，扁桃体无肿大。双肺呼吸音粗，未闻及干湿啰音。入院后，给予抗细菌、抗病毒治疗后，患者胸闷、气促好转，但肺部病灶吸收不佳。后患者要求出院，经劝说无效，44 天后自动出院。

相关实验室及其他检查(表4-135)

表4-135　病例10相关实验室检查结果

项目	WBC	Neu%	LYMPH%	ESR	CRP	PaO$_2$
单位	10^9/L	%	%	mm/h	mg/L	mmHg
参考值	3.5~9.5	40~75	20~50	0~15	0~5	80~100
入院当天	7.11	83.00	—	81	—	—
第7天	15.31	94.00	—	—	—	—
第15天	4.78	—	—	—	6.94	—
第23天	3.84	—	—	—	4.65	—
第30天	5.16	71.30	—	—	—	—

(WBC:white blood cell,白细胞;Neu:neutrophil,中性粒细胞;LYMPH:lymphocyte,淋巴细胞;ESR:erythrocyte sedimentation rate,红细胞沉降率;CRP:C-reactive protein,C-反应蛋白;PaO$_2$:动脉血氧分压。黑体代表异常)

影像学表现(图4-159)

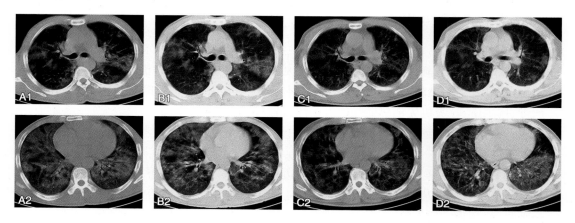

图4-159　病例10动态CT表现

[图A 住院第2天CT:示双肺多发片状不对称磨玻璃影,并多发边界不清的小结节,小叶间隔增厚(图A1),其内可见空气支气管征(图A2);图B 第7天复查CT:示原双肺多发磨玻璃病灶密度较前稍增高,双肺下叶病灶范围较前稍减小(图B1~B2);图C 第29天复查CT:双肺病灶较前明显吸收,病灶密度减低(图C1~C2);图D 第39天复查CT:双肺病灶范围较前增大,以左肺下叶后、外基底段明显(图D2)]

本病例特点

- 患者既往HIV抗体确诊阳性,CD4计数极低,免疫力低下。患者入院时出现胸闷、气促,经过抗细菌、抗病毒治疗后,胸闷气促症状缓解,最终患者要求自动出院。
- 该患者血常规中性粒细胞百分比升高,考虑合并细菌感染,抗感染后复查恢复。
- 该病例CT表现典型:双肺多发GGO,边界不清;累及多个肺叶,其内见空气支气管征;双肺小叶间隔增厚。患者肺部病灶在治疗吸收过程中又出现复发,患者要求出院,最终未好转出院。

病例 11

病例介绍

男性,52 岁。患者因"胸闷、气促 2 月余"收治入院。患者 2 个月前无明显诱因出现胸闷、气促,活动后明显,并进行性加重,伴阵发性咳嗽,咳少量白色黏痰,感乏力,无发热、胸痛、心悸、盗汗。曾于当地医院就诊,其间 HIV 抗体确诊阳性。

入院时体温 38.2℃,呼吸 38 次/min,脉搏 120 次/min,鼻导管吸氧下血氧饱和度 70%。喘息貌,浅表淋巴结未触及。口唇指端发绀,口腔黏膜见大量白色伪膜,咽充血,扁桃体无肿大。两肺可闻及湿啰音。入院后,给予抗 PCP、抗细菌、抗真菌、补液支持治疗后,病情好转,但随后患者出现持续高热,最高体温 40.4℃,经积极调整抗感染方案后,患者体温恢复正常,病情明显好转,57 天后出院。

相关实验室及其他检查(表 4-136)

表 4-136　病例 11 相关实验室检查结果

项目	WBC	Neu%	LYMPH%	ESR	CRP	PaO$_2$
单位	10^9/L	%	%	mm/h	mg/L	mmHg
参考值	3.5~9.5	40~75	20~50	0~15	0~5	80~100
入院当天	5.88	—	—	—	156.63	
第 7 天	5.75	—	—	—	30.96	
第 19 天	7.13	—	—	—	18.91	
第 27 天	4.25	—	—	—	188.14	
第 33 天	4.19	—	—	77	187.79	
第 48 天	**2.93**	—	—	—	6.70	—

(WBC:white blood cell,白细胞;Neu:neutrophil,中性粒细胞;LYMPH:lymphocyte,淋巴细胞;ESR:erythrocyte sedimentation rate,红细胞沉降率;CRP:C-reactive protein,C-反应蛋白;PaO$_2$:动脉血氧分压。黑体代表异常)

影像学表现(图 4-160)

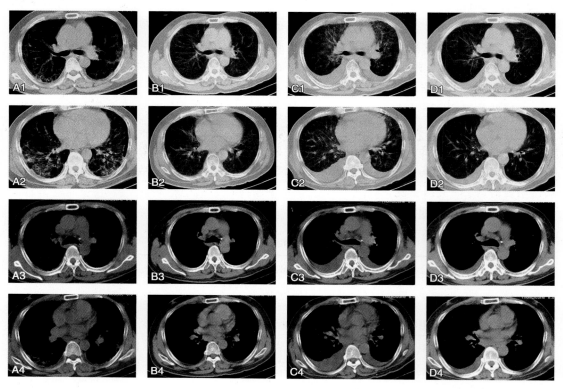

图 4-160　病例 11 动态 CT 表现

[图 A 住院第 2 天 CT:示双肺多发片状磨玻璃影,边界不清,肺内多发小结节,形态欠规整,小叶间隔增厚明显(图 A1),右肺下叶前、外基底段及左肺下叶内前、外基底段部分实变,可见空气支气管征(图 A2),纵隔内未见明显肿大淋巴结(图 A3),双侧胸膜明显增厚,未见胸腔积液(图 A4);图 B 第 21 天复查 CT:示原肺多发磨玻璃影,较前明显吸收(图 B1),原右肺下叶前、外基底段及左肺下叶内前、外基底段实变部分较前明显吸收恢复(图 B2),主肺动脉窗淋巴结稍肿大(图 B3),双侧胸膜基本恢复正常,未见胸腔积液(图 B4);图 C 第 35 天复查 CT:右肺上叶尖前段、左肺上叶前段多发片状磨玻璃影,边界不清(图 C1),右肺中叶内侧段及左肺上舌段新发片状磨玻璃影,双肺下叶受压(图 C2),纵隔内淋巴结多发肿大(图 C3),双侧胸腔少量积液,以右侧为著(图 C4)。图 D 第 15 天复查 CT:原双肺病灶较前明显吸收(图 D1~D2),纵隔内淋巴结肿大同前(图 D3),右侧胸腔积液明显吸收,左侧胸腔积液基本完全吸收(图 D4)]

本病例特点

- 患者住院期间 HIV 抗体确认阳性,免疫力低下。患者入院时口唇指端发绀,口腔真菌感染较重,PaO_2 降低,CRP 明显升高,经过积极的抗病毒、抗真菌、抗感染等治疗后病情好转,但随后患者出现持续性高热,经调整抗感染治疗方案后,患者病情明显好转,最终好转出院。
- 该患者入院时 CRP 明显升高,经过抗感染治疗后,CRP 明显降低,随后 CRP 再次明显升高,经过调整抗感染方案后,CRP 基本恢复正常。
- 该病例 CT 表现特异:双肺多发 GGO,边界不清,累及多个肺野;双肺下叶可见空气支气管征;双肺小叶间隔增厚;同时还出现了胸腔积液和纵隔淋巴结肿大。经过积极抗巨细胞病毒、抗感染治疗后肺部病灶基本完全吸收,病情稳定后出院。

第四节　其他病毒性肺炎病例荟萃

一、麻疹病毒性肺炎

病例介绍

男性,4 岁。因"发热半月皮疹 10 余天加重伴呼吸困难 2 天"收治入院。患者于半月前无明显诱因出现发热,发热无明显规律为持续性高热,体温最高 39.5℃。发热 10 天后于患者颈部发际线下方出现针尖样红色皮疹,皮疹随体温升高而逐渐增多,并出现声音嘶哑情况,到当地医院就诊后考虑麻疹肺炎。患者居住地有麻疹暴发。

入院时体温 36.2℃,呼吸频率 36 次/min,脉搏 126 次/min,呼吸急促,四肢肢端及口唇发绀,三凹征(−),自动体位,全身皮肤可见皮疹消退后色素沉着及脱屑,咽稍充血,口腔内少许白色附着物,双肺呼吸音粗,双下肺可闻及少许细湿啰音。入院后,经退热、抗病毒、抗感染、对症治疗,病情较前好转,35 天后患者家属要求自动出院。

相关实验室及其他检查(表4-137)

表4-137　相关实验室检查结果

项目	WBC	NeuT%	LYMPH%	ESR	HsCRP	PaO$_2$
单位	10^9/L	%	%	mm/h	mg/L	mmHg
参考值	8~10	35~50	30~50	0~15	0~6	80~100
入院当天	**28.99**	**93.80**	**4.90**	**50**	**21.42**	84.2
第3天	**12.28**	60.60	**26.80**	—	1.67	—
第10天	7.01	37.00	48.80	—	—	—
第19天	8.45	39.70	46.00	—	—	—
第27天	9.10	45.60	37.80	—	0.62	—
第35天	**17.94**	**72.50**	**18.50**	—	0.20	—

(WBC:white blood cell,白细胞;Neu:neutrophil,中性粒细胞;LYMPH:lymphocyte,淋巴细胞;ESR:erythrocyte sedimentation rate,红细胞沉降率;HsCRP:high-sensitivity C-reactive protein,超敏C-反应蛋白;PaO$_2$:动脉血氧分压。黑体代表异常)

影像学表现(图4-161)

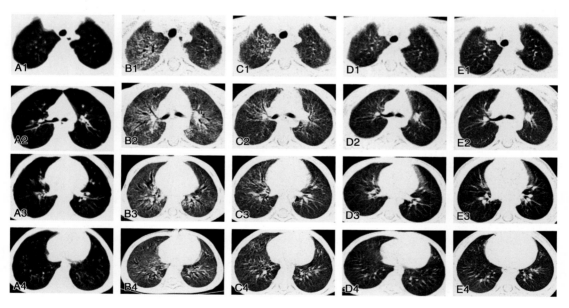

图4-161　动态CT表现

图A 发病第4天CT:示双肺纹理增多,右肺上叶散在多发小斑点GGO(图A1),余肺内未见明显异常(图A3~A4);图B 第15天复查CT:示双肺可见弥漫分布GGO密度增高影,其内可见空气支气管征,肺野透亮度减低(图B1~B4);图C 第30天复查CT:示原肺内弥漫性GGO密度较前减低,可见空气支气管征同前(图C1~C4);图D 第42天复查CT:示双肺弥漫性病灶较前吸收,肺野透亮度较前增高(图D1~D4);图E 第50天复查CT:示双肺情况大致同前(图E1~E4)

本病例特点

- 患者发病后确诊为麻疹肺炎,入院时出现缺氧症状,HsCRP 和 ESR 明显升高,经退热、抗病毒、抗感染、对症治疗,患者病情缓解,最终患者家属要求自动出院。
- 该患者入院血常规白细胞增高,淋巴细胞百分比降低,同时中性粒细胞百分比升高,考虑合并细菌感染可能,抗病毒、抗感染后入院第 19 天复查恢复,但入院第 35 天患者病情反复,血常规检查再次出现异常。
- 该病例 CT 表现典型:发病早期仅右肺上叶少许 GGO,病变进展快,双肺同时出现弥漫 GGO,累及多叶,经积极治疗病灶有逐步吸收趋势,但患者家属要求出院,最终未治愈出院。

二、腮腺炎病毒性肺炎

病例介绍

男性,11 岁,无基础病史。因"发热伴双侧耳后肿痛 3 天"收治入院。患者前天出现发热伴双侧耳后肿痛,昨天肿痛加重,进食时明显,夜间出现发热,体温最高达 38℃,遂至当地医院就诊。时值当地有流行性腮腺炎散发。

入院时体温 36.4℃,呼吸 20 次/min,脉搏 90 次/min,双侧腮腺饱满,颈部可触及数粒米粒大小淋巴结肿大,触痛阴性,咽充血,双侧腮腺管口红肿,双肺呼吸音清,未闻及干湿啰音。入院后,经抗病毒、改善循环等对症支持治疗后好转,17 天后治愈出院。

相关实验室及其他检查(表 4-138)

表 4-138 相关实验室检查结果

项目	WBC	Neu%	LYMPH%	CRP	AMS
单位	10^9/L	%	%	mg/L	IU/L
参考值	3.5~9.5	50~70	20~40	0~5	28~100
入院当天	4.44	51.80	34.90	10.58	563
第 7 天	7.06	48.50	42.40	0.41	279
第 13 天	6.96	48.60	40.50	0.53	75

(WBC:white blood cell,白细胞;Neu:neutrophil,中性粒细胞;LYMPH:lymphocyte,淋巴细胞;CRP:C-reactive protein,C-反应蛋白;AMS:amylase,淀粉酶。黑体代表异常)

影像学表现(图 4-162)

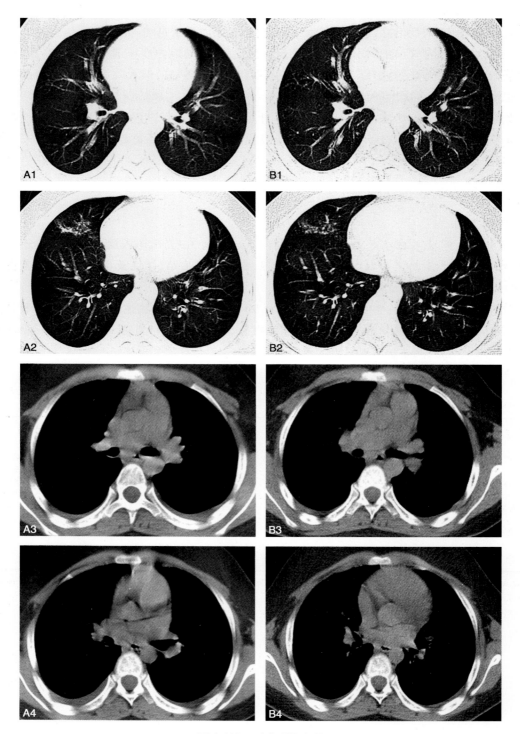

图 4-162 动态 CT 表现

[图 A 住院头天即发病第 3 天 CT:示双肺野透亮度减低,右肺中叶小斑片 GGO 及稍高密度条索影(图 A2),双侧胸膜腔积液(图 A3~A4);图 B 第 17 天复查 CT:示双肺野透亮度减低同前,右肺中叶病灶范围较前缩小,条索灶较前吸收(图 B2),双侧胸膜腔积液较前吸收(图 B3~B4)]

本病例特点

- 患者与"腮腺炎"患者有接触史,入院时发热伴双侧耳后肿痛,体温最高达 38℃,经抗病毒、改善循环等对症支持治疗后好转,最终治愈出院。
- 患者入院时血常规未见明显异常,CRP、淀粉酶较高,结合临床表现考虑流行性腮腺炎,抗病毒治疗后 CPR、淀粉酶恢复正常。
- 该病例 CT 表现典型:双肺野透亮度减低,出现了 GGO 及条索灶,经积极治疗,病灶较前吸收,患者临床症状消失,最终治愈出院。

三、水痘-带状疱疹病毒性肺炎

病例 1

病例介绍

女性,31 岁,无基础病史。因"发热、皮疹 1 天"收治入院。患者自述 1 天前无明显诱因出现发热,体温 37.5~37.8℃,随之前颈部出现红色丘疹、小疱疹,周围红晕,随之皮疹波及躯干部、面部及四肢,密集于躯干部,伴瘙痒,无咳嗽及咳痰,无恶心及呕吐,无头痛,无腹痛,院外给予"炉甘石"外擦治疗。其女儿患水痘,患者同其有亲密接触。

入院时体温 37.8℃,全身皮肤散布丘疹、疱疹,躯干部密集,咽充血,心、肺、腹及神经系统无阳性体征。入院后,经抗病毒、抗感染、增强免疫力等对症治疗后体温恢复正常,症状消失,15 天后治愈出院。

相关实验室及其他检查(表 4-139)

表 4-139　病例 1 相关实验室检查结果

项目	WBC	Neu%	LYMPH%	ESR	CRP	PaO$_2$
单位	10^9/L	%	%	mm/h	mg/L	mmHg
参考值	3.5~9.5	50~70	20~40	0~26	0~6	80~100
入院当天	2.26	68.20	26.10	31	77.59	—
第 6 天	3.68	34.40	58.20	—	—	—
第 13 天	3.73	42.70	50.90	—	0.09	—

(WBC:white blood cell,白细胞;Neu:neutrophil,中性粒细胞;LYMPH:lymphocyte,淋巴细胞;ESR:erythrocyte sedimentation rate,红细胞沉降率;CRP:C-reactive protein,C-反应蛋白;PaO$_2$:动脉血氧分压。黑体代表异常)

影像学表现（图 4-163）

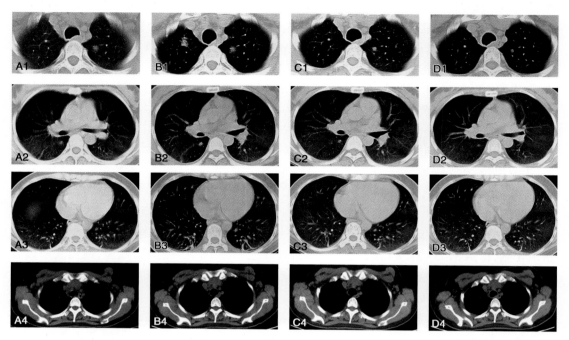

图 4-163　病例 1 动态 CT 表现

[图 A 发病第 2 天 CT：示双肺实质内多发 GGO 结节、条索及浅淡片絮状磨玻璃渗出影，双侧腋窝
多发淋巴结，部分肿大（图 A1～A4）；图 B 第 4 天复查 CT：示原双肺多发结节状实性密度病灶及条
索灶范围较前增大，双侧腋窝多发淋巴结同前（图 B1～B4）；图 C 第 13 天复查 CT：示双肺多发渗
出灶较前吸收，残留病变密度较前减低，余肺实质内未见新发病灶（图 C1～C3），双侧腋窝多发淋
巴结较前缩小（图 C4）；图 D 第 23 天复查 CT：示原双肺多发病灶基本吸收消散，仅于双肺残留散
在浅淡微、小结节，下叶后基底段残留少许纤维条索影（图 D1～D3），双侧腋窝未见明显肿大淋巴
结（图 D4）]

本病例特点

- 患者发病前有过确诊患者接触史(其女儿患水痘),发病1天后就诊,入院后结合临床表现及血常规,为确诊病例,患者入院后体温波动,最高体温达38.1℃,除肺部听诊呼吸音稍粗外无其他呼吸道症状,但查胸部CT出现肺部感染性病变影像学征象,经过积极的抗病毒、抗感染及相应对症治疗,最终治愈出院。

- 该患者初查血常规白细胞总数降低,感染指标ESR、CRP明显升高,后多次复查示中性粒细胞百分比降低,淋巴细胞百分比升高,考虑病毒合并细菌感染可能,经抗病毒、抗感染、吸氧治疗后复查各项指标均较前好转。

- 该病例CT表现典型:发病第2天初查胸部CT时即出现双肺内散在结节、条索及絮状渗出影,并双侧腋窝多发淋巴结,部分肿大;治疗过程中结节状实性密度病灶及条索灶范围较前增大;经积极治疗一周后病灶开始吸收变淡,并未出现新发病灶;最终患者临床症状消失,因合并病毒及细菌感染致影像学上病灶吸收较慢,达到出院标准,治愈出院。一周后返院复查,双肺多发病灶均较前吸收,双侧腋窝未见明显肿大淋巴结。

病例2

病例介绍

患儿女,6个月29天,既往身体健康。4天前出现皮疹,伴有瘙痒;翌日,患儿开始发热,体温最高达39.5℃,外院予"炉甘石洗剂、双山颗粒、泰诺灵、干扰素"等药物治疗后患儿症状无明显缓解,今因"发热、皮疹"收治入院。

患儿入院时体温39.8℃,呼吸35次/min,脉搏142次/min,全身散布红色丘疹、疱疹、脓疱疹,躯干部密集,咽充血,咽后壁、舌面散布小疱疹,考虑水痘感染。入院经抗病毒和抗感染治疗10天后,肺部病灶有扩大,感染控制不佳,建议调整抗生素。患儿家属拒绝,要求出院。劝说无效后予安排出院。

相关实验室及其他检查(表4-140)

表4-140　病例2相关实验室检查结果

项目	WBC	Neu%	LYMPH%	ESR	CRP	PaO$_2$
单位	10^9/L	%	%	mm/h	mg/L	mmHg
参考值	3.5~9.5	40~75	20~50	0~15	0~5	80~100
入院当天	12.82	12.10	82.60	13	2.57	—
第8天	7.92	19.50	66.30	—	0.01	—
第13天	9.07	4.50	90.70	—	0.10	—

(WBC:white blood cell,白细胞;Neu:neutrophil,中性粒细胞;LYMPH:lymphocyte,淋巴细胞;ESR:erythrocyte sedimentation rate,红细胞沉降率;CRP:C-reactive protein,C-反应蛋白;PaO$_2$:动脉血氧分压。黑体代表异常)

影像学表现（图 4-164）

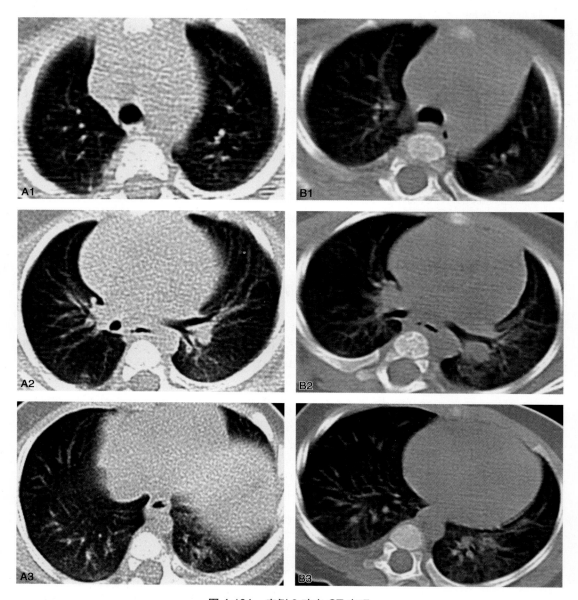

图 4-164　病例 2 动态 CT 表现

[图 A 住院第 1 天即发病第 5 天 CT：双肺下叶结节状、斑片状稍高密度 GGO（图 A2~A3），双肺上叶未见异常（图 A1）；图 B 第 15 天复查 CT：左肺下叶斑片状 GGO 影较前范围增大（图 B2~B3），左肺上叶新发少许小斑片状 GGO（图 B1）]

本病例特点

- 患儿皮疹 5 天,发热 4 天,全身散布红色丘疹、疱疹、脓疱疹,躯干部密集;咽充血,咽后壁、舌面散布小疱疹并且伴有高热,白细胞升高,淋巴细胞升高,根据临床症状特点患儿确诊为水痘;同期胸部 CT 示双下肺叶炎性病变,故考虑患儿感染水痘后并发肺炎。
- 该患者入院当天血常规出现淋巴细胞百分比升高,同时中性粒细胞百分比升高;入院 13 天后血常规仍出现淋巴细胞百分比升高,但中性粒细胞百分比降低,可能提示病情进展,感染控制不佳。
- 该病例 CT 表现:双肺下叶结节状、斑片状稍高密度 GGO,10 天后复查肺部病灶有所扩大;CT 表现结合实验室检查提示感染控制不佳,建议调整抗生素,但患儿家属拒绝,要求出院;劝说无效后予安排出院。

四、腺病毒肺炎

病例介绍

男性,33 岁,无基础病史。因“发热、头痛 1 天”收治入院。患者自述 2 天前有受凉,于昨日中午出现发热、头痛症状,体温最高 37.7℃,无明显咳嗽、咳痰心慌、胸闷、呼吸困难、恶心、呕吐、头晕等症状,自服对乙酰氨基酚后发热、头痛症状有所缓解,现患者仍有发热。入院后鼻拭子腺病毒抗原检测阳性。

入院时体温 38.8℃,心率 109 次/min,呼吸 20 次/min,双肺呼吸音粗,双肺未闻及明显啰音。入院后,经抗病毒、抗感染等对症治疗后体温恢复正常,9 天后治愈出院。

相关实验室及其他检查(表 4-141)

表 4-141　相关实验室检查结果

项目	WBC	Neu%	LYMPH%	ESR	CRP	PaO$_2$
单位	10^9/L	%	%	mm/h	mg/L	mmHg
参考值	3.5~9.5	50~70	20~40	0~26	0~6	80~100
入院当天	15.60	65.8	21.5	3	51.6	—
第 5 天	8.24	38.4	44.5	—	—	—
第 9 天	6.18	48.1	43.0	—	51.0	—

(WBC:white blood cell,白细胞;Neu:neutrophil,中性粒细胞;LYMPH:lymphocyte,淋巴细胞;ESR:erythrocyte sedimentation rate,红细胞沉降率;CRP:C-reactive protein,C-反应蛋白;PaO$_2$:动脉血氧分压。黑体代表异常)

影像学表现（图4-165）

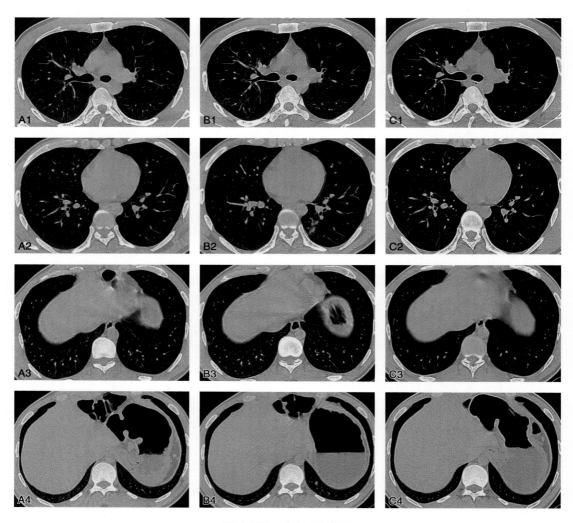

图4-165 动态CT表现

［图A 发病第2天即入院当天CT：示右肺下叶外基底段GGO结节（图A3），余肺实质内未见异常（图A1、A2、A4）；图B 发病第6天复查CT：示左肺下叶后基底段新发实性小结节影，周围可见晕征（图B2~B4），原右肺GGO结节大致同前（图B3）；图C 发病第10天复查CT：示原左肺下叶渗出灶较前明显吸收（图C2~C4），原右肺GGO结节大致同前（图C3）］

本病例特点

- 患者发病前有过受凉史，出现症状1天后就诊，入院后鼻拭子腺病毒检测阳性，为确诊病例，患者入院后最高体温达39.0℃，除肺部听诊呼吸音粗外无其他呼吸道症状，查胸部CT出现肺部感染性病变影像学征象，经过积极的抗病毒、抗感染及相应对症治疗，最终治愈出院。

- 该患者初查血常规白细胞总数升高，感染指标CRP明显升高，第5天复查示中性粒细胞百分比降低，淋巴细胞百分比升高，考虑病毒感染可能；抗病毒治疗后第9天复查中性粒细胞百分比、淋巴细胞百分比虽仍不在正常范围内但较前好转。

- 该病例 CT 表现典型,进展转归较快:发病第 2 天初查胸部 CT 时仅出现右肺单发 GGO 结节,建议结合实验室检查并根据病情复查;抗病毒、抗感染治疗 5 天后复查胸部 CT 示对侧肺新发病灶,原病灶同前;出院前复查示左肺下叶新发病灶明显较前吸收,考虑治疗有效,最终临床症状消失,达到出院标准,治愈出院。